Friedrich Bechtloff

ELEKTROAKUPUNKTUR NACH VOLL

EINE DARSTELLUNG IN BEREICHEN

EAV

Elektroakupunktur nach Voll

EINE DARSTELLUNG IN BEREICHEN

von

Dr. med. FRIEDRICH BECHTLOFF

MEDIZINISCH LITERARISCHE VERLAGSGESELLSCHAFT MBH · UELZEN

CIP-Titelaufnahme der Deutschen Bibliothek

Bechtloff, Friedrich:
Elektroakupunktur nach Voll : EAV; eine Darstellung in Bereichen / von Friedrich Bechtloff. —
Uelzen : Med.-Literarische Verl.-Ges., 1991
ISBN 3-88136-142-1

Anschrift des Verfassers:

Dr. med. *Friedrich Bechtloff*
Kurmainzer Ring 40 b
8754 Großostheim 1

ISBN 3-88136-142-1

Satz: Fotosatz Hermann Thormann, Dorfstraße 7, 2121 Wendisch Evern
Lithos: Repro-Technik Schröder GmbH, Ringstraße 4, 3110 Uelzen 1
Druck: D. Beckers Buchdruckerei GmbH & Co. KG, Gr. Liederner Straße 45, 3110 Uelzen 1

Inhaltsverzeichnis

Inhaltsverzeichnis

Vorwort

Wer die über 1170 EAV-Meßpunkte alle genau im Kopf hat, kann auf dieses Buch verzichten. Wer ein solch brillantes Gedächtnis nicht besitzt, konnte und mußte sich der 4 Bände (Bild und Text), der 4 Supplementbände und einiger zusätzlicher Bücher unseres verehrten Meisters, Dr. med. *Reinhold Voll*, bedienen oder auch den ausgezeichneten Atlas von Dr. med. *Ivor Ruf* gebrauchen. *Ruf* hat erstmalig alle bislang bekannten Punkte in einem einzigen Werk in Bild und Beschreibung katalogisiert, und zwar nach dem System der Meridiane und Gefäße.
Voll wiederum konnte seine in über 30 Jahren erfolgten Forschungen nur in jeweiligen Teilabschnitten veröffentlichen. Zwangsläufig spiegeln seine Bücher die Chronik der EAV-Entdeckungen und -Entwicklungen wider. Demzufolge war es manchmal schwierig, wo und in welchem seiner Bände etwas Gesuchtes aufzufinden war, zumal Suchregister meist fehlten.

Mit dem vorliegenden Werk wurde versucht, die EAV *nach Bereichen* darzustellen. Der praktische Vorteil einer solchen Darstellung in Text und Bild liegt auf der Hand: Endlich ist alles an einem Platz zu finden, was zu einem Bereich (etwa Lunge, Endokrinium usw.) zu fragen und zu diagnostizieren ist, also die volle Ausschöpfung der großartigen EAV-Diagnostik und -Therapiemöglichkeiten erlaubt. Nur ein Beispiel: Nicht weniger als 10 verschiedene Meridiane bzw. Gefäße beteiligen sich an der Zusammenstellung der Meßpunkte für den Bereich „Endokrinium".

Aus 20jähriger EAV-Praxis heraus entstand die Idee für dieses Buch. Es soll gleichermaßen dem Anfänger den Einstieg wie dem Fortgeschrittenen die Arbeit erleichtern. Es kann und soll kein Lehrbuch ersetzen.

Sowohl Bildmaterial als auch die Meßpunkttexte wurden weitgehend aus *Volls* Büchern und aus dem Atlas von *Ruf* vom Verlag zur Verfügung gestellt. Der Aufbau des Buches, also die Reihenfolge der Bereiche, wird sofort klar beim Betrachten des Inhaltsverzeichnisses. Ähnliches gilt auch für die Titelseiten der einzelnen Bereiche.

Bei Bearbeitung der Bilder wurden alle optisch irritierenden Nebensächlichkeiten, die ohne Bezug auf den behandelten Bereich sind, weggelassen. Das ermöglicht bessere Konzentration auf den Meßpunkt. Nur manchmal ist ein in der Nähe befindlicher Punkt aus Orientierungsgründen gezeichnet, dann aber ohne Text, weil nicht zum Thema gehörig.

Die Lage der zu testenden Hand wurde nicht, wie meistens, mit Fingerspitzen nach oben weisend wiedergegeben, sondern auf den Untersucher zeigend. Nur so sieht er die Hand des Patienten.

Kritik, Ergänzungsvorschläge oder Verbesserungen sind erbeten.

Verbleibt mir noch ein Wort des Dankes an:

Dr. *Voll* (postmortal), dem Begründer der EAV. Ihm verdanke ich den neuen Horizont in der Medizin.

Dr. *Ruf*, dem derzeitigen Präsidenten unserer Internationalen Gesellschaft. Er ermutigte mich zu meinem Vorhaben und förderte es.

Dem ML-Verlag, der stets ein offenes Ohr für meine Vorstellungen hatte.

Last not least an meine Frau, die mir beruflich seit 45 Jahren unermüdlich und selbstlos zur Seite stand. Ohne ihren Einsatz hätte vieles nicht realisiert werden können. Ihr widme ich dieses Buch.

Möge die „Darstellung in Bereichen" allen EAV-Freunden ein nützlicher Begleiter sein!

Großostheim, im Februar 1991 — Dr. med. *Friedrich Bechtloff*

Zum Geleit

Herr Kollege Dr. med. *Friedrich Bechtloff* übergibt allen Ärzten die Früchte seines systematischen Studiums der Elektroakupunktur. Nach zwei Jahrzehnten Praxis mit diesem komplementären Diagnose- und Therapieverfahren stellt er die Meßpunkte nach Fachgebieten zusammen und fügt damit den Büchern von Dr. *Voll* und dem „Atlas der Elektroakupunktur“ einen neuen wesentlichen Aspekt hinzu. Der schnelle Zugriff zur Darstellung gebietsbezogener Meßpunkte in Wort und Bild erleichtert die Arbeit des Lernenden und festigt die Kenntnisse der Erfahrenen. Dieses Werk spiegelt die Mühen und die Begeisterung eines Mannes wider, der auf dem Zenit seines Könnens und seiner Erfahrung den Leser auf seine Schulter nimmt, damit er weiter sehe.

Im Namen aller Mitglieder der Internationalen medizinischen Gesellschaft für Elektroakupunktur nach Voll e. V. danke ich dem Autor für diesen wertvollen Beitrag zur Verbreitung der Lehre von Dr. med. *Reinhold Voll.*

Dr. med. *Ivor Ruf*
Präsident der Internationalen medizinischen Gesellschaft für EAV

Zweibuchstabige Abkürzungen

der Meridiane

Lu = Lunge
Di = Dickdarm
Kr = Kreislauf
3E = Dreifach-Erwärmer
He = Herz
Dü = Dünndarm
M/P = Milz/Pankreas
Mi: nur Milz
Pa: nur Pankreas
Le = Leber
Ma = Magen
Gb = Gallenblase
Ni = Niere
Bl = Blase

der Gefäße

Ly = Lymph
ND = Nervendegeneration
Al = Allergie
OD = Organdegeneration
GD = Gelenkdegeneration
BD = Bindegewebsdegeneration
Ha = Haut
FD = Fettige Degeneration
GG = Gouverneurgefäß
KG = Konzeptionsgefäß

Zeichen

◉ = führender MP (KMP, SMP, HP)
● = MP
◗ = nur halb sichtbarer MP
○ = (überwiegend) symp. MP
□ = (überwiegend) parasymp. MP

Allgemeine Abkürzungen

A	= Arteria(e)
asc	= ascendens
Deg	= Degeneration
Duod	= Duodenum
HP	= Hinweispunkt
HWS	= Halswirbelsäule
KMP	= Kontrollmeßpunkt
li	= links
Lnn	= Lymphonodi
Ly	= Lymphisches
ML	= Mittellinie
MP	= Meßpunkt(e)
N	= Nervus/i
NNH	= Nasennebenhöhle(n)
NNi	= Nebenniere(n)
Or	= MP auf Orbitalrand
p	= partieller
parasymp	= (überwiegend) parasympathisch
QF	= Querfinger
re	= rechts
s	= oder (sive, seu)
SMP	= Summationsmeßpunkt
sec	= MP auf Sekundärgefäß
sup	= superior/ius
symp	= (überwiegend) sympathisch
V	= Vena(e)
Vicinia	= Nachbarschaft
ZA	= Zeigerabfall

Bedeutung der Meßpunkte gilt für beide Körperseiten, soweit nicht Einseitigkeit durch „re/li“ angezeigt wird.

Bereich Waldeyer-Rachenring – Tonsillen

	Punkt-Nr.	EAV-Meßpunkt für	Bild-Nr.
◉	Ly 1-2	KMP für alle 5 Tonsillen	1
Organ	Ly 1 Ma 1b	a) Tonsilla palatina mit retro- und peritons. Raum . . . . b) Tonsilla palatina	1 3
	KG 23c Di 18-2	a) Tonsilla pharyngea . . . . b) Tonsilla pharyngea	2 + 3 2
	Ly 1a Di 18	a) Tonsilla tubaria . . . . b) Tonsilla tubaria	1 3
	Ma 3a	Tonsilla lingualis	2
	Di 17	Tonsilla laryngea	3
	Di 18-1	Tuba auditiva	2
Ly	Ly 12 3E 16a	SMP epigastrischer Lymphdrüsen (starker Einfluß auf Tonsillen) . . . . . Lymphonodi cervicales profundi	3 5
○	3E 1a Bl 10c	pKMP symp. Halsganglien . . . . symp. Ganglion cervicale inferius	1 4
□	ND 3a	KMP parasymp. Kopfganglien	1
Nerv	ND 4 3E 16a-1 3E 22	KMP Hirnnerven . . . . Nervus facialis (VII) . . . . Nervus glossopharyngeus (IX)	1 5 5

Tonsillen sind „Alles-Störer“ aber gezielt „Stör-Empfänger“.

Bereich Waldeyer-Rachenring – Tonsillen

re Hand dorsal

1

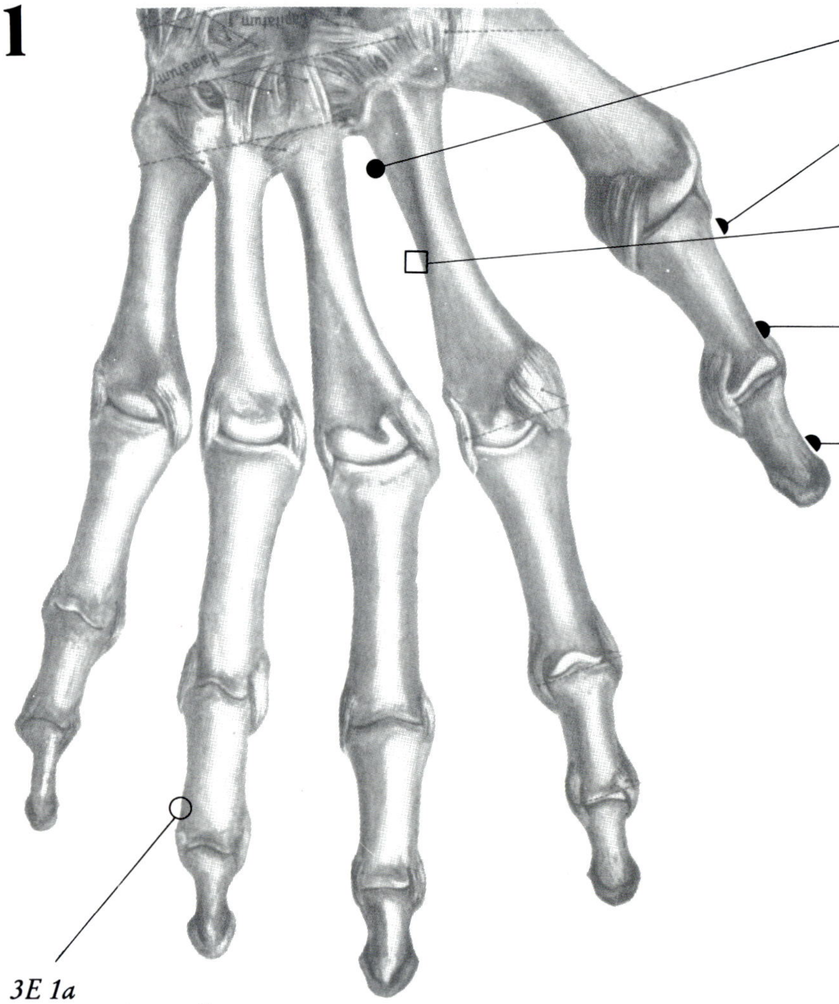

ND 4
KMP Gehirnnerven

Ly 1a
MP Tubentonsille, Seitenstrang (wie Di 18)

ND 3a
KMP parasympathische Kopfganglien

Ly 1-2
KMP 5 Tonsillen des *Waldeyer*schen Rachenringes

Ly 1
MP Tonsilla palatina einschl. retro- und peritonsillärer Raum mit Lymphabfluß in die tiefen Halslymphdrüsen (wie Ma 8b)

3E 1a
pSMP Halsganglien

Medialer Masseterrand
(Kaubewegung!)

2

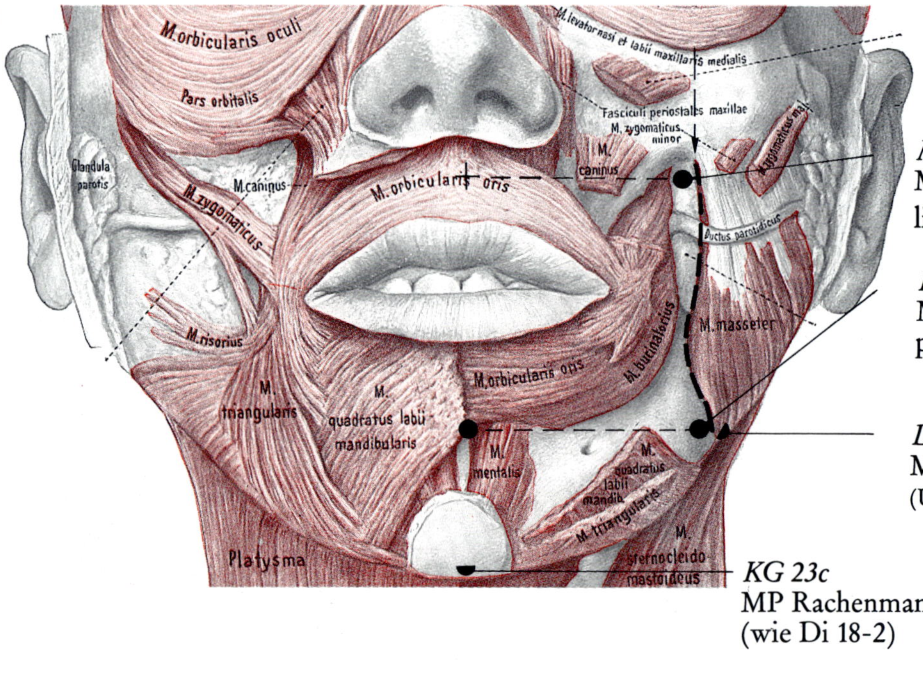

Ma 3a
MP Tonsilla lingualis

Di 18-2
MP Tonsilla pharyngea

Di 18-1
MP Tuba auditiva
(Unterrand Kiefer)

KG 23c
MP Rachenmandel
(wie Di 18-2)

Bereich Waldeyer-Rachenring — Tonsillen

3

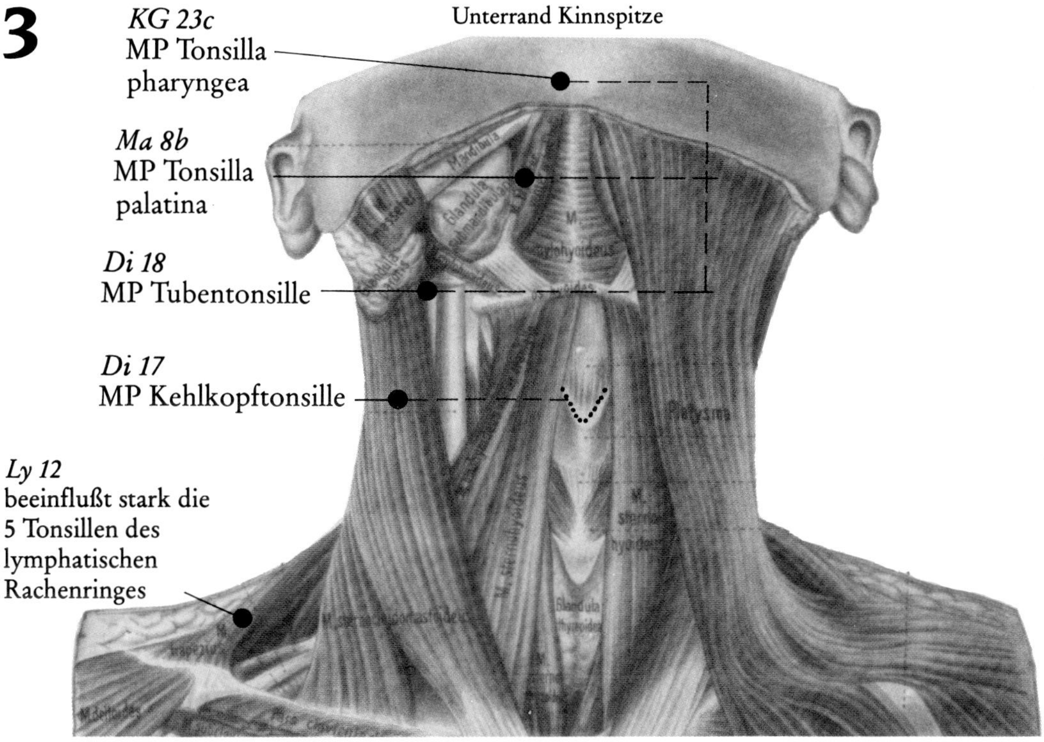

4

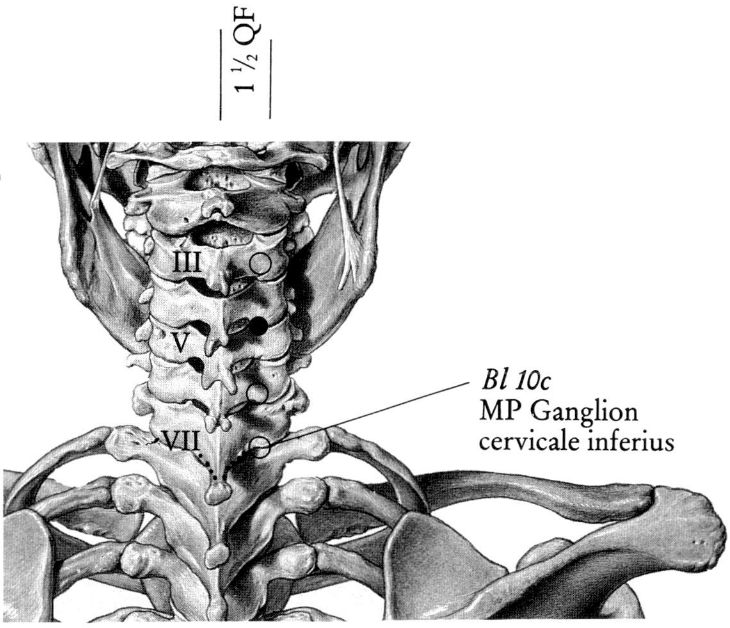

Bereich Waldeyer-Rachenring – Tonsillen

5

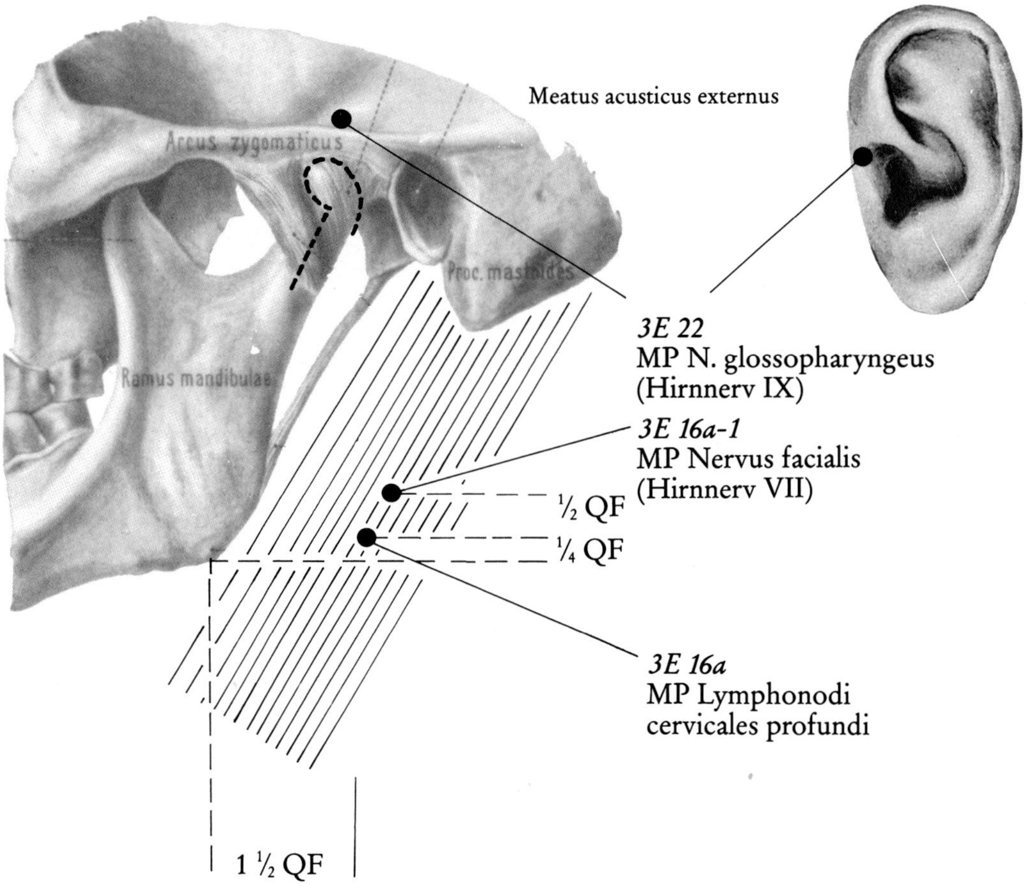

	Tonsilla pharyngea		Tonsilla palatina	Tonsilla tubaria		Tonsilla laryngea		Tonsilla lingualis
Odontone im Oberkiefer	1	2	3	4	5	6	7	8
Odontone im Unterkiefer	1	2	3	4	5	6	7	8
	Tonsilla pharyngea		Tonsilla palatina	Tonsilla laryngea		Tonsilla tubaria		Tonsilla lingualis

Bereich Ohr und Hören

	Punkt-Nr.	EAV-Meßpunkt für	Bild-Nr.
◉	Ly 1-1	Lymphabfluß Ohr	1
Organ	Dü 19	äußeres Ohr und Gehörgang	2
	3E 17	pSMP Mittelohr, Cavum tympani	3
	3E 16b	Paukenhöhle mit Trommelfell und Gehörknöchelchen	3
	3E 18	pSMP Innenohr und Felsenbein	3
	3E 17b	Kochlea mit Ductus endo- und perilymphaticus	3
	3E 17a	Labyrinth	3
Vicinia	3E 16a-2	Warzenfortsatzzellen	3
	Ly 1a	Tubentonsille	1
	Di 18	Tubentonsille	5
	Di 18-1	Tuba auditiva	4
Ly	3E 16a	Lymphonodi cervicales profundi	9
Vasa	Ma 12	Sinus caroticus	5 + 10
	sec	Sinus cavernosus	9
○	Gb 19a	Sympathikus, Kopfteil	8
	3E 1a	pSMP symp. Halsganglien	1
	Bl 10a/b/c	symp. Ganglion cervicale superius/medium/inferius	6
□	Dü 16	Vagus, Kopfteil	10
	Ma 8c	Vagus, Halsteil	5
	ND 3a	KMP parasymp. Kopfganglien	1
	Dü 18a	parasymp. Ganglion oticum	9
Serosa	ND 1c	Meningen und Rückenmarkshüllen	1
	3E 19	Meningen	9
Nerv	3E 16a-1	Nervus facialis (VII)	9
	Dü 18	Nervus vestibulocochlearis (VIII)	9
Hörbahn	Gb 11a	Corpus geniculatum mediale (Teil der Hörbahn)	9
	Gb 18a	Brachium colliculi inferioris (Teil der Hörbahn)	7
	Bl 8b	Colliculus inferior der Hörbahn	8
	Gb 4	Thalamus (Umschaltstelle für akustische Bahnen)	9
	Gb 11b	Vaguskerne in der Medulla oblongata	3

Bereich Ohr und Hören

re Hand dorsal

1

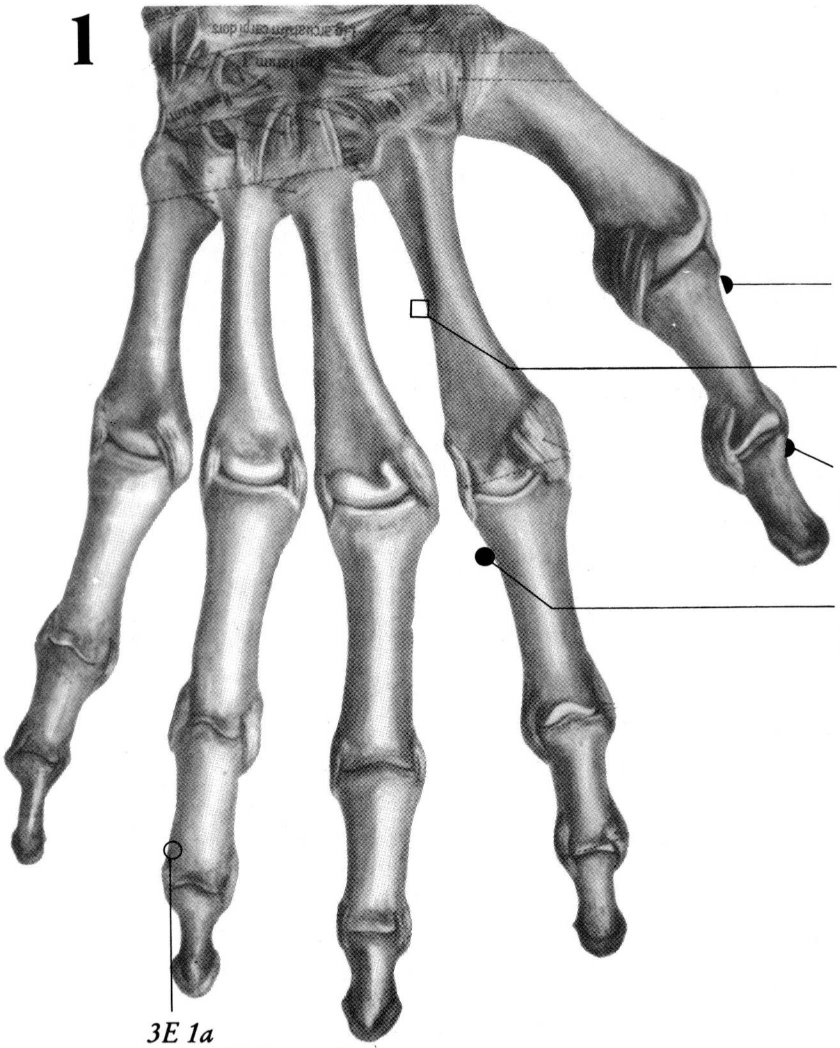

2

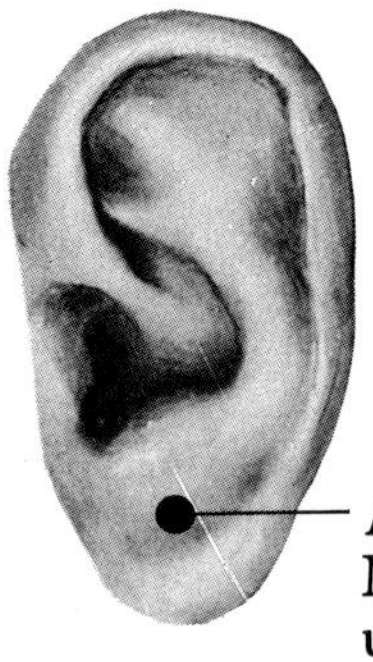

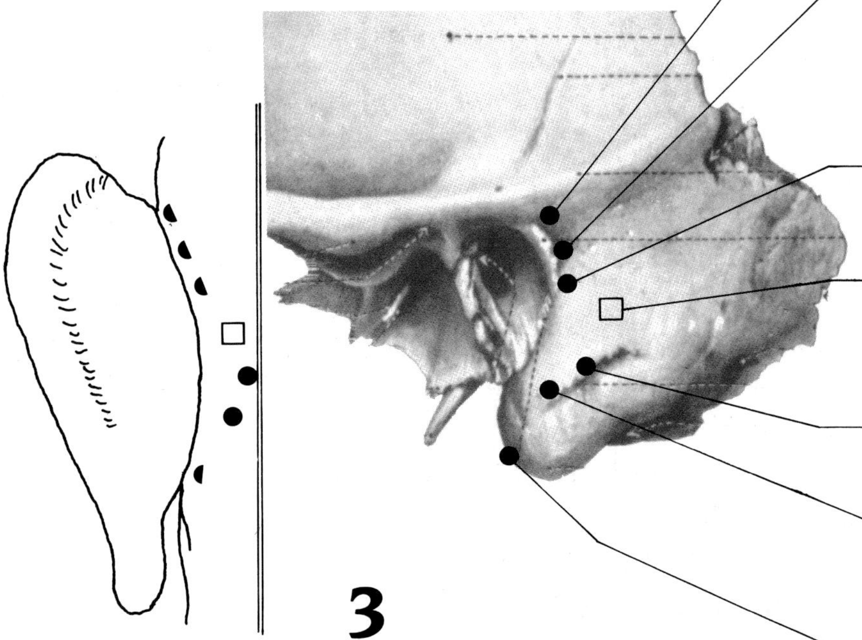

3

Ohr von hinten

Bereich Ohr und Hören

4

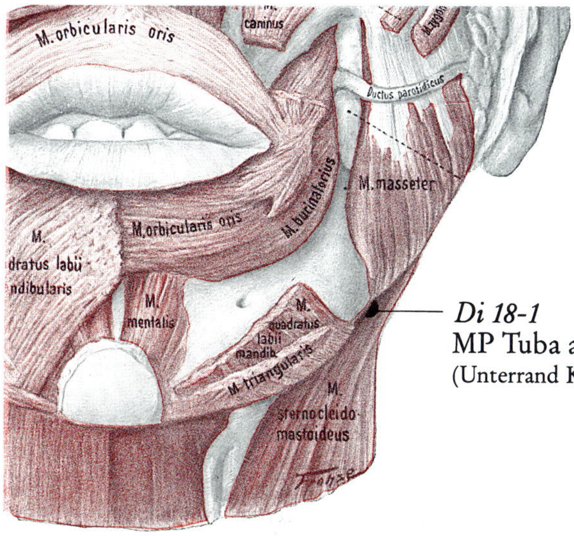

Di 18-1
MP Tuba auditiva
(Unterrand Kiefer)

Ma 8c
MP Halsteil des Vagus

5

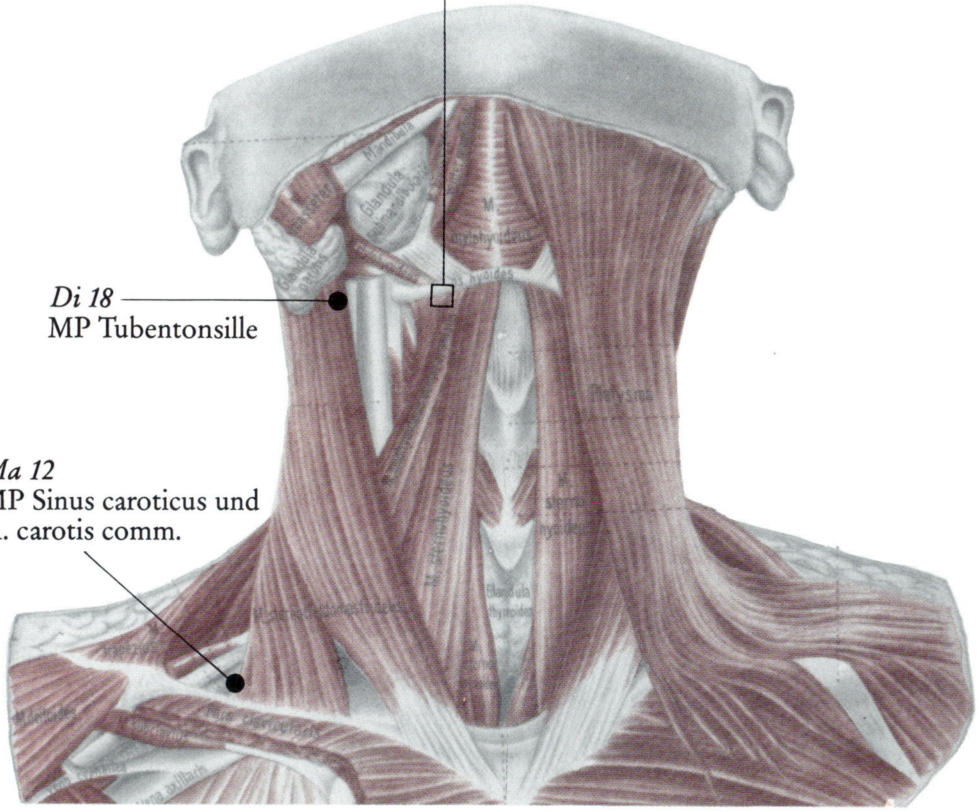

Di 18
MP Tubentonsille

Ma 12
MP Sinus caroticus und
A. carotis comm.

6

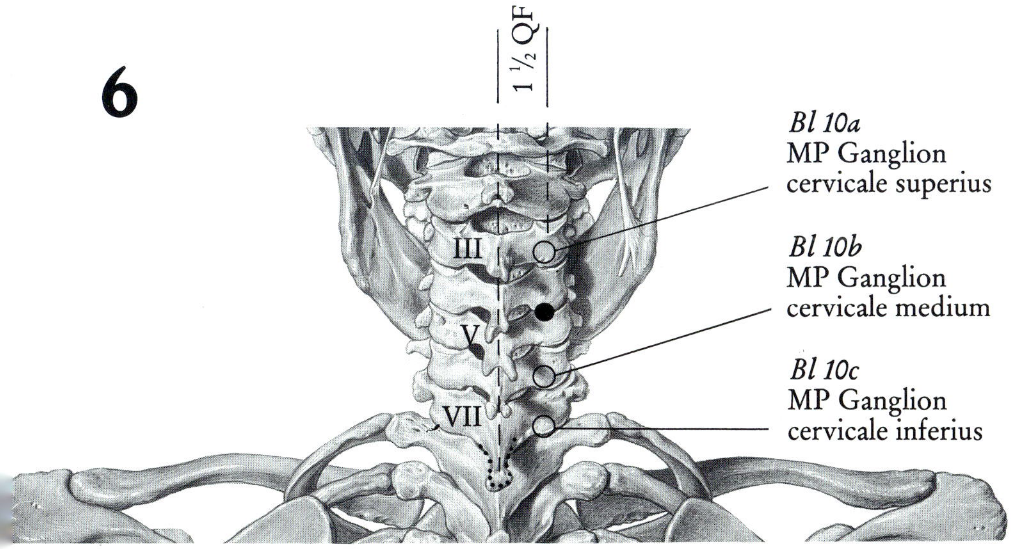

Bl 10a
MP Ganglion
cervicale superius

Bl 10b
MP Ganglion
cervicale medium

Bl 10c
MP Ganglion
cervicale inferius

Bereich Ohr und Hören

7

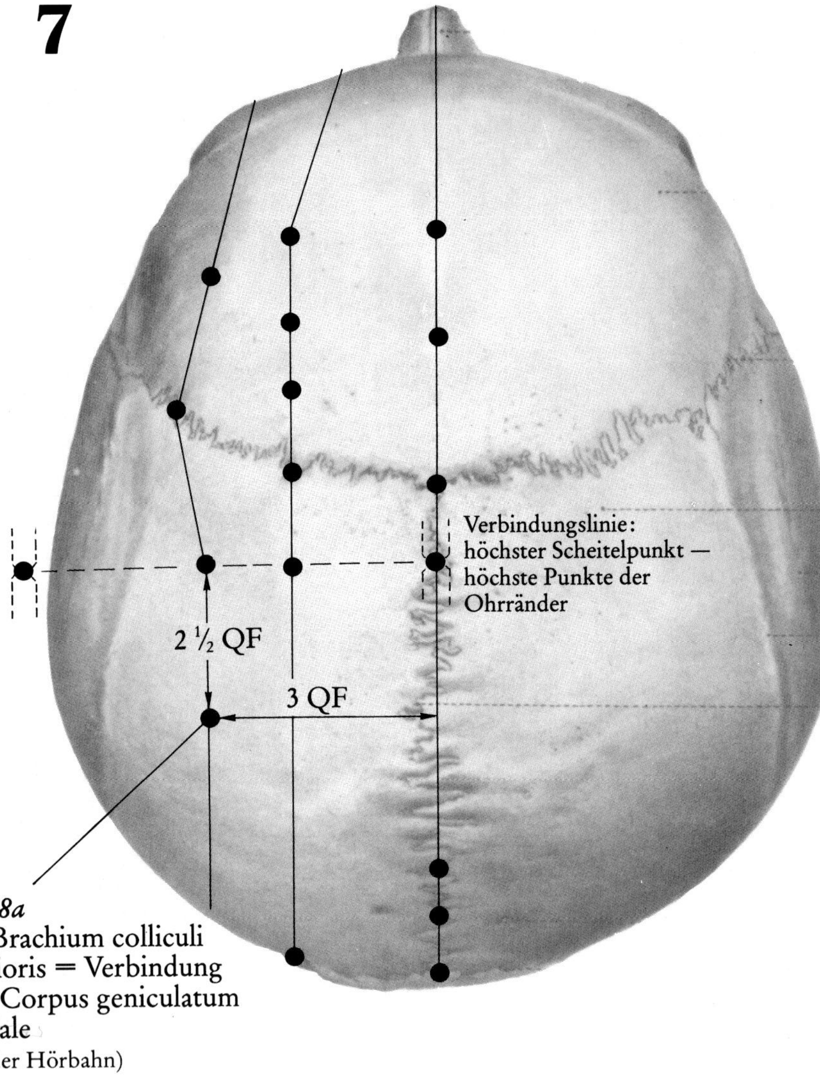

8

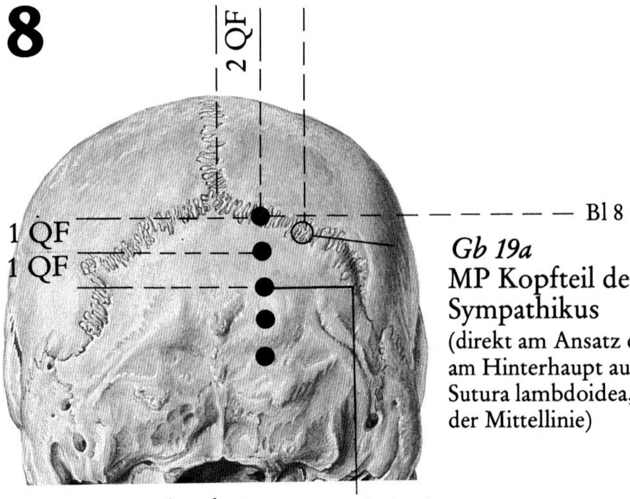

Bereich Ohr und Hören

9

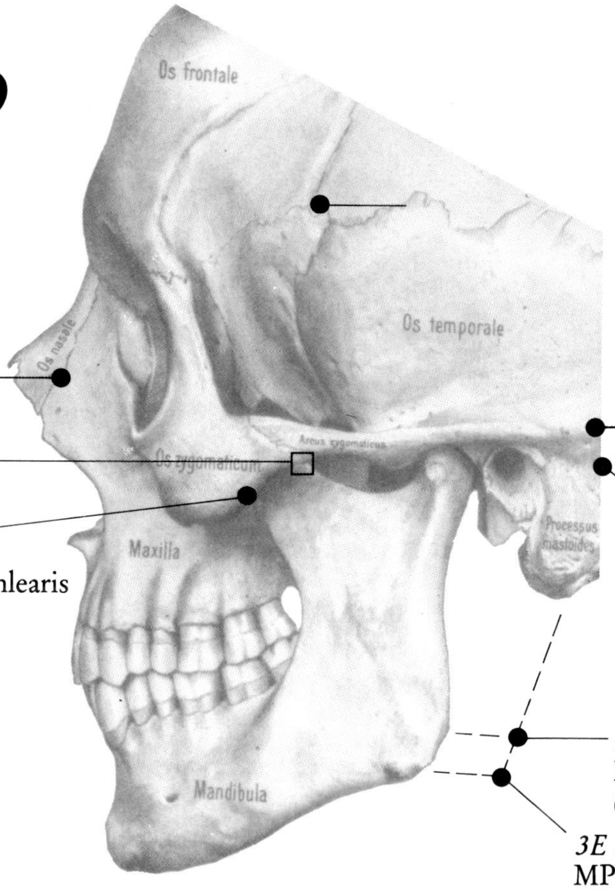

10

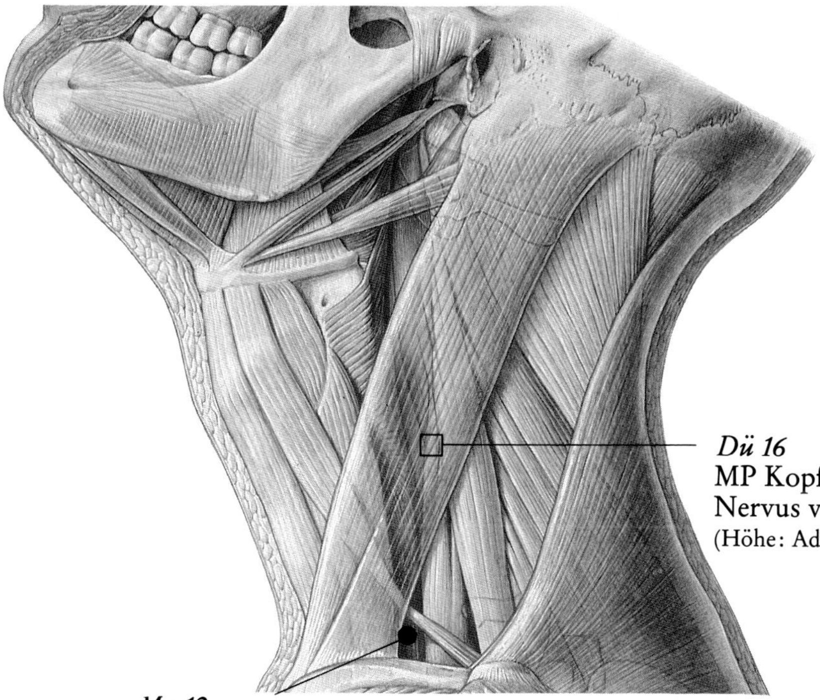

Bereich Ohr und Hören

Odontone im Oberkiefer	1	2	3	4	5	6	7	⑧	Innenohr
Odontone im Unterkiefer	1	2	3	4	5	6	7	⑧	Mittel- und Außenohr

Bereich Zahn — Kiefer

	Punkt-Nr.	EAV-Meßpunkt für	Bild-Nr.
◉	Ly 2	Lymphabfluß Ober- und Unterkiefer	1
Organ	GG 25	SMP Oberkiefer Odontone 1 bis 4	2
	Ma 7	SMP Oberkiefer Odontone 5 bis 8	2
	Ma 8	SMP Unterkiefer Odontone 5 bis 8	2
	KG 24	SMP Unterkiefer Odontone 1 bis 4	2
	sec	Oberkiefer Odontone 1 und 2	3
	sec	Oberkiefer Odonton 3	3
	Di 15a	Oberkiefer Odontone 4 und 5	3
	Ma 6	Oberkiefer Odontone 6 und 7	3
	Dü 17b	Oberkiefer Odonton 8	3
	Dü 18b	Oberkiefer Odonton 9	3
	sec	Unterkiefer Odontone 1 und 2	3
	sec	Unterkiefer Odonton 3	3
	Ma 8-1	Unterkiefer Odontone 4 und 5	3
	Di 18a	Unterkiefer Odontone 6 und 7	3
	Dü 17a	Unterkiefer Odontone 8 und 9	3
	Ma 3-1	Unterkiefer Odonton 9	3
Ly	3E 16a	Lymphonodi cervicales profundi	4
○	3E 1a	pSMP für alle symp. Halsganglien	1
	Bl 10b	symp. Ganglion cervicale medium	5
□	ND 3a	KMP 4 parasymp. Kopfganglien	1
	sec	parasymp. Ganglion pterygopalatinum *(Sluder)*	4
Nerv	ND 4	KMP aller 12 Gehirnnerven	1
	Gb 3	Nervus trigeminus (V)	4
	3E 16a-1	Nervus facialis (VII)	4
Vicinia	3E 23	obere Kiefergelenkskammer *(Costen)*	4
	Ma 2	untere Kiefergelenkskammer *(Costen)*	4

Costen-Syndrom: periaurikuläre Schmerzen bei Kiefergelenkveränderung
Sluder: atypische Gesichtsneuralgie bei Schädigung des Ganglion pterygopalatinum (s. Bereich Auge)

Bereich Zahn – Kiefer

re Hand dorsal

1

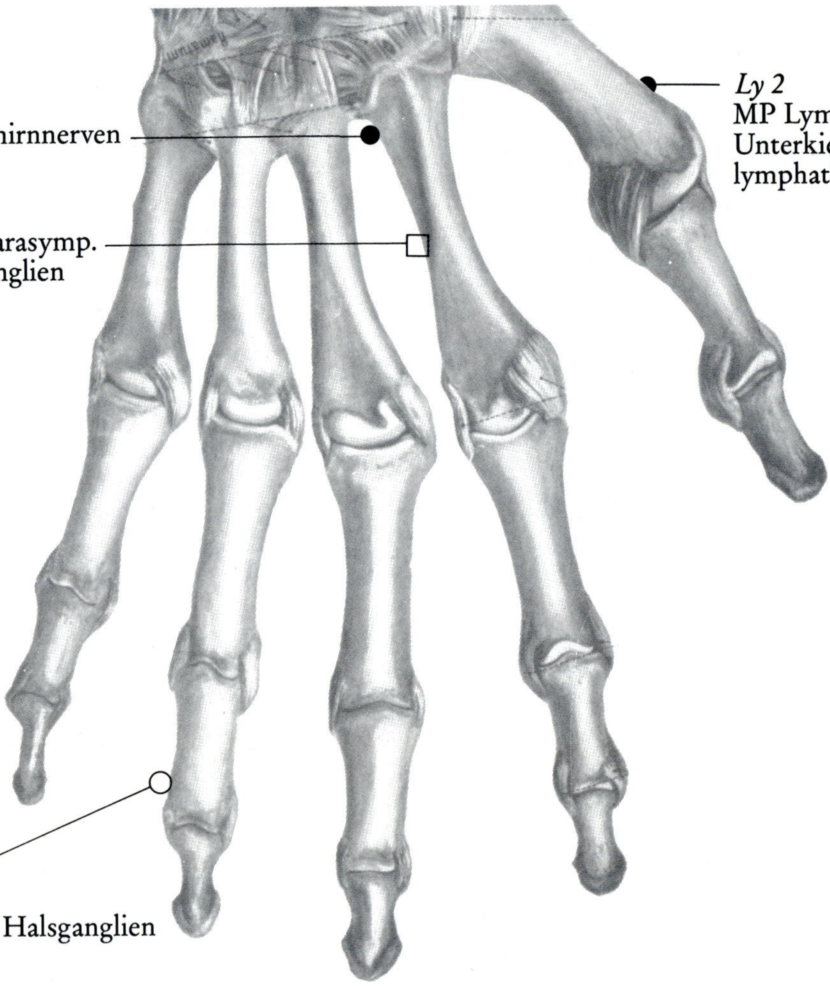

ND 4
MP Gehirnnerven

ND 3a
KMP parasymp. Kopfganglien

Ly 2
MP Lymphabfluß Ober- und Unterkiefer, Teil der Nodi lymphatici cervicales profundi

3E 1a
pSMP Halsganglien

2

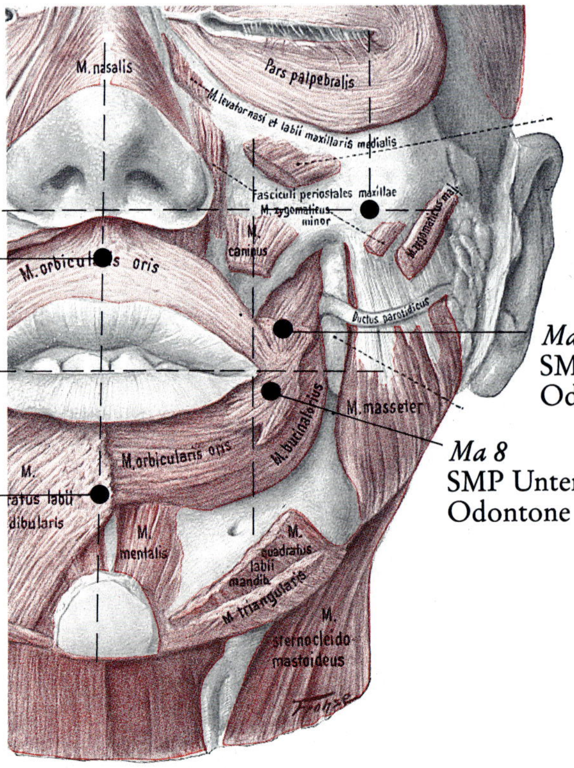

GG 25
SMP Oberkiefer
Odontone 1 bis 4

Ma 7
SMP Oberkiefer
Odontone 5 bis 8

Ma 8
SMP Unterkiefer
Odontone 5 bis 8

KG 24
SMP Unterkiefer
Odontone 1 bis 4

Bereich Zahn — Kiefer

3

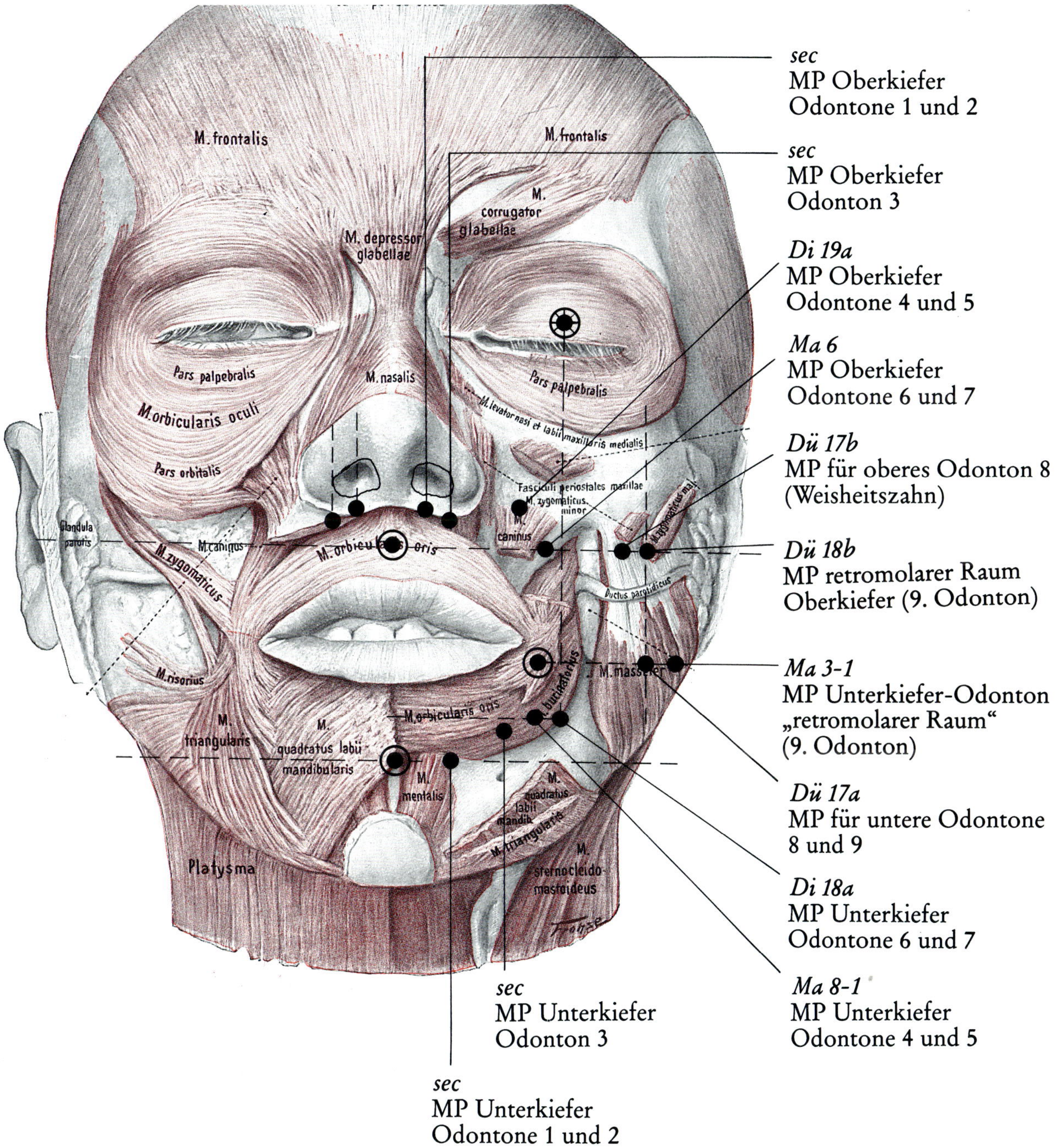

Oberkiefer:

- 8 – Duodenum re (Gastroduodenitis)
- 7, 6 – Ma re, Pankreas (Gastroduodenitis)
- 5, 4 – Di re, Lu re
- 3, 2, 1 | 1, 2 – Enddarm, urogenitales Gebiet
- 3
- 4, 5 – Di li, Lu li
- 6, 7 – Ma li, Milz
- 8 – Duodenum li, Jejunum, Herz

8 7 6 5 4 3 2 1 | 1 2 3 4 5 6 7 8

8 7 6 5 4 3 2 1 | 1 2 3 4 5 6 7 8

Unterkiefer:

- 8 – Ileum re, Herz (ileozökales Gebiet)
- 7, 6 – Di re, Lu re (ileozökales Gebiet)
- 5, 4 – Ma re, Pankreas
- 3, 2, 1 – hepatorenaler Symptomenkomplex (Rektum, Analkanal Anus)
- 1, 2 – Blase, Niere (Rektum, Analkanal Anus)
- 3 – Gbl, Le
- 4, 5 – Ma li, Milz
- 6, 7 – Dickdarm, Lunge
- 8 – Ileum, Herz

Blase umfaßt auch:
a: Prostata, Samenblase, Ductus deferens
b: Uterus, Adnexe, Parametrien, Tuba uterina

Bereich Zahn – Kiefer

4

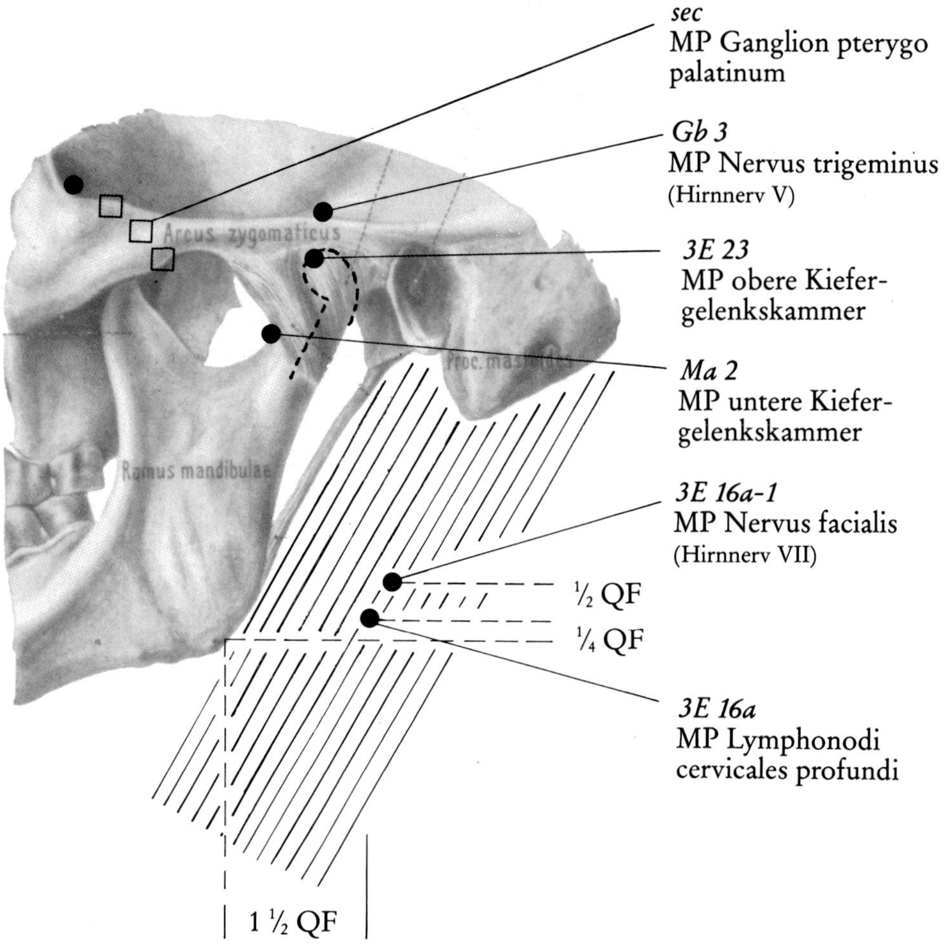

5

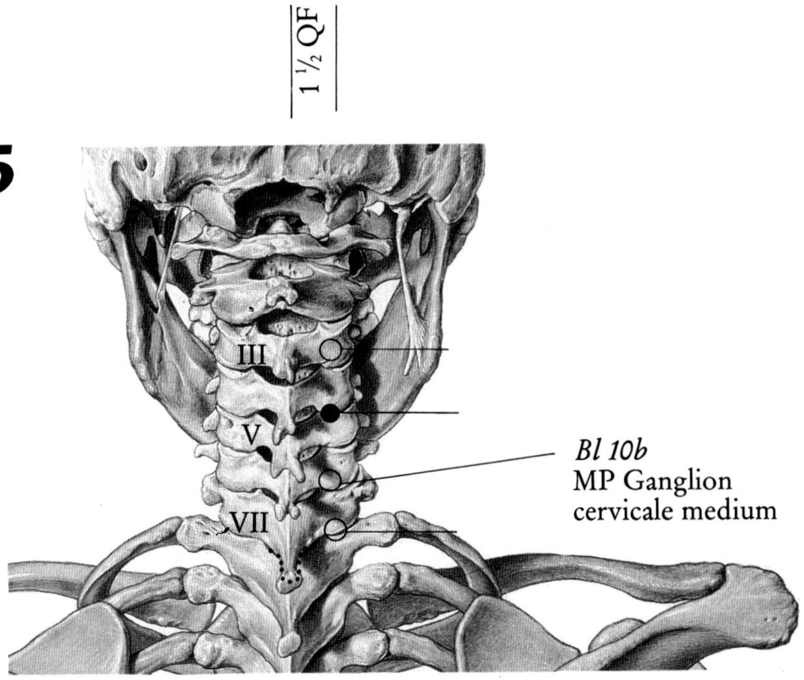

Bereich Auge und Sehen

	Punkt-Nr.	EAV-Meßpunkt für	Bild-Nr.
◉	Ly 2a	Lymphabfluß Auge	1
Organ	3E 21	pSMP Auge vorderer Abschnitt (Lid bis Glaskörper)	2 + 3
	Gb 1	pSMP Auge hinterer Abschnitt (Retina, Chorioidea, N. opticus)	2 + 3
	Or 1-14	Meßpunkte auf Orbitalrand, mit Meridianbeziehung	3
	Or 4a	Tränendrüse	3
	Or 14	Tränen, ableitende Wege	4
	Di 19	Tränen, ableitende Wege, untere Nasenmuschel	4
Sluder		*Meßpunkte für das Sludersyndrom*	
	sec	Ganglion pterygopalatinum	7
	Di 20	Siebbeinzellen	4
	sec	Keilbeinhöhle	4
	sec	Sinus cavernosus (Dr. *Beisch*)	4
	Ma 5	Kieferhöhle	4
	3E 16a-1	Nervus facialis (VII)	7
	Gb 3	Nervus trigeminus (V)	7
	Bl 10a + b	Ganglia cervicales superius und medium	5
	Bl 10c	Ganglion cervicale inferius mit Centrum *Budge*	5
Ly	3E 16a	Lymphonodi cervicales profundi	7
	Ly 10b	nur links! zervikaler Teil des Ductus thoracicus	8
	Ma 8b	Truncus lymphaticus jugularis	8
Nerv	ND 4	Gehirnnerven	1
	sec Or 1	Nervus trochlearis (IV)	6
	sec Or 2	Nervus abducens (VI)	6
	sec Or 3	Nervus oculomotorius (III)	6
	Gb 1-1	Nervus opticus (II)	7
	Gb 5	Nervus trigeminus (V)	7
	3E 16a-1	Nervus facialis (VII)	7
○	Gb 19a	Sympathikus, Kopfteil	10
	3E 1a	symp. Halsganglien	1
	Bl 10c	symp. Ganglion cervicale inferius	5
□	Dü 16	Vagus, Kopfteil	14
	Ma 8c	Vagus, Halsteil	8
	ND 3a	alle 4 parasymp. Kopfganglien	1
	Gb 1a	parasymp. Ganglion ciliare	7
	sec	parasymp. Ganglion pterygopalatinum	7

Sluder: atypische Gesichtsneuralgie bei Schädigung des Ganglion pterygopalatinum

Bereich Auge und Sehen

	Punkt-Nr.	EAV-Meßpunkt für	Bild-Nr.
Vasa	Ma 12	Sinus caroticus	8
Sehbahn	Gb 1-1	Nervus opticus (II)	7
	Gb 4	Thalamus opticus (Umschaltstelle für optische Bahnen)	13
	Gb 14	Corpus geniculatum laterale, primäres Sehzentrum	12
	Gb 18	Brachium colliculi superius	9
	GG 17	Lamina tecti s. quadrigemina / Thymopsyche	11
	Bl 8a	Colliculus superior der Sehbahn	10
	Gb 11b	Vaguskerne in der Medulla oblongata	7

Bereich Auge und Sehen

1 re Hand dorsal

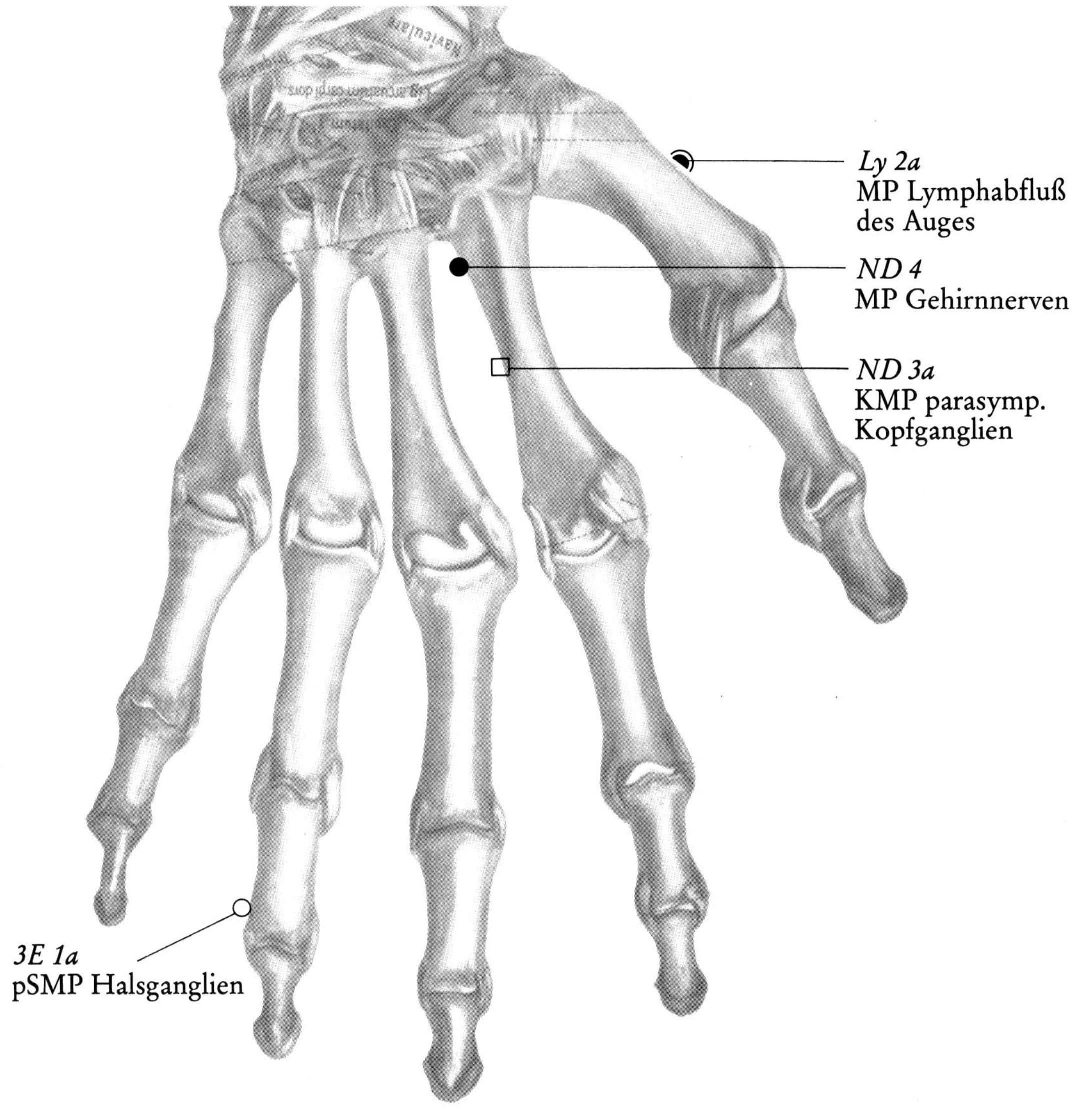

2

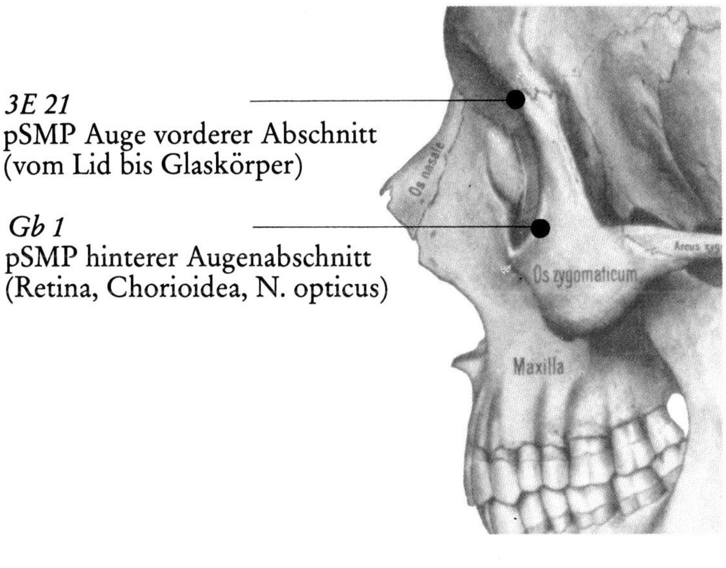

Bereich Auge und Sehen

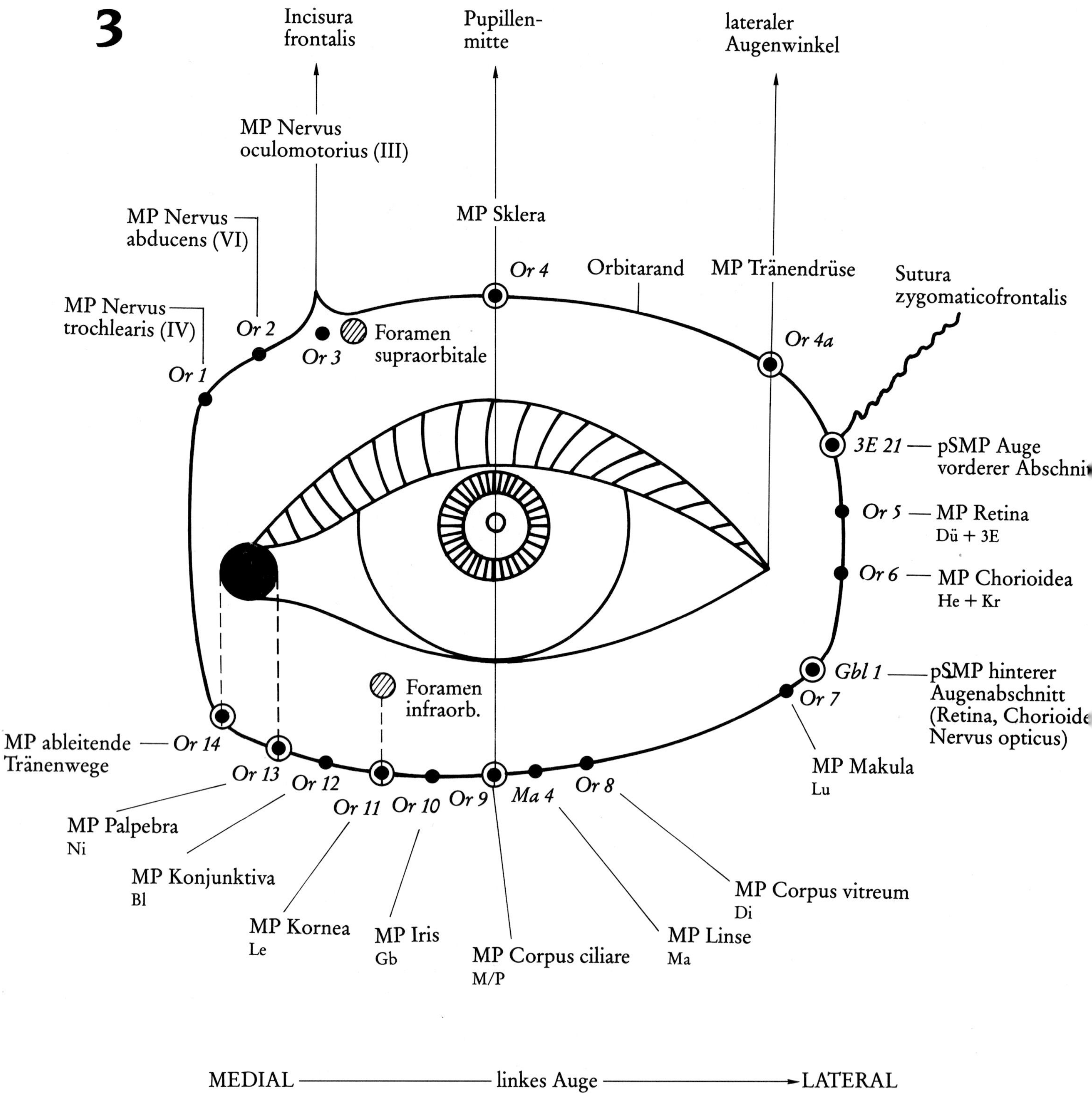

Bereich Auge und Sehen

***Sluder*-Neuralgie:**
Atypische Gesichtsneuralgie bei Schädigung des Ganglion pterygopalatinum: Brennschmerz in Nase und innerem Augenwinkel, evtl. mit Tränen.

4

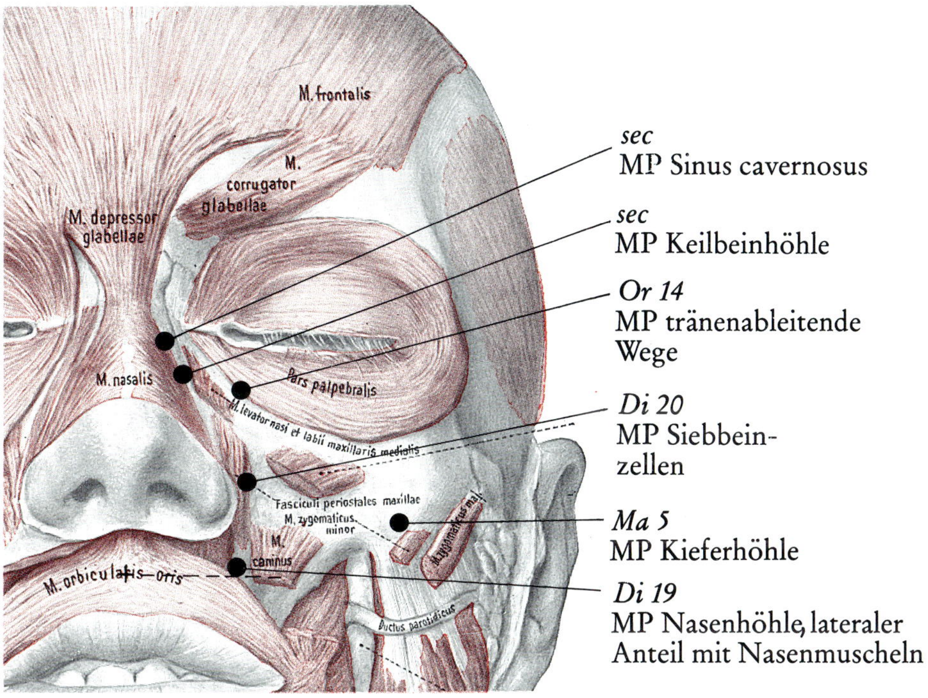

5

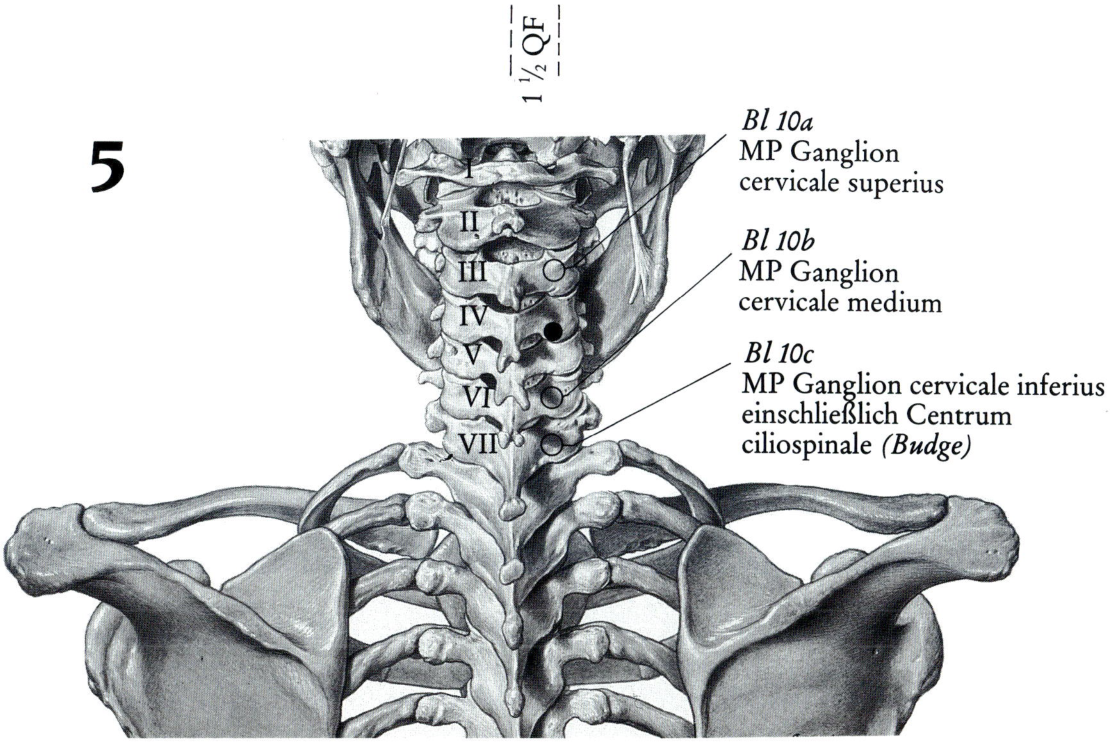

Centrum ciliospinale *(Budge)*:
Vegetatives Zentrum im Rückenmarksgrau in Höhe der Segmente 8 cerv. bis 2 thorakal. Von da efferente sympathische Bahnen. Reizung erweitert Pupillen und Lidspalte, Lähmung bedingt *„Horner"*.

Bereich Auge und Sehen

6

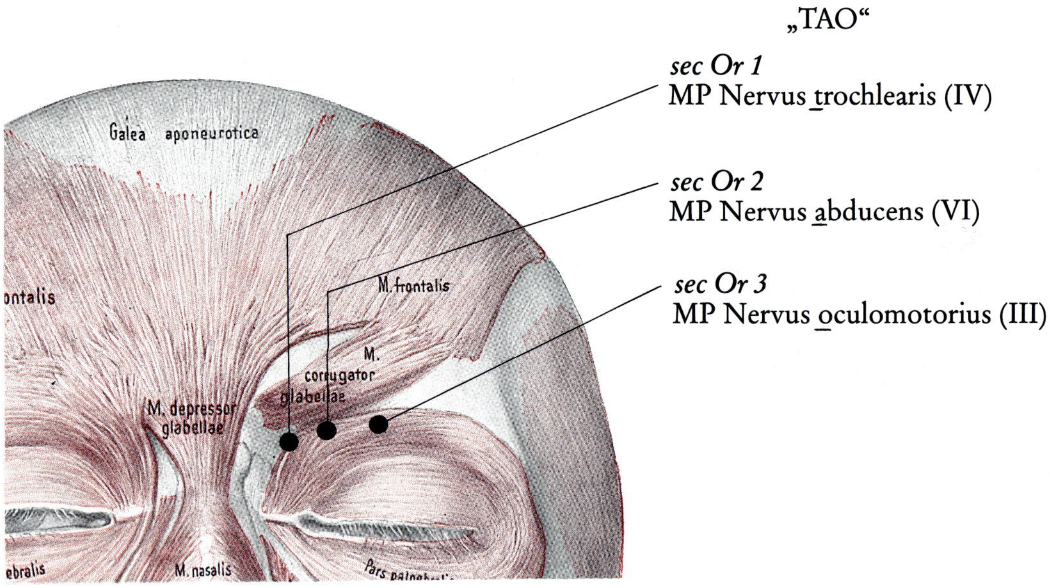

TAO = Merkwort für Or 1, 2, 3

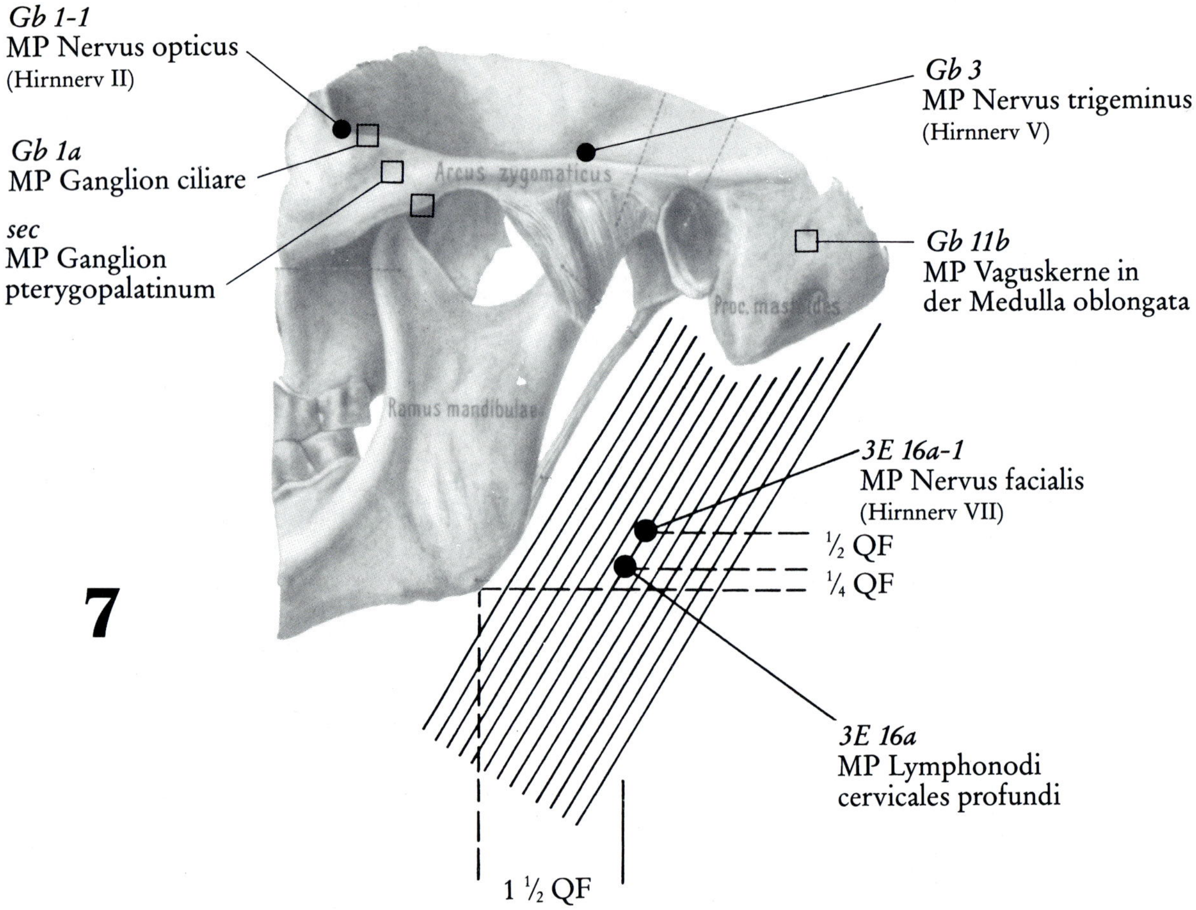

7

Bereich Auge und Sehen

8

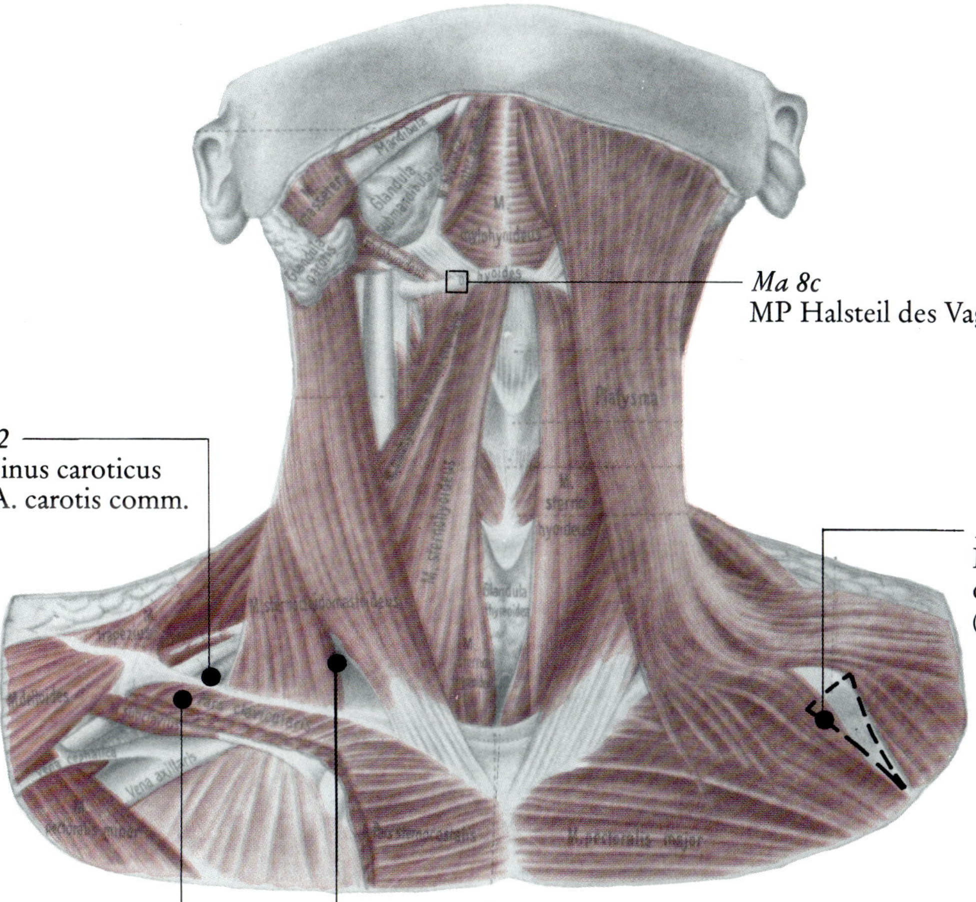

Bereich Auge und Sehen

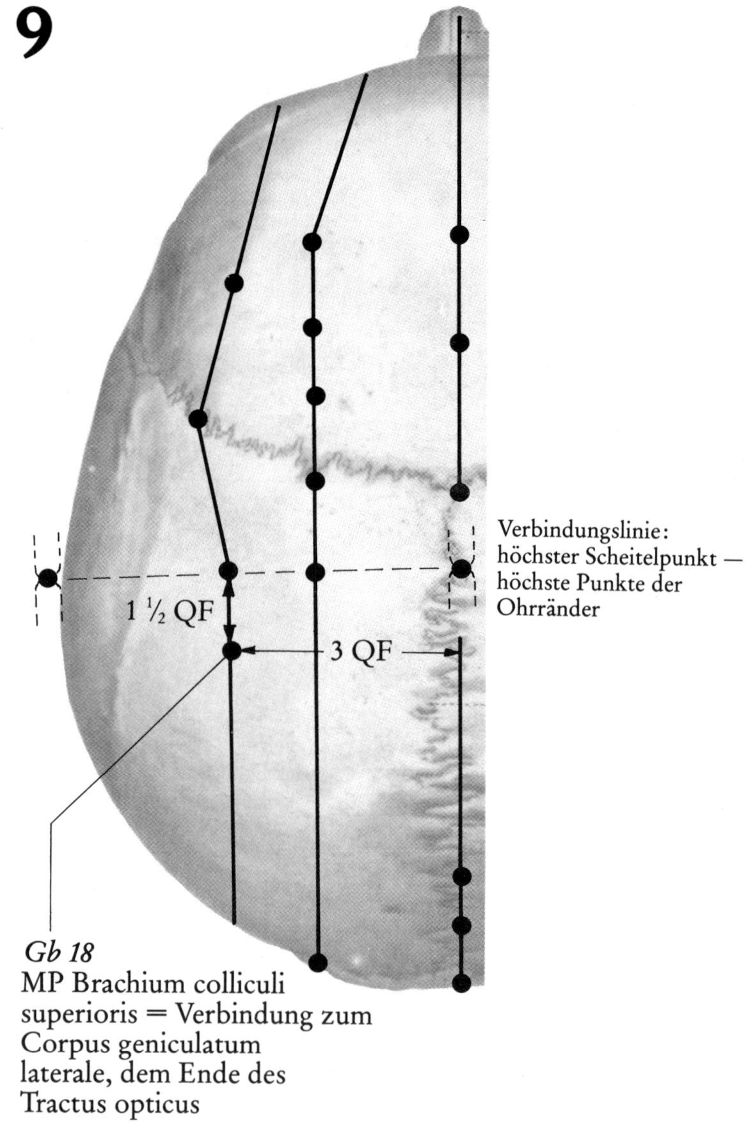

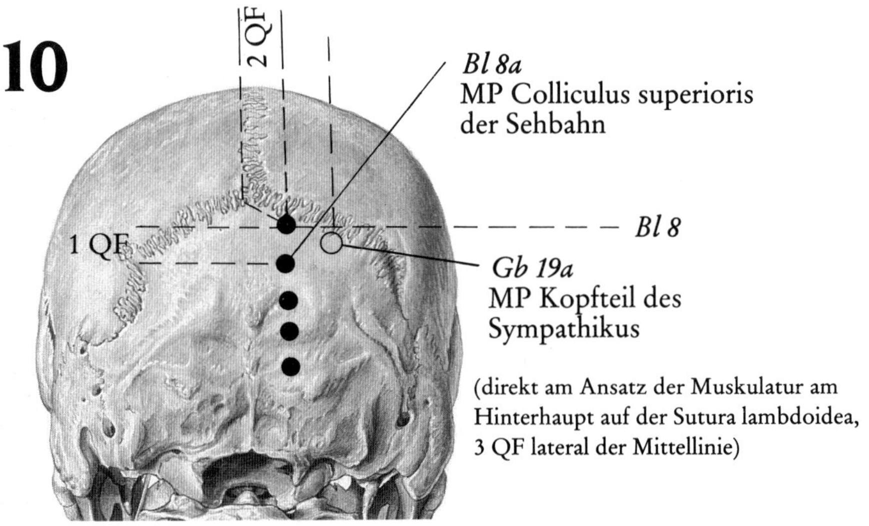

Hinterhaupt

Bereich Auge und Sehen

11

Os occipitale von hinten unten

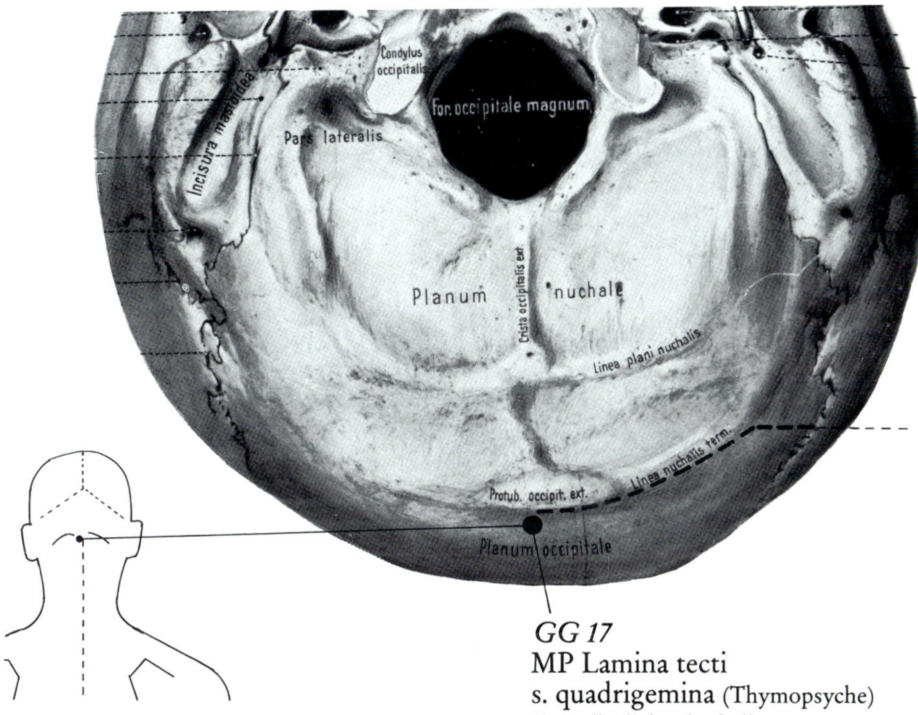

Linea nuchae suprema
(nuchalis supraterminalis)
mit Protuberantia

GG 17
MP Lamina tecti
s. quadrigemina (Thymopsyche)
(in Delle dicht oberhalb
der Protuberanz)

12

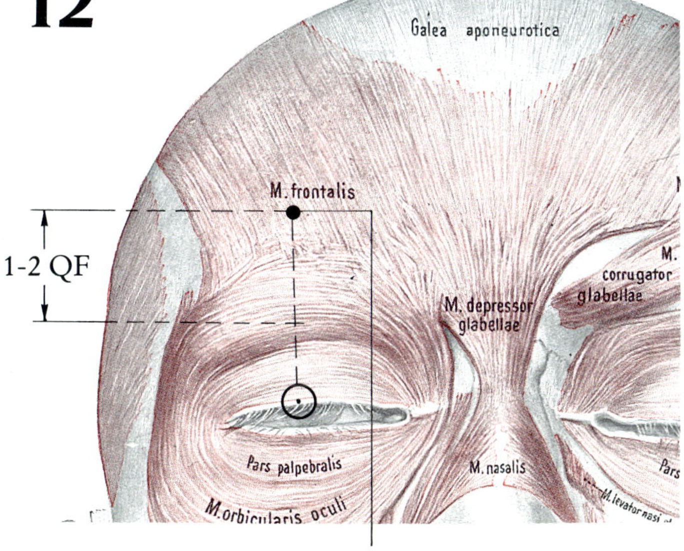

Gb 14
MP Corpus geniculatum
laterale s. externum —
primäres Sehzentrum

Bereich Auge und Sehen

13

Gb 4
MP Thalamus opticus (Sehhügel)

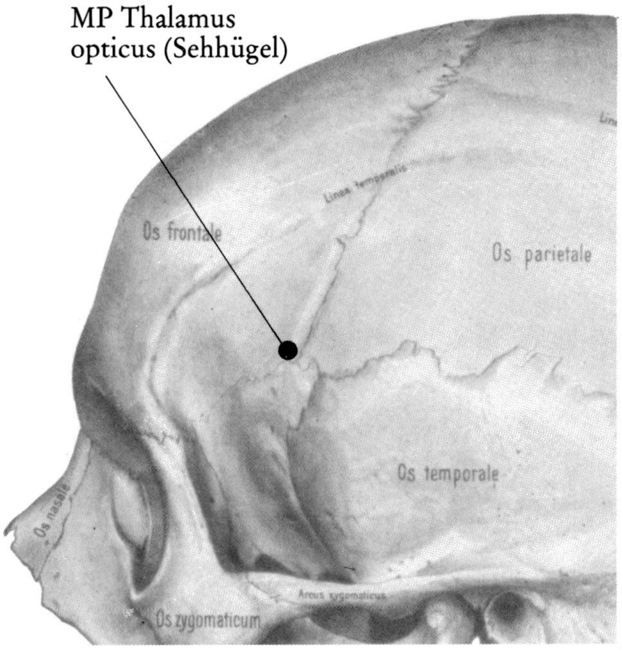

(Gb 4 liegt an Haargrenze, bewegt sich beim Kauen)

14

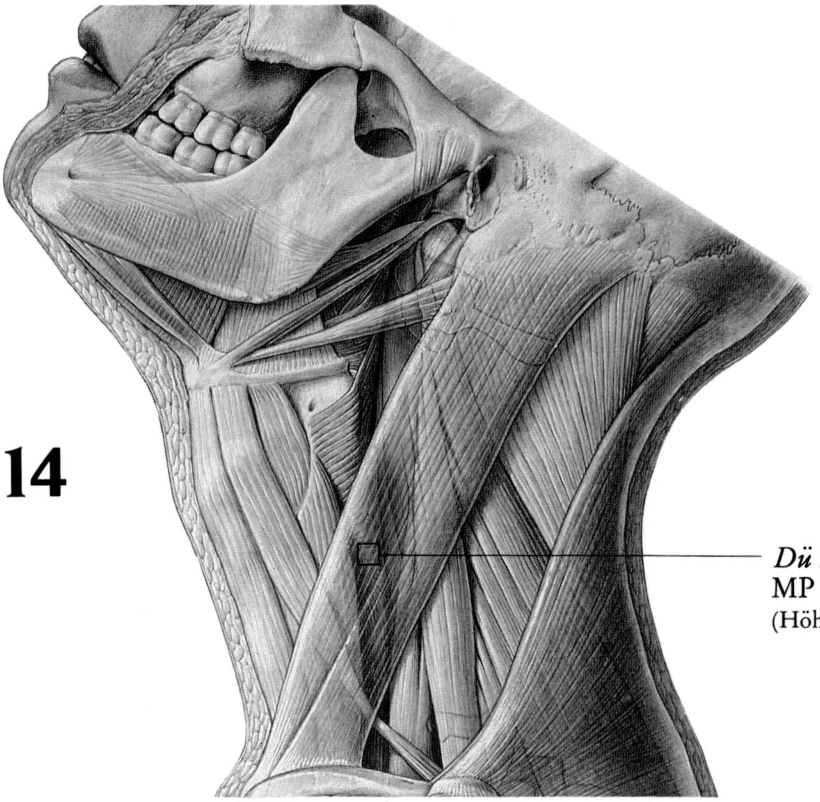

Dü 16
MP Kopfteil des Nervus vagus
(Höhe: Adamsapfel)

hinteres Auge	8	7	6	5	4	③	2	1	Odontone im Oberkiefer
vorderes Auge	8	7	6	5	4	③	2	1	Odontone im Unterkiefer

Bereich Nase und Riechen, Nasennebenhöhlen (NNH)

	Punkt-Nr.	EAV-Meßpunkt für	Bild-Nr.
◉	Ly 3	Lymphabfluß für Nase und NNH	1
Nase	GG 23a	Dach der Nasenhaupthöhle	2
	sec	Nasenseptum mit Nasenhöhle, medialer Teil	2
	Di 19	Nasenhöhle, lateraler Anteil	2
	Ma 7a	Nasenboden	2
Riechen	Bl 2-1	Nervus olfactorius (I)	2
	GG 23-2	SMP *Limbisches System:*	2
	GG 21	Corpus amygdaloideum (Teil des Riechhirns)	3
	GG 22	Gyrus cinguli (Teil des Riechhirns)	3
	GG 23	Hippocampus (Teil des Riechhirns)	3
NNH	Bl 2	Stirnhöhle	6
	Ma 5	Kieferhöhle	6
	Di 20	Siebbeinzellen	6
	sec	Keilbeinhöhle	6
Vicinia	sec	Sinus cavernosus (Dr. *Beisch*) (Beziehung zur Keilbeinhöhle)	6+2
Ly	3E 16a	Lymphonodi cervicales profundi	4
	Ly 13	beeinflußt Siebbeinzelle, Keilbein- und Stirnhöhle	7
	Ly 14	beeinflußt Kieferhöhle, auch Stirnhöhle	7
Nerv	ND 4	alle Gehirnnerven	1
	Bl 2-1	Nervus olfactorius (I)	2
	Gb 3	Nervus trigeminus (V)	4
	3E 16a-1	Nervus facialis (VII)	4
○	3E 1a	pSMP symp. Halsganglien	1
	Bl 10a	symp. Ganglion cervicale superius	5
□	ND 3a	alle 4 parasymp. Kopfganglien	1
	sec	parasymp. Ganglion pterygopalatinum	4

Bereich Nase und Riechen, Nasennebenhöhlen (NNH)

re Hand dorsal

1

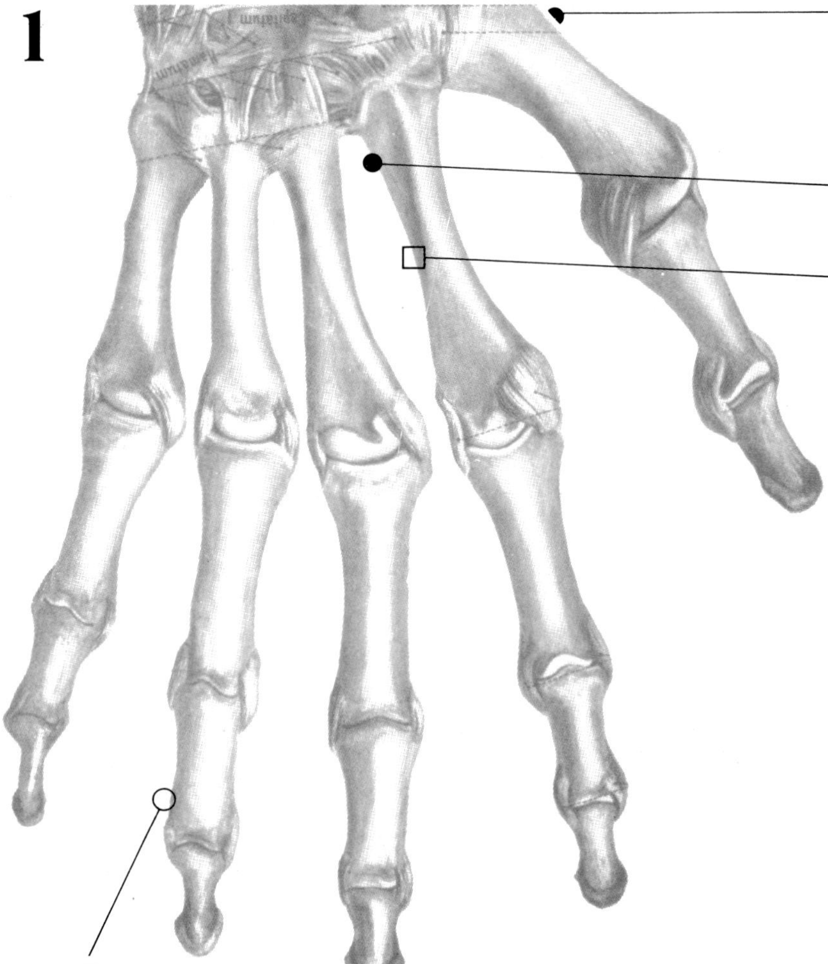

Ly 3
MP Lymphabfluß Nase und Nasennebenhöhlen, Teil der Nodi lymphatici cervicales profundi

ND 4
KMP Gehirnnerven

ND 3a
KMP parasymp. Kopfganglien

3E 1a
pSMP Halsganglien

Bereich Nase und Riechen, Nasennebenhöhlen (NNH)

2

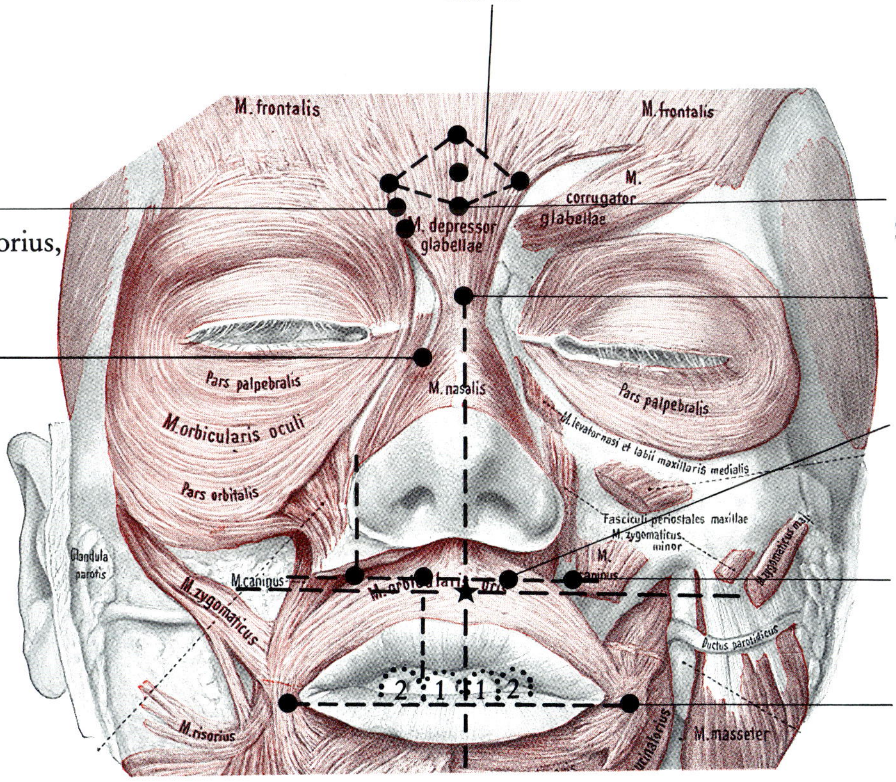

GG 23a mit Lamina cribrosa, Regio olfactoria, obere Nasenmuschel Aufführungsgänge der hinteren Siebbeinzellen und der Keilbeinhöhle

Di 19 mit Vorhof der Nasenhöhle, der unteren und mittleren Nasenmuschel, Ausführungsgängen von Stirnhöhle, Kieferhöhle und unteren Siebbeinzellen.

* = *GG 25* = Oberkiefermitte

Bereich Nase und Riechen, Nasennebenhöhlen (NNH)

3

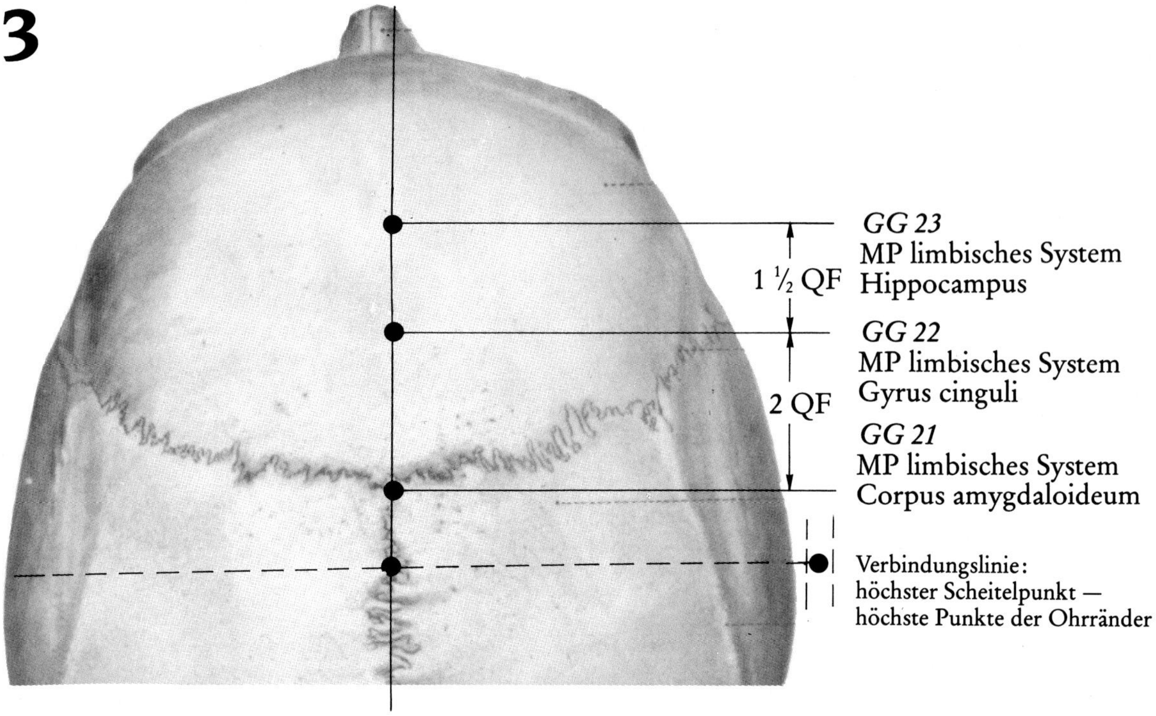

4

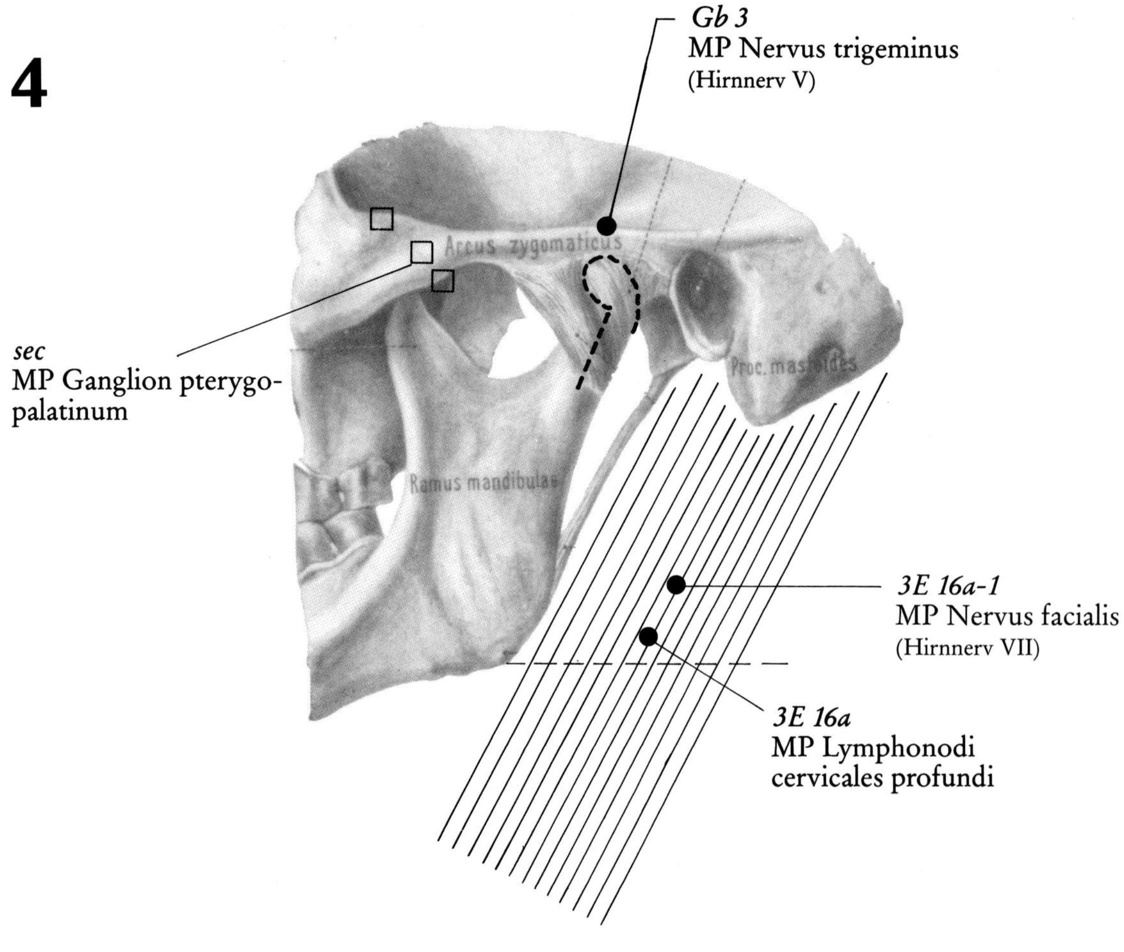

Bereich Nase und Riechen, Nasennebenhöhlen (NNH)

5

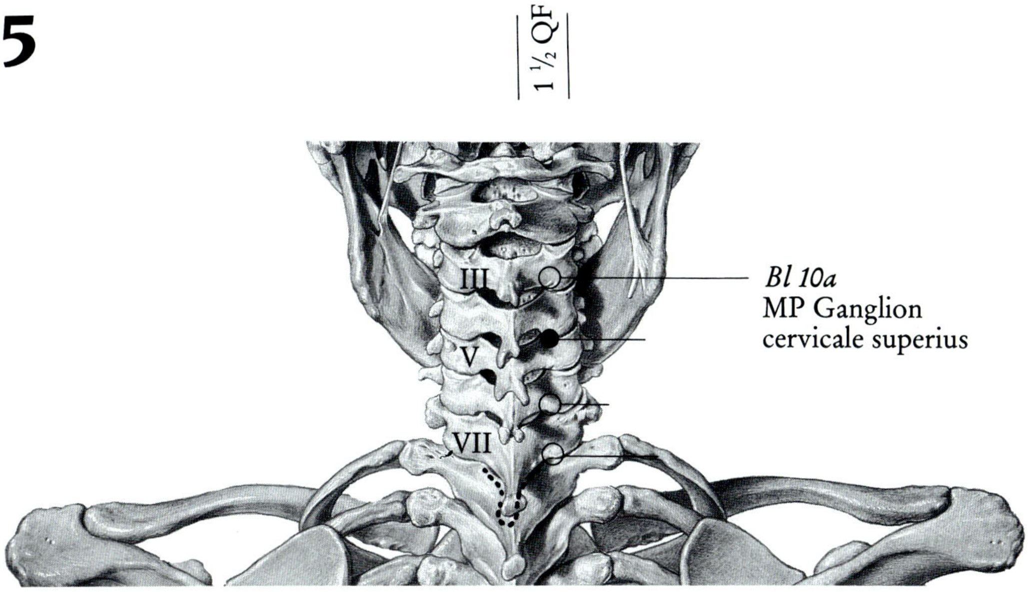

6

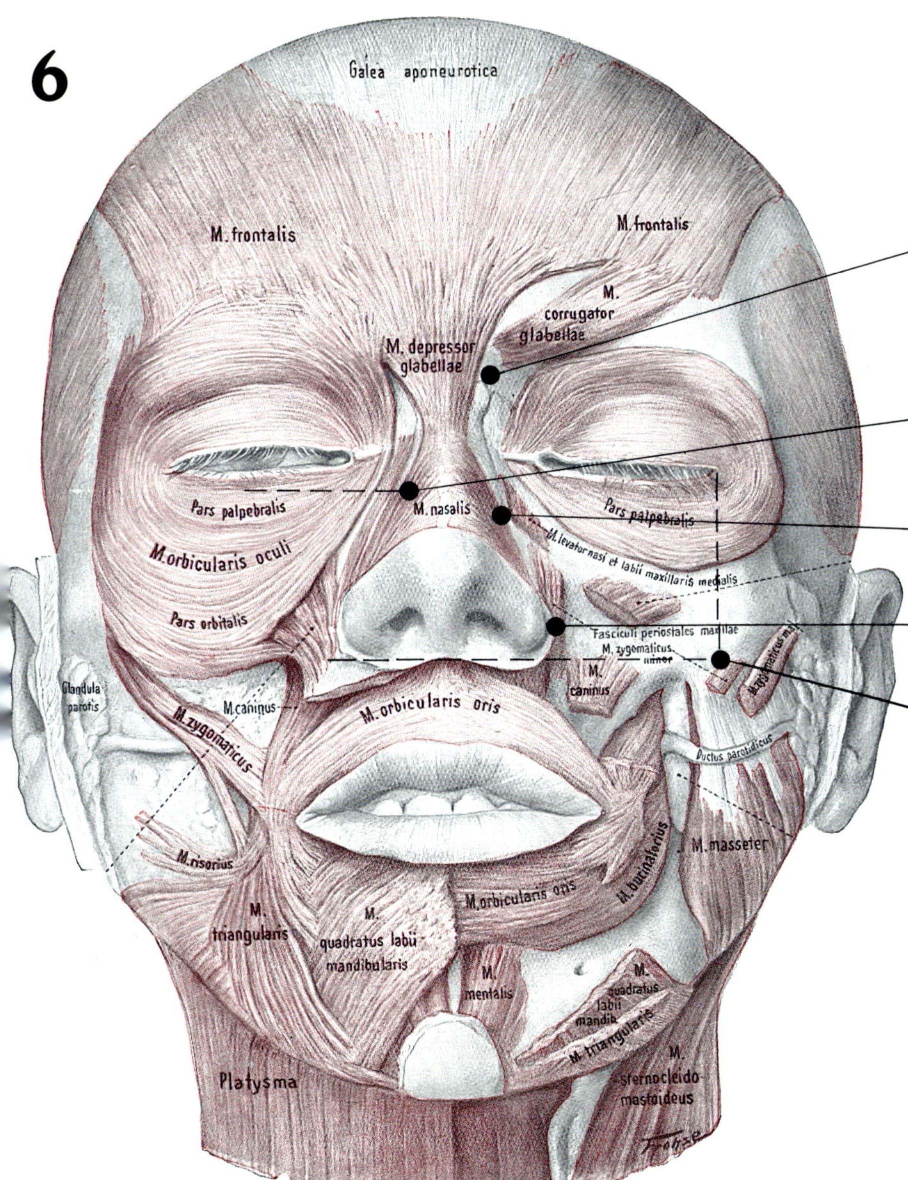

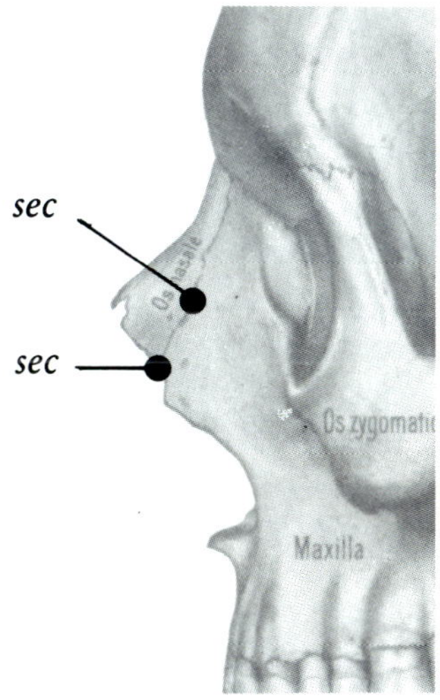

Bereich Nase und Riechen, Nasennebenhöhlen (NNH)

7

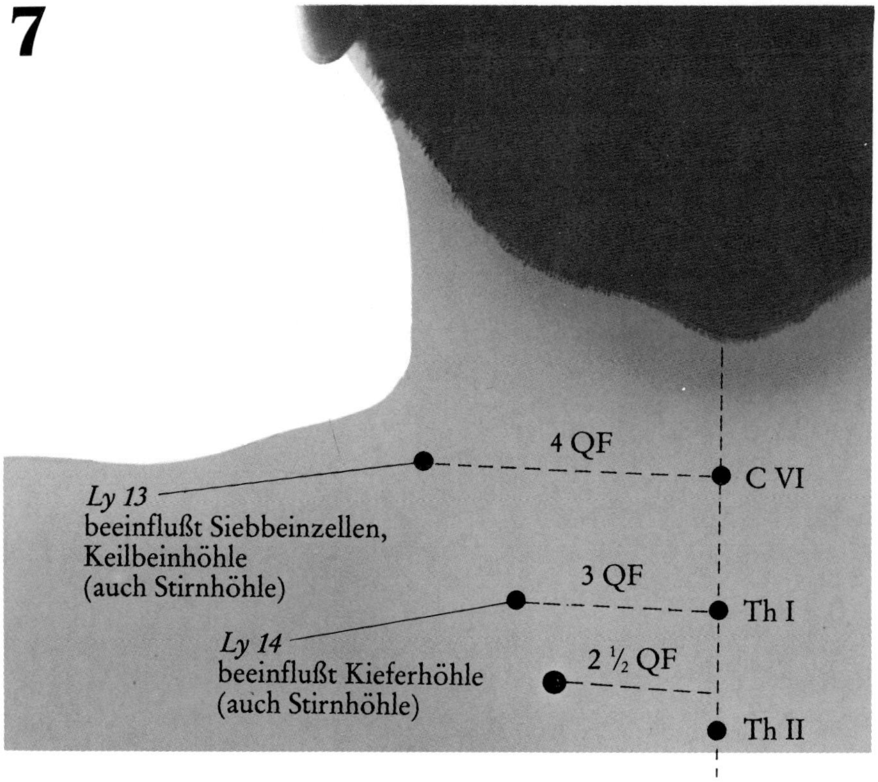

	Keilbeinhöhle							
	Stirnhöhle			Siebbeinzellen		Kieferhöhle		Mastoid Paukenhöhle
Odontone im Oberkiefer	1	2	3	4	5	6	7	8
Odontone im Unterkiefer	1	2	3	4	5	6	7	8
	Stirnhöhle			Kieferhöhle		Siebbeinzellen		Paukenhöhle Mastoid
	Keilbeinhöhle							

Bereich Speicheldrüsen und Zunge

	Punkt-Nr.	EAV-Meßpunkt für	Bild-Nr.
Organ	Ma 3	Glandula parotis	1
	Ma 8a	Glandula submandibularis	2
	KG 23b	Glandula sublingualis	3
	Ma 3-3 = Dü 17a-1	Glandula sublingualis	2
	KG 23a	Lingua	3
	Ma 3-2	Lingua	2
Ly	3E 16a	Lymphonodi cervicales profundi	1
○	GG 16	SMP Sympathikus, Halsteil	5
	3E 1a	SMP Sympathikus, Halsteil	4
	Bl 10a	symp. Ganglion cervicale superius	5
□	ND 3a	alle 4 parasymp. Kopfganglien	4
	Ma 8-3	parasymp. Ganglion submandibulare	2
	Dü 18a	parasymp. Ganglion oticum	1
Nerv	3E 16a-1	Nervus facialis (VII)	1
	Ma 5a	Nervus hypoglossus (XII)	2
	Gb 3	Nervus trigeminus (V)	1
	3E 22	Nervus glossopharyngeus (IX)	1

Bereich Speicheldrüsen und Zunge

1

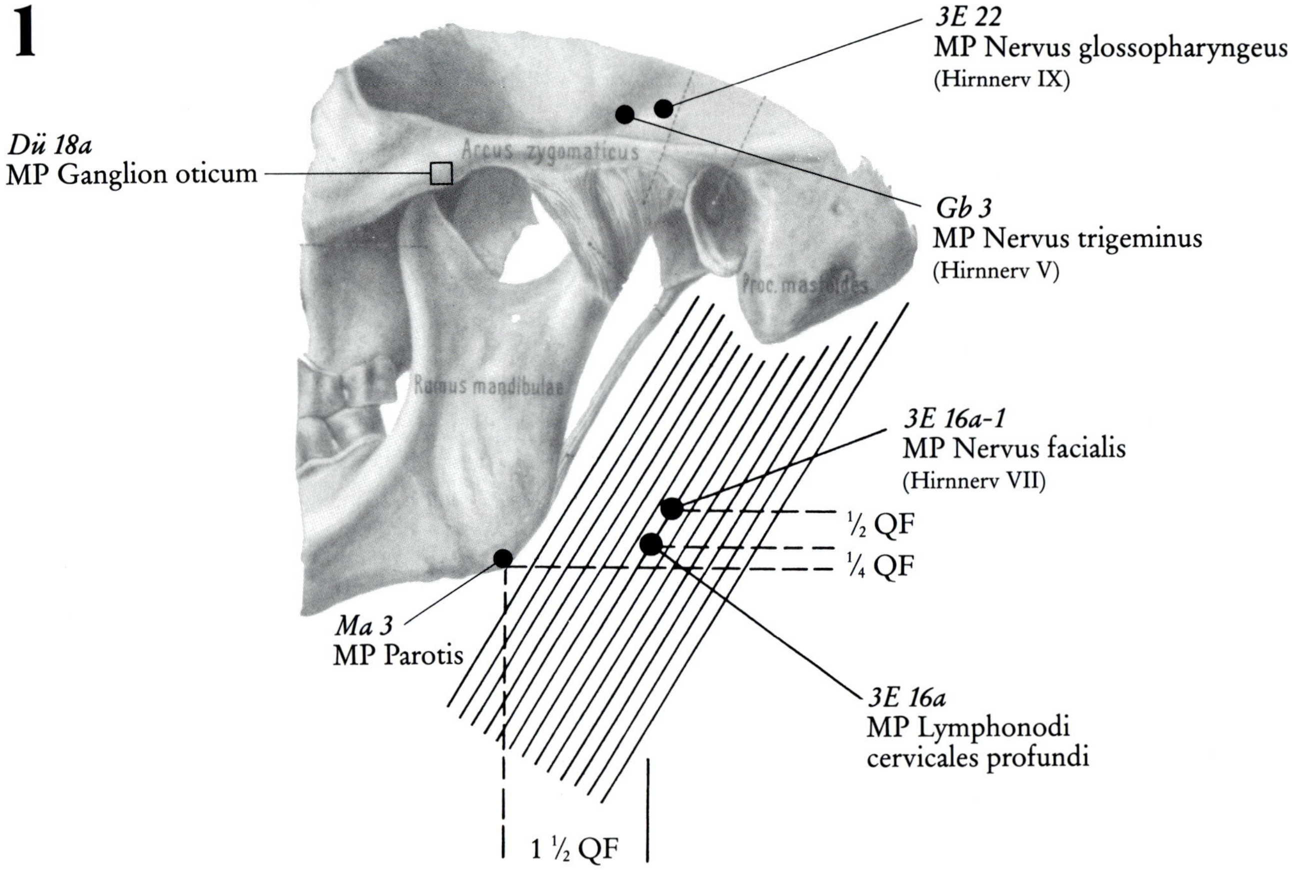

2

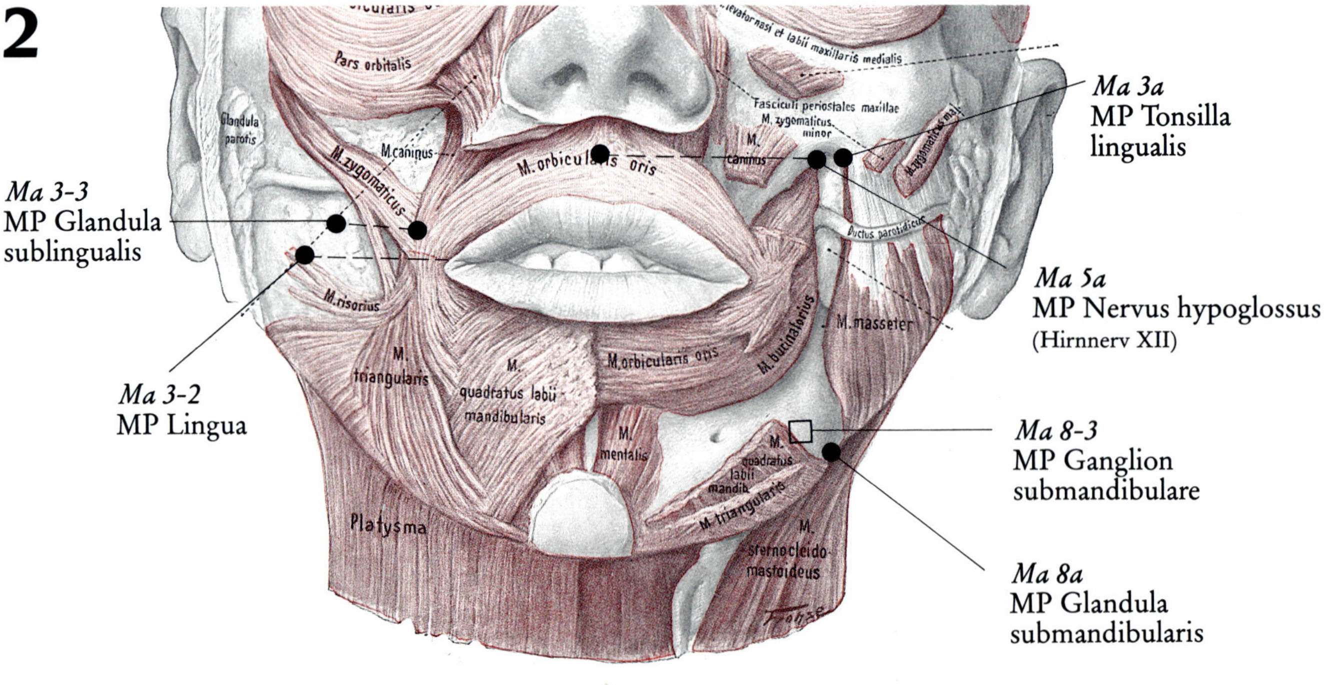

Bereich Speicheldrüsen und Zunge

3

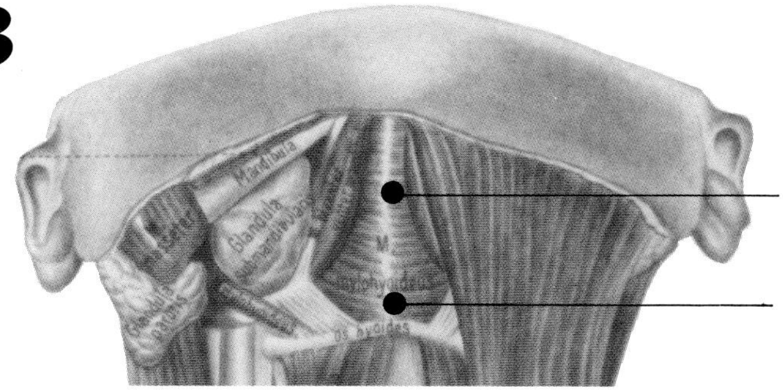

re Hand dorsal

4

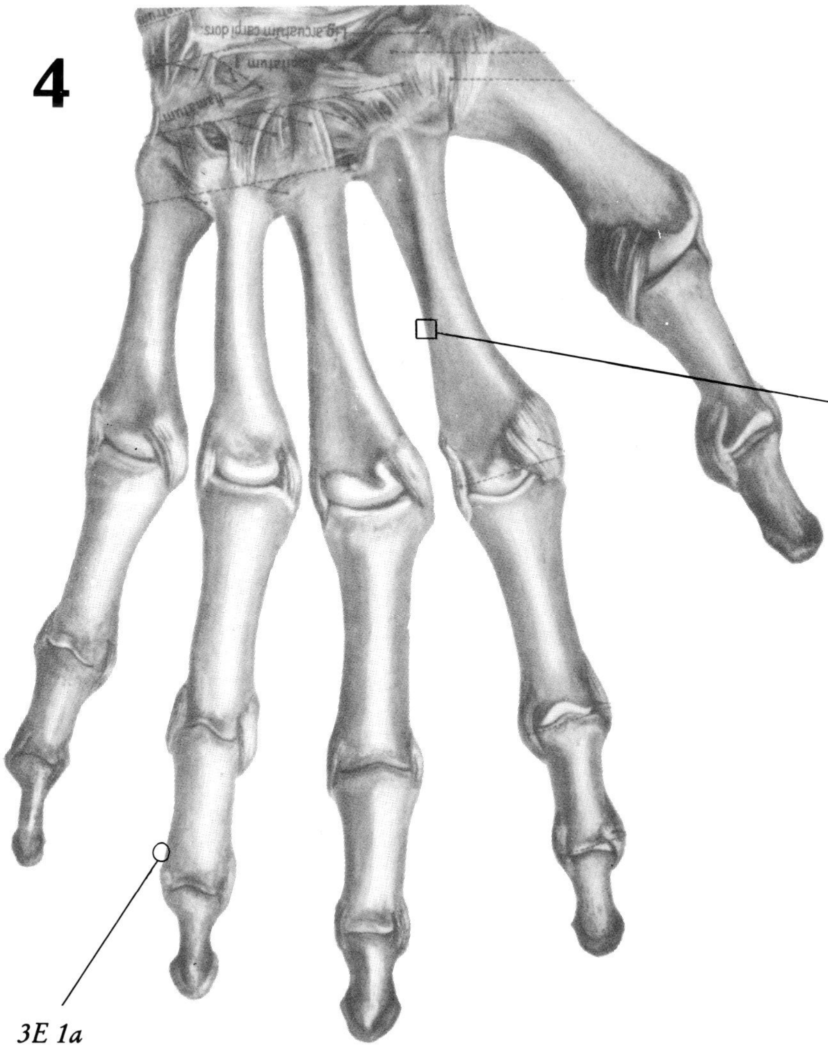

Bereich Speicheldrüsen und Zunge

5

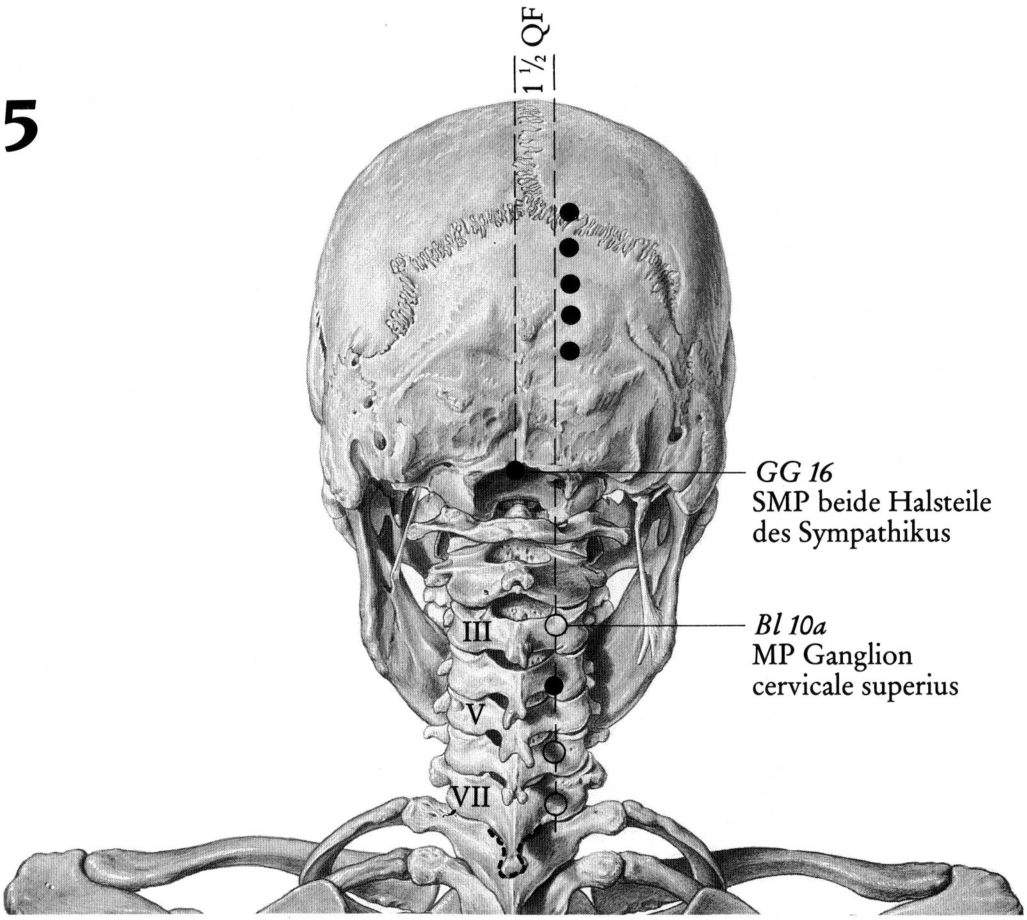

Bereich Rachen und Kehlkopf

	Punkt-Nr.	EAV-Meßpunkt für	Bild-Nr.
◉	Ma 3b	SMP Pharynx	1
Organ	Ma 3a-1	Epipharynx	1
	Ma 8-2	Mesopharynx	1
	Lu 8a	Hypopharynx	2
◉	Lu 8b	Larynx	2
	KG 21	Larynx	3
Vicinia	KG 23c =	Tonsilla pharyngea	3
	Di 18-2	Tonsilla pharyngea	1
	Di 18-1	Tuba auditiva	1 + 3
	Di 17	Tonsilla laryngea	3
Ly	3E 16a	Lymphonodi cervicales profundi	7
	Ly 4b	Lymphabfluß Hypopharynx + Larynx	2
○	3E 1a	pSMP symp. Halsganglien	5
	Bl 10a	symp. Ganglion cervicale superius für Rami laryngopharyngei	6
	Bl 10c	symp. Ganglion cervicale inferius	6
□	Dü 16	Vagus, Kopfteil für N. laryngeus superior	4
	Ma 8c	Vagus, Halsteil für N. laryngeus recurrens	3
	Ma 8d	parasymp. Plexus pharyngeus	3
Nerv	3E 22	Nervus glossopharyngeus (IX)	7
	Gb 3	Nervus trigeminus (V)	7
	3E 16a-1	Nervus facialis (VII)	7

Bereich Rachen und Kehlkopf

1

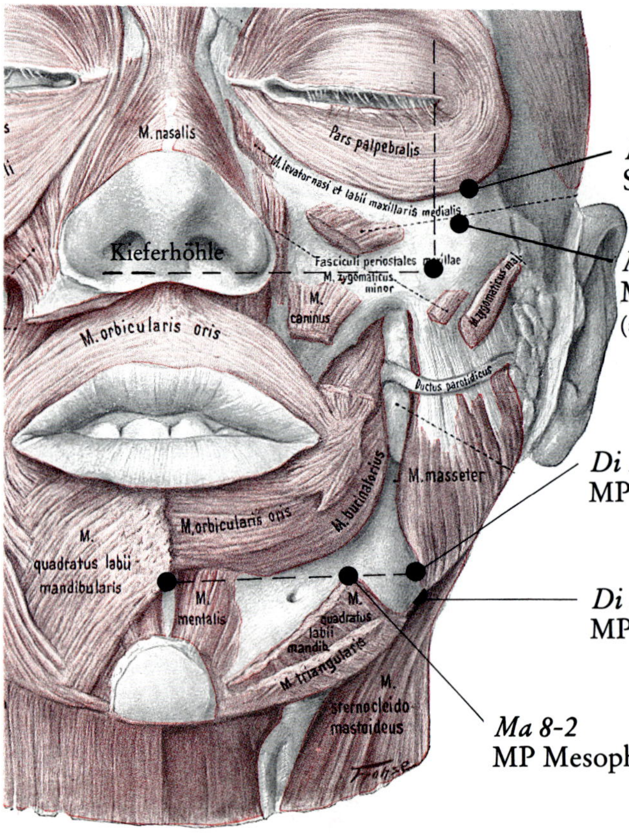

2

re Radius innen

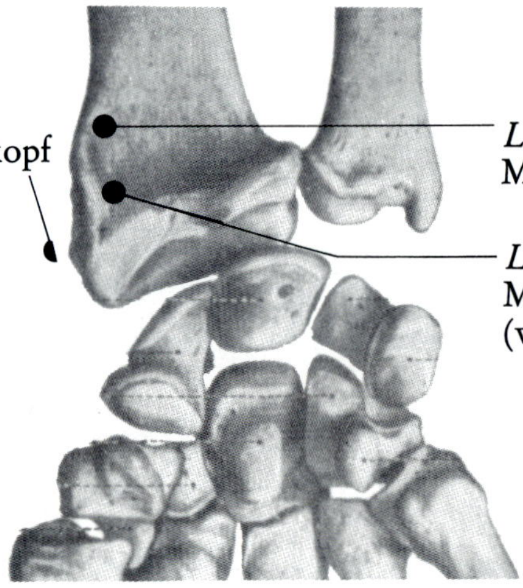

3

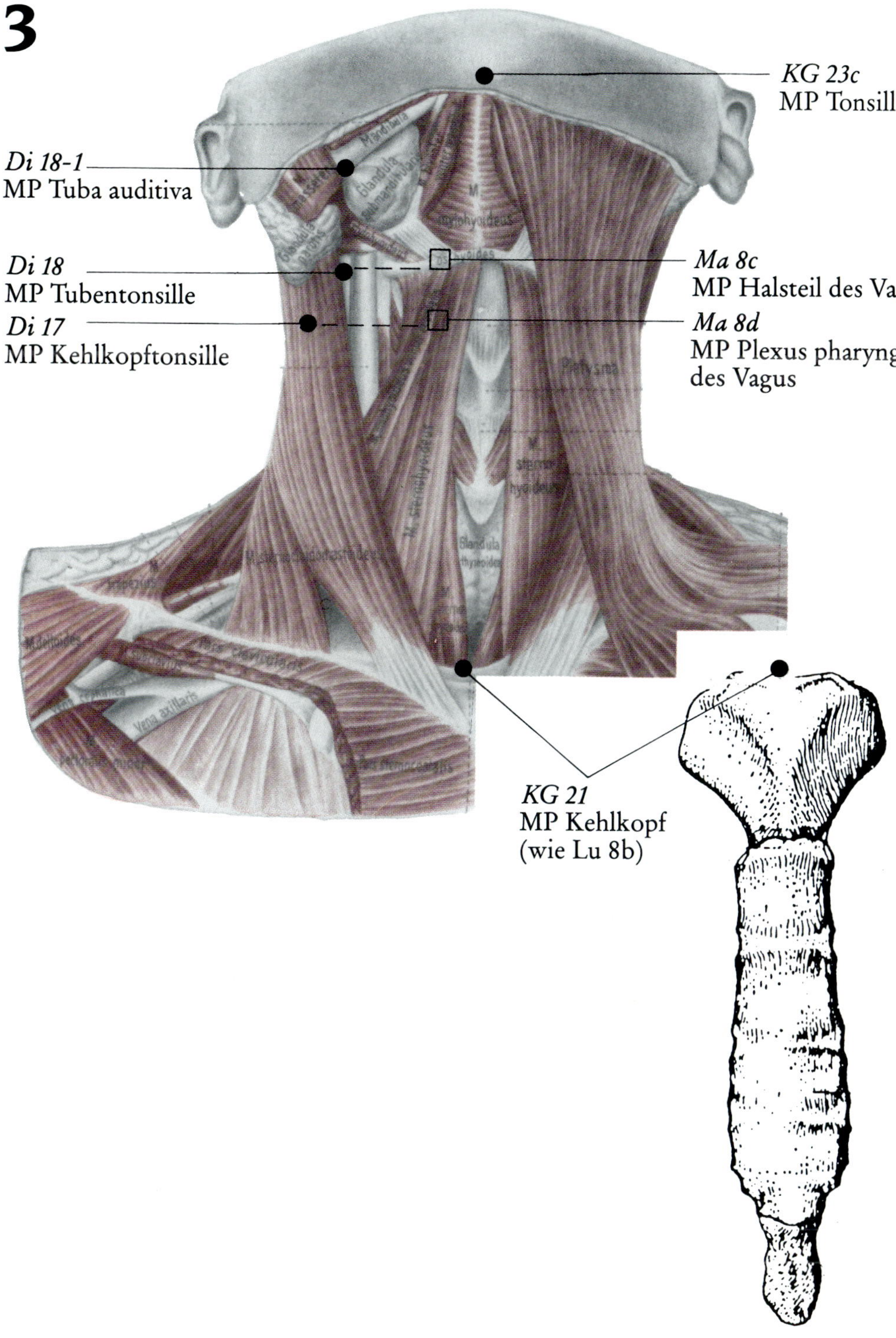
KG 23c
MP Tonsilla pharyngea
Di 18-1
MP Tuba auditiva
Di 18
MP Tubentonsille
Di 17
MP Kehlkopftonsille
Ma 8c
MP Halsteil des Vagus
Ma 8d
MP Plexus pharyngeus des Vagus
KG 21
MP Kehlkopf
(wie Lu 8b)

Bereich Rachen und Kehlkopf

4

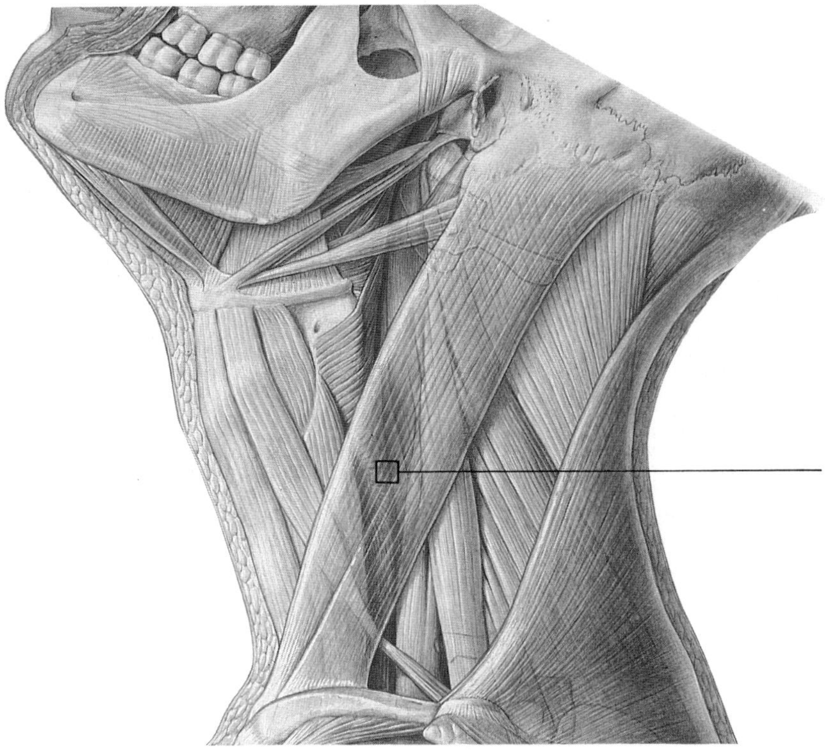

Dü 16
MP Kopfteil des Nervus vagus
(Höhe: Adamsapfel)

re Hand dorsal

5

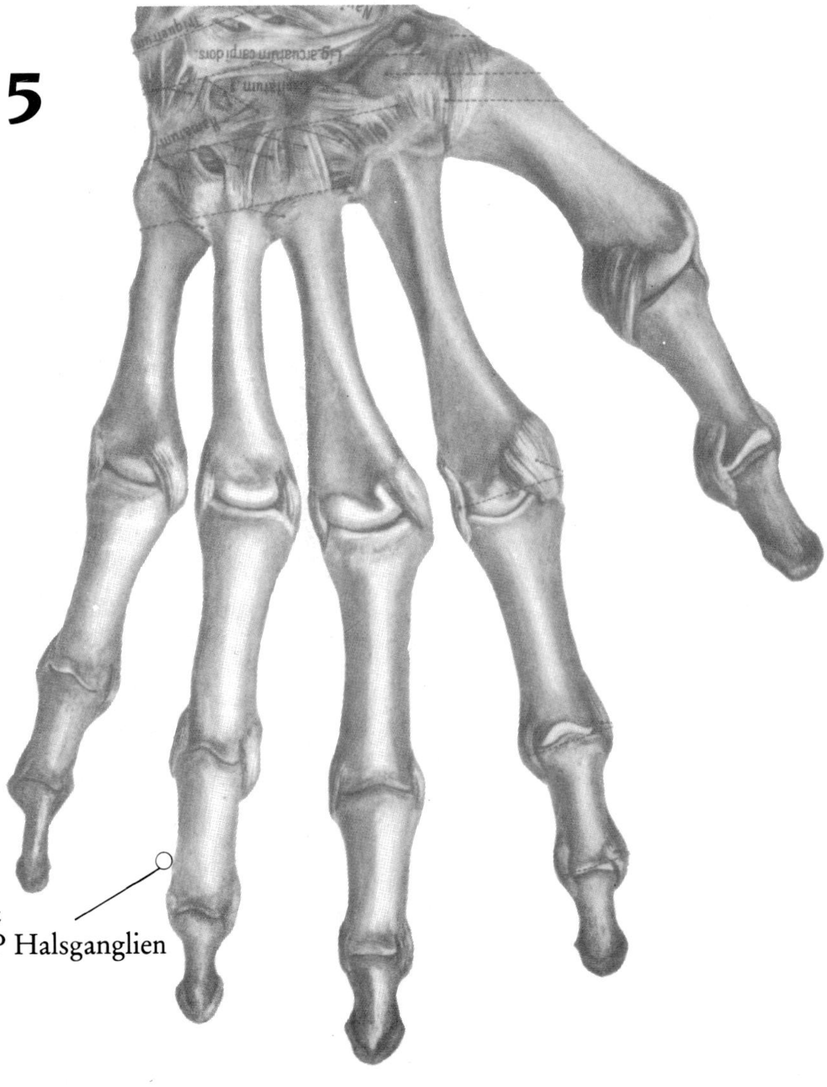

3E 1a
pSMP Halsganglien

Bereich Rachen und Kehlkopf

6

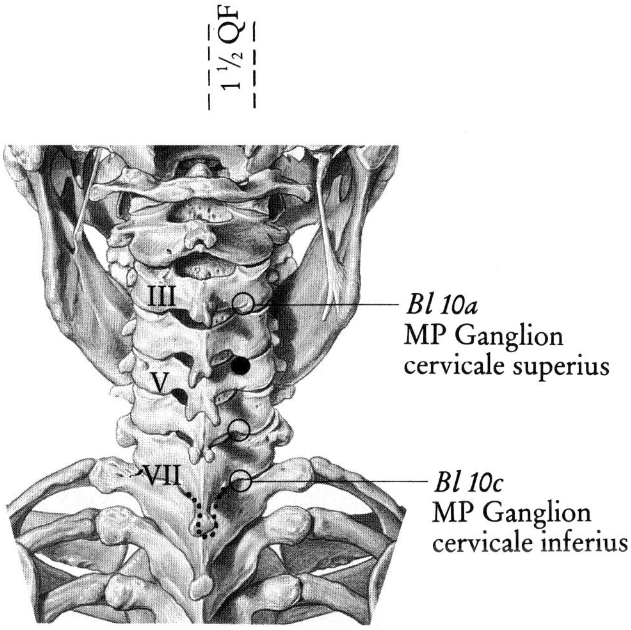

7

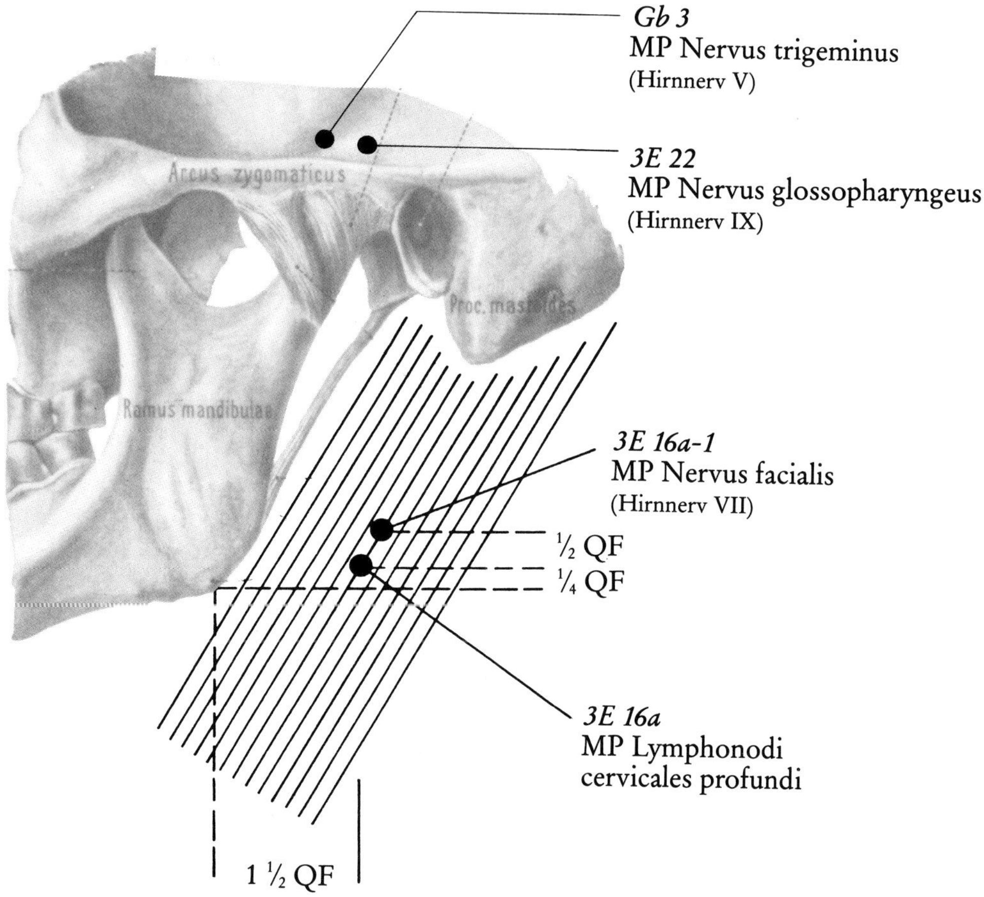

Bereich Lunge, Zwerchfell, Mediastinum

	Punkt-Nr.	EAV-Meßpunkt für	Bild-Nr.
◉	Lu 10c	KMP Lungenmeridian	1
Organ	Lu 9	Trachea	2
	KG 19	Trachea	3
	Lu 10	Bronchien	2
	KG 17	Bronchien	3
	Lu 10b	Bronchiolen	1
	Lu 11	Lungenparenchym und Alveolen	1
	Lu 10a	Pleura	2
	Bl 17	Zwerchfell und sein Zustimmungspunkt	4
Ly	Ly 4	Lymphdrüsen und -gefäße von Lunge und Mediastinum	2
	Ly 6	Lymphgefäße des Brustraums	7
	3E 16a	Lymphonodi cervicales profundi (aus Trachea)	8
	Lu 9b	innere Lymphgefäße der Lunge	2
	Lu 10a-1	Lymphgefäße der Pleura	2
	M/P 19	Lymphonodi phrenici et mediastinales posteriores	3
	M/P 20	Lymphonodi pulmonales	3
	Kr 8a li	Ductus thoracicus, thorakaler Anteil	2
	Ma 12b	Truncus lymphaticus bronchialis (mit Tr. bronchomediastinalis und Lymphonodi tracheales)	3
○	Bl 16	Sympathikus, Brustteil	4
	Lu 9a	symp. Plexus bronchialis (Bronchien)	2
	Lu 10d	symp. Plexus mediastinalis (Pleura mediastinalis)	1
	Ma 19	symp. Plexus phrenicus (Zwerchfell)	3
	He 8e	symp. Plexus cardiacus (Bronchien, Trachea)	1
	Bl 10c	symp. Ganglion cervicale inferius	6
□	Ma 8c	Vagus, Halsteil (Trachea)	5
	Ma 16	Vagus, Brustteil (Trachea)	3
	Ma 15	parasymp. Plexus oesophageus (Pleura mediastinalis)	3
	Ma 18	parasymp. Plexus pulmonalis (Bronchien, Lunge)	3
	Bl 13	Zustimmungspunkt Lungenmeridian	4
	Lu 1	Alarmpunkt Lungenmeridian	3

Bereich Lunge, Zwerchfell, Mediastinum

re Hand dorsal

1

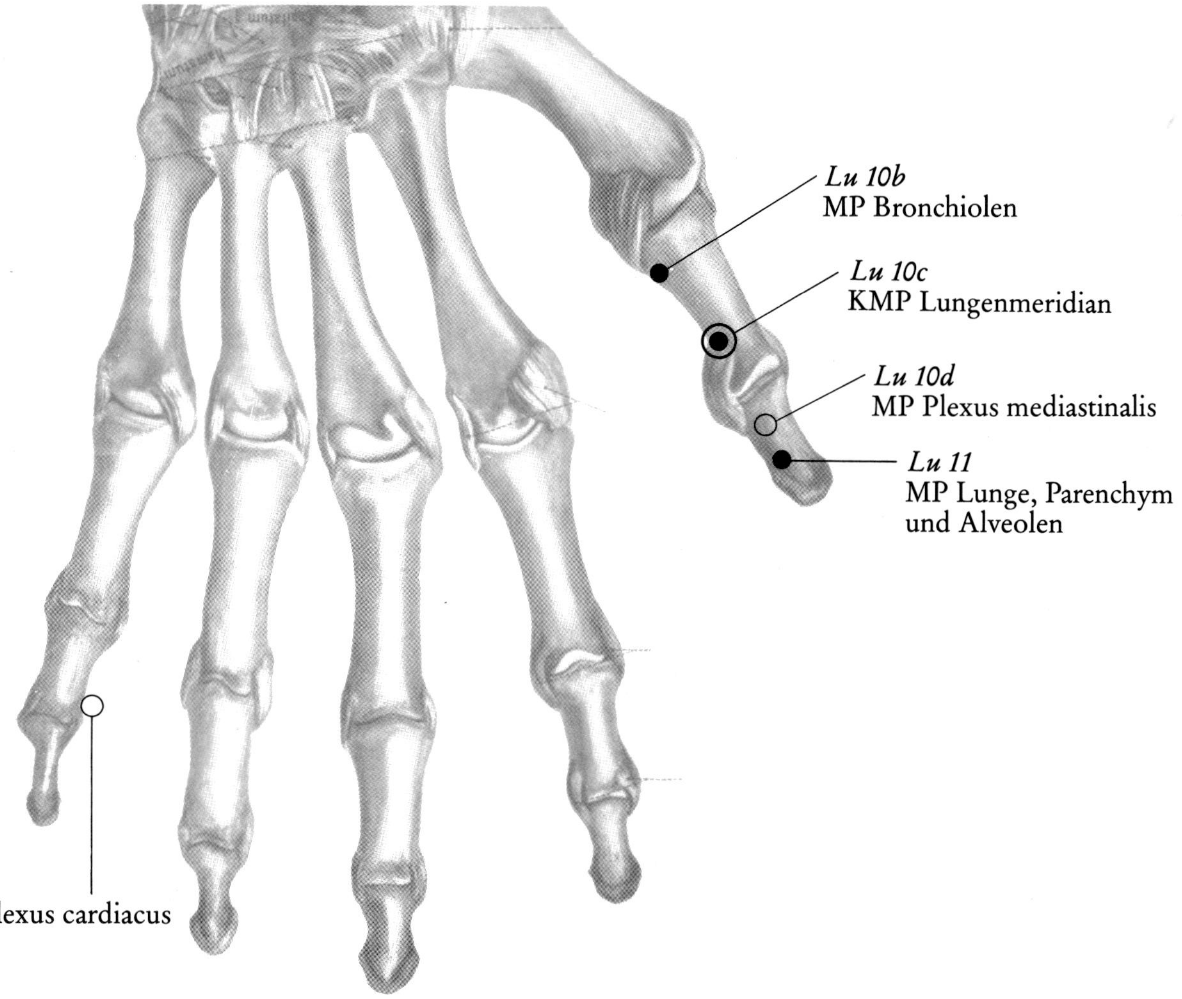

Bereich Lunge, Zwerchfell, Mediastinum

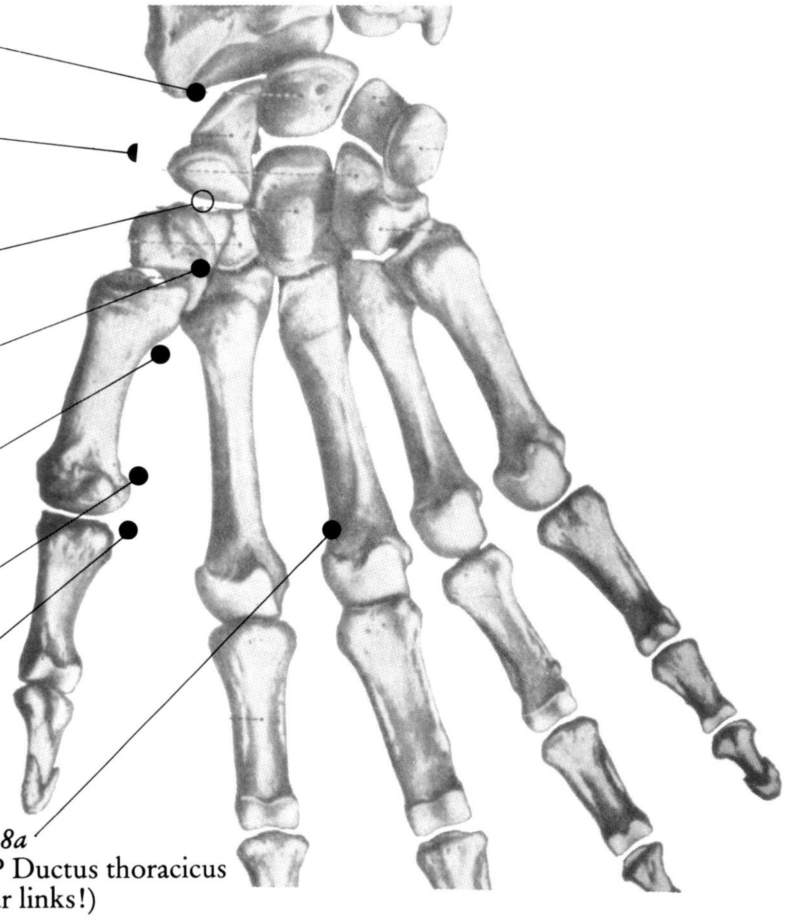

3

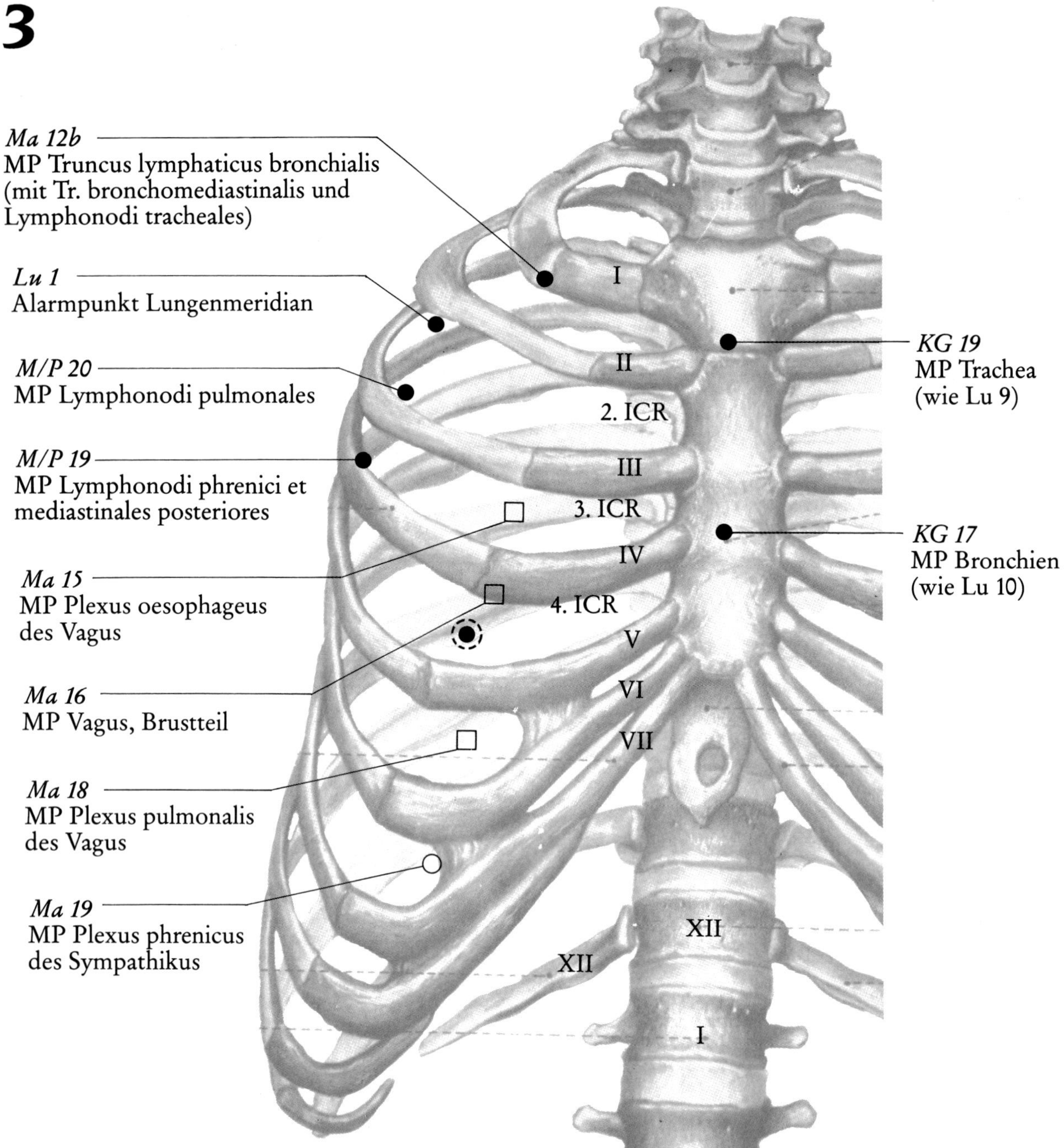
Ma 12b
MP Truncus lymphaticus bronchialis (mit Tr. bronchomediastinalis und Lymphonodi tracheales)
Lu 1
Alarmpunkt Lungenmeridian
M/P 20
MP Lymphonodi pulmonales
M/P 19
MP Lymphonodi phrenici et mediastinales posteriores
Ma 15
MP Plexus oesophageus des Vagus
Ma 16
MP Vagus, Brustteil
Ma 18
MP Plexus pulmonalis des Vagus
Ma 19
MP Plexus phrenicus des Sympathikus
KG 19
MP Trachea (wie Lu 9)
KG 17
MP Bronchien (wie Lu 10)
I
II
2. ICR
III
3. ICR
IV
4. ICR
V
VI
VII
XII
XII
I

Bereich Lunge, Zwerchfell, Mediastinum

4

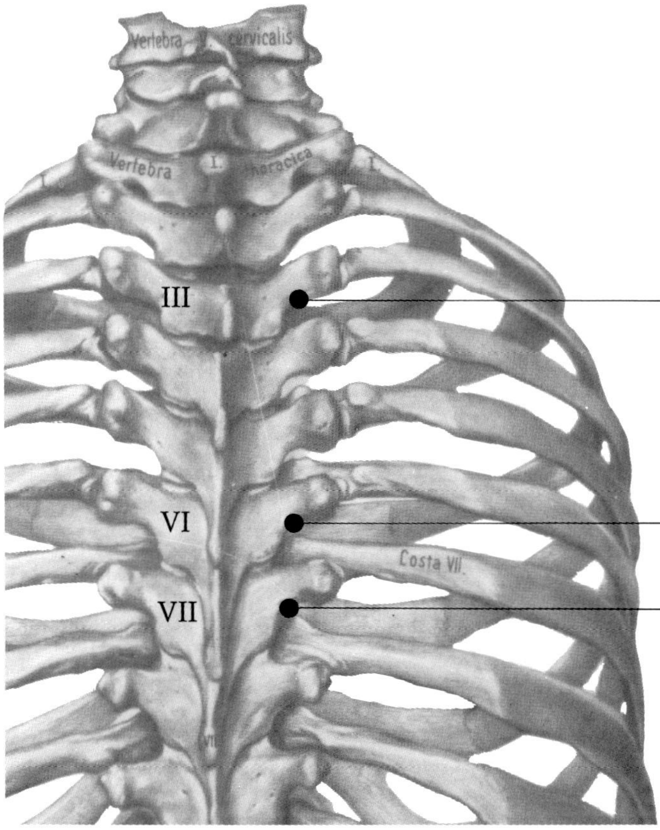

5

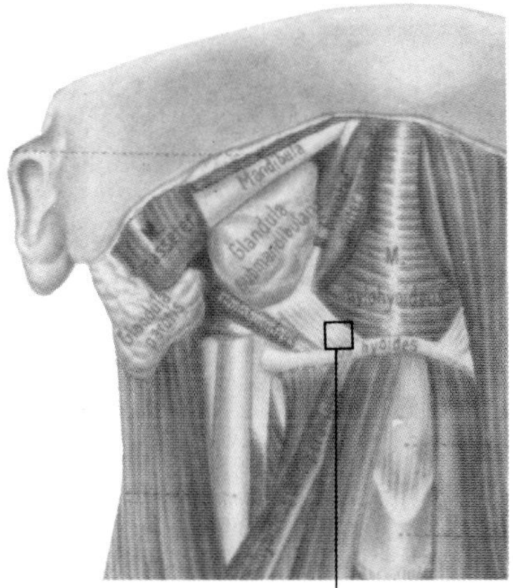

6

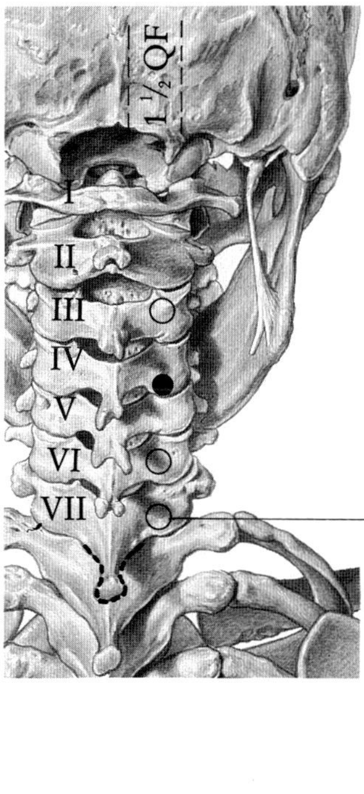

Bereich Lunge, Zwerchfell, Mediastinum

7

re Handgelenk innen

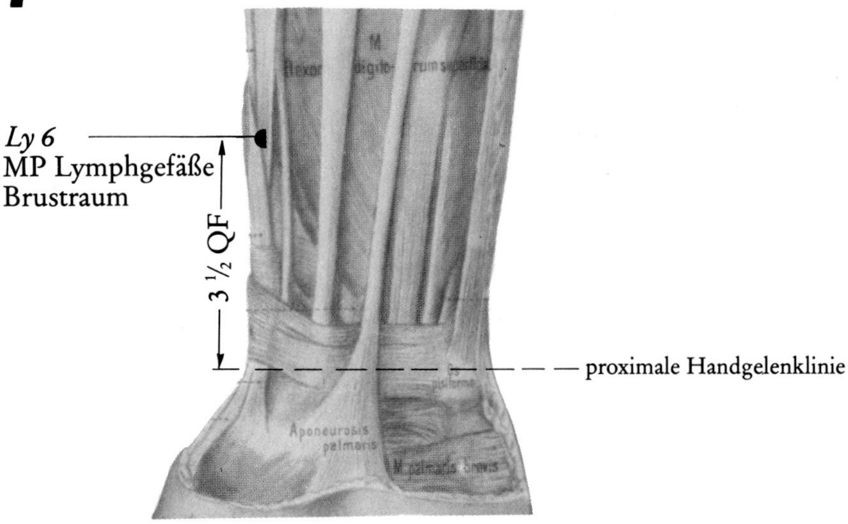

8

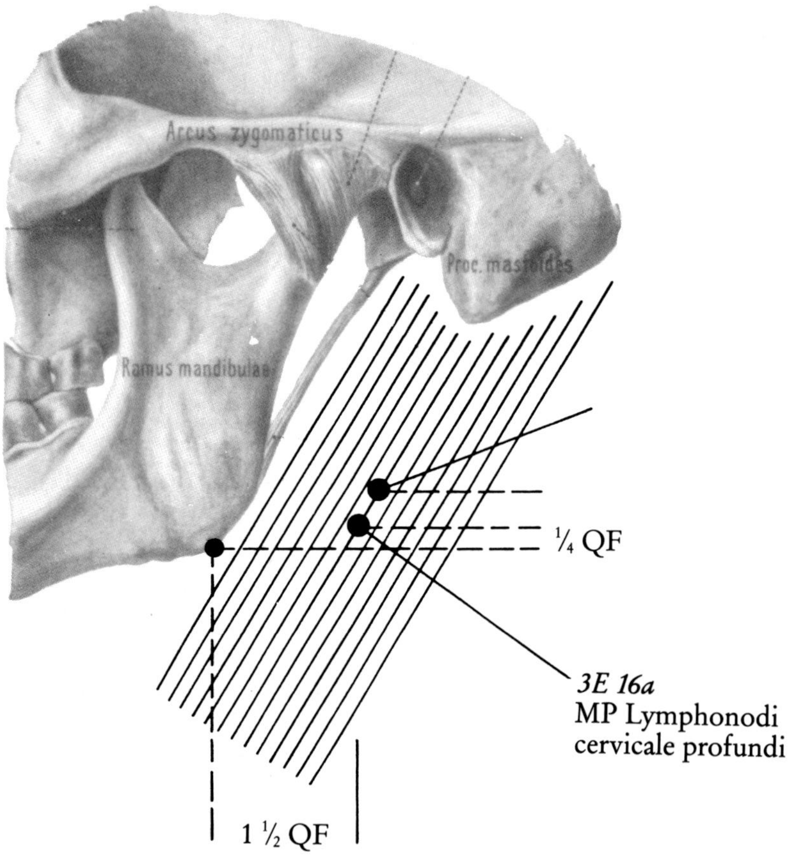

Odontone im Oberkiefer	1	2	3	④	⑤	6	7	8
Odontone im Unterkiefer	1	2	3	4	5	⑥	⑦	8

Bereich Dickdarm inkl. Sigmoid

	Punkt-Nr.	EAV-Meßpunkt für	Bild-Nr.
◉	Di 1b	KMP Dickdarm inkl. Rektum und Analkanal	1
Organ	Di 4a re	Appendix mit ileozökalen Lymphknoten	1
	Di 4 re	Zökum	1
	Di 3 re	Colon ascendens	1
	Di 2 re	Colon Flexura dextra	1
	Di 1 re	Colon transversum, re Anteil	1
	Di 4 li	Colon transversum, li Anteil	1
	Di 3 li	Colon Flexura sinistra	1
	Di 2 li	Colon descendens	1
	Di 1 li	Sigmoid	1
Ly	Ly 7a	Truncus lymphaticus coeliacus	2
	Ly 8	Lymphonodi mesocolici et mesosigmoidei (Ly Di und Sigmoid)	2
	Di 1-1 re	Lymphgefäße des Zökums und rechtsseitigen Kolons	1
	Di 1-1 li	Lymphgefäße des linksseitigen Kolons und Sigmoids	1
	Di 4-1 re	ileozökale Lymphknoten	1
	Di 4-1 li	Lymphonodi mesenterici inferiores	1
	Di 4a re	ileozökale Lymphknoten mit Appendix	1
	Di 4a li	Lymphonodi mesocolici	1
	Di 1b-1	Lymphgefäße des Peritoneums des Dickdarms	1
Serosa	Di 1c	Peritoneum im Dickdarmgebiet	1
	Di 3a	Omentum majus	1
Vena	Dü 1d li	Vena mesenterica inf. (oberes Rektum, Sigmoid, Colon desc.)........	1
	Di 1d re	Vena colica und ileocolica dextra	1
	Di 1d li	Vena colica und sigmoidea sinistra	1
○	Bl 24	SMP Sympathikus, Bauchteil	4
	Dü 1a re	symp. Plexus mesentericus superior (rechtsseitiger Di)	1
	Dü 1a li	symp. Plexus mesentericus inferior (linksseitiger Di und Sigmoid)	1
	Kr 8c	symp. Plexus aorticus abdominalis (C. descendens, Sigmoid, oberes Rektum)	1
□	Ma 21	Vagus, Bauchteil	3
	Ni 20	parasymp. Rami coeliaci	3
	Bl 34	parasymp. Nervus pelvinus (Deszendens, Sigmoid)	4
	Bl 32	parasymp. Nervi splanchnici pelv. (Deszendens, Sigmoid)	4
	Ma 25	Alarmpunkt Dickdarm	3
	Bl 25	Zustimmungspunkt Dickdarm	4

Bereich Dickdarm inkl. Sigmoid

re Hand dorsal

1

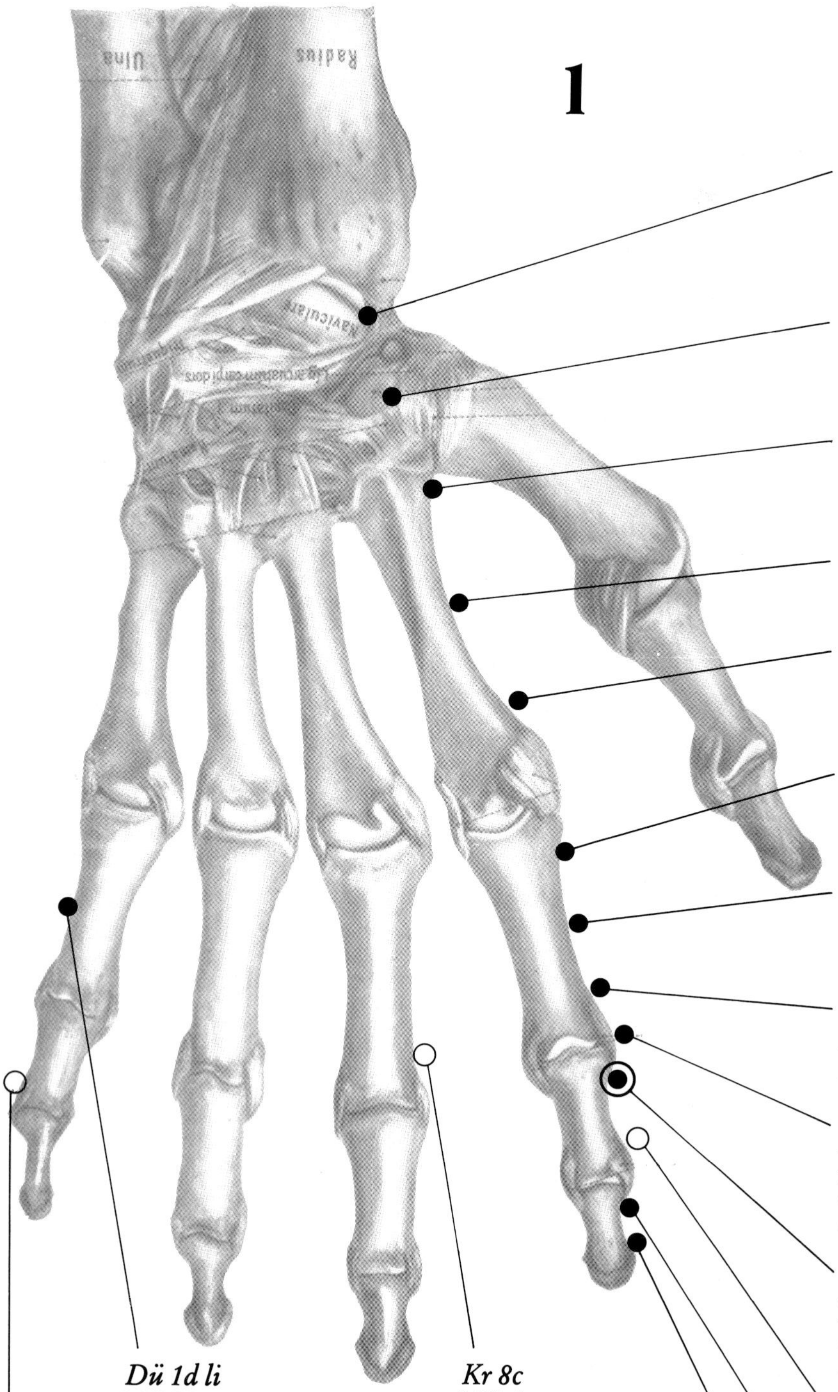

Di 4a — *Di 4a*
MP re: Appendix mit ileozökalen Lymphknoten
MP li: Lymphonodi mesocolici

Di 4-1 — *Di 4-1*
MP re: ileozökale Lymphknoten
MP li: Lymphonodi mesenterici inferiores

Di 4 — *Di 4*
MP re: Zökum
MP li: Colon transversum linker Teil

Di 3a
MP Omentum majus

Di 3 — *Di 3*
MP re: Colon ascendens
MP li: Colon Flexura sinistra

Di 2 — *Di 2*
MP re: Colon mit Flexura dextra
MP li: Colon descendens

Di 1d — *Di 1d*
MP re: Vena colica u. ileocolica dextra
MP li: Vena colica u. sigmoidea sinistra

Di 1c
MP Peritoneum im Dickdarmgebiet

Di 1b-1
MP Lymphgefäße des Peritoneums des Dickdarms

Di 1b
KMP Dickdarmmeridian (einschließlich Rektum und Analkanal)

Di 1a — *Di 1a*
MP re: Plexus hypogastricus superior
MP li: Plexus iliacus

Di 1-1 — *Di 1-1*
MP re: Lymphgefäße des Zökums u. Kolons
MP li: Lymphgefäße des Kolons und Sigma

Di 1 — *Di 1*
MP re: Colon transversum, rechter Anteil
MP li: Sigmoid

Dü 1d li
MP Vena mesenterica inferior

Kr 8c
MP Aorta abdominalis mit Plexus aorticus abdominalis

Dü 1a — *Dü 1a*
MP re: Plexus mesentericus superior
MP li: Plexus mesentericus inferior

Bereich Dickdarm inkl. Sigmoid

2

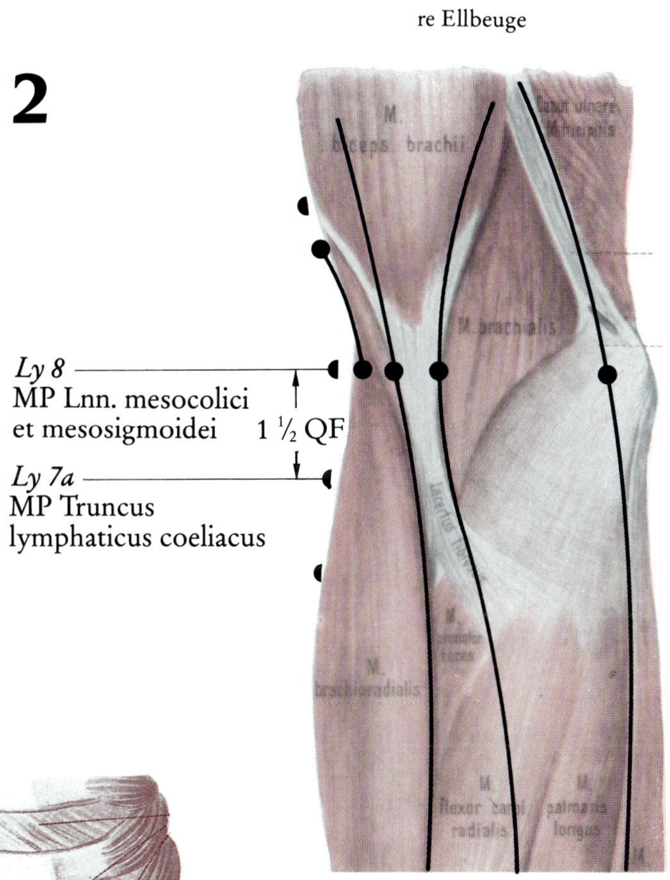

3

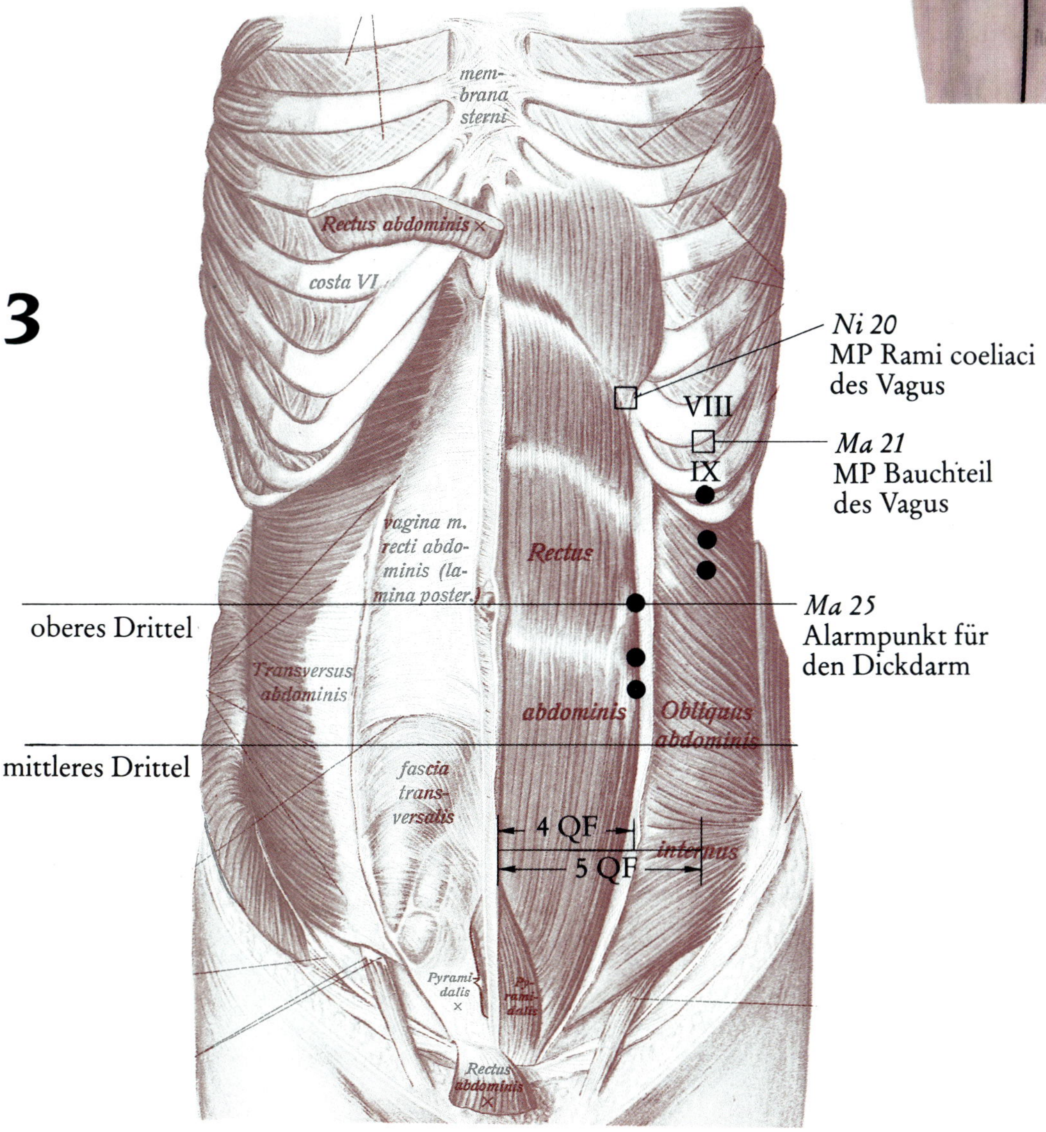

Bereich Dickdarm inkl. Sigmoid

4

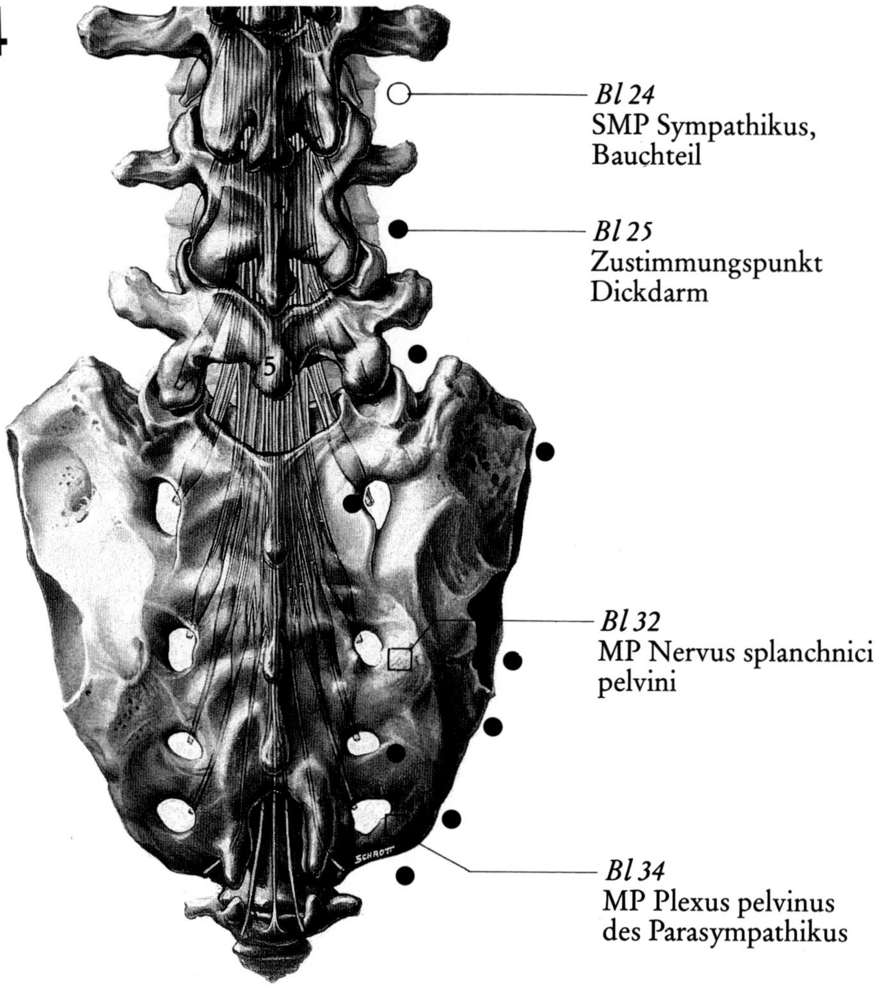

Odontone im Oberkiefer	1	2	3	④	⑤	6	7	8
Odontone im Unterkiefer	1	2	3	4	5	⑥	⑦	8

Bereich Enddarm ab Rektum und hinterer Abschnitt des kleinen Beckens

	Punkt-Nr.	EAV-Meßpunkt für	Bild-Nr.
◉	Di 1b	KMP Dickdarmmeridian inkl. Rektum und Analkanal	1
Organ	Ni 6	Rektum	2
	Ni 5	Analkanal	2
	Ni 4a	Sphinkter und Aftergegend	2
	Ni 6c	Excavatio rectovesicalis / rectouterina *(Douglas)*	6
Ly	Ni 6a	Lymphgefäße des Enddarms und Lymphonodi anorectales	2
	Ni 6b	Lymphgefäße des *Douglas*-Raumes	6
	Ni 5a	Lymphonodi haemorrhoidales seu Plexus venosus rectalis	2
	Bl 60a	Lymphknoten der Kreuz- und Steißbeingegend	7
	Di 4a li	Lymphonodi mesocolici	1
	M/P 11-1	Plexus lymphaticus inguinalis	3
	M/P 13b	Plexus lymphaticus hypogastricus	5
○	Bl 33	SMP Sympathikus, Beckenteil	4
	Bl 63	SMP symp. Plexus hypogastrici inferiores = pelvinus (unteres Rektum)	8
	Ni 4	symp. Plexus rectalis medii et inferioris (unteres Rektum)	2
	Kr 8c	symp. Plexus aorticus abdominalis (oberes Rektum)	1
	Dü 1a li	symp. Plexus mesentericus inferior (oberes Rektum)	1
	Di 1a re	symp. Plexus hypogastricus superior (Arterien des oberen und unteren Beckens)	1
□	Bl 35	Parasympathikus, Beckenteil	4
	Bl 34	parasymp. Plexus pelvinus (Rektum)	4
	Bl 32	parasymp. Nervi splanchnici pelvini	4
Muskel	M/P 7	Diaphragma pelvis (Levator ani und Faszien)	6
	Bl 30	Zustimmungspunkt für Sphinktermuskulatur des Rektums	4

Bereich Dickdarm mitbeachten!

Bereich Enddarm ab Rektum und hinterer Abschnitt des kleinen Beckens

re Hand dorsal

1

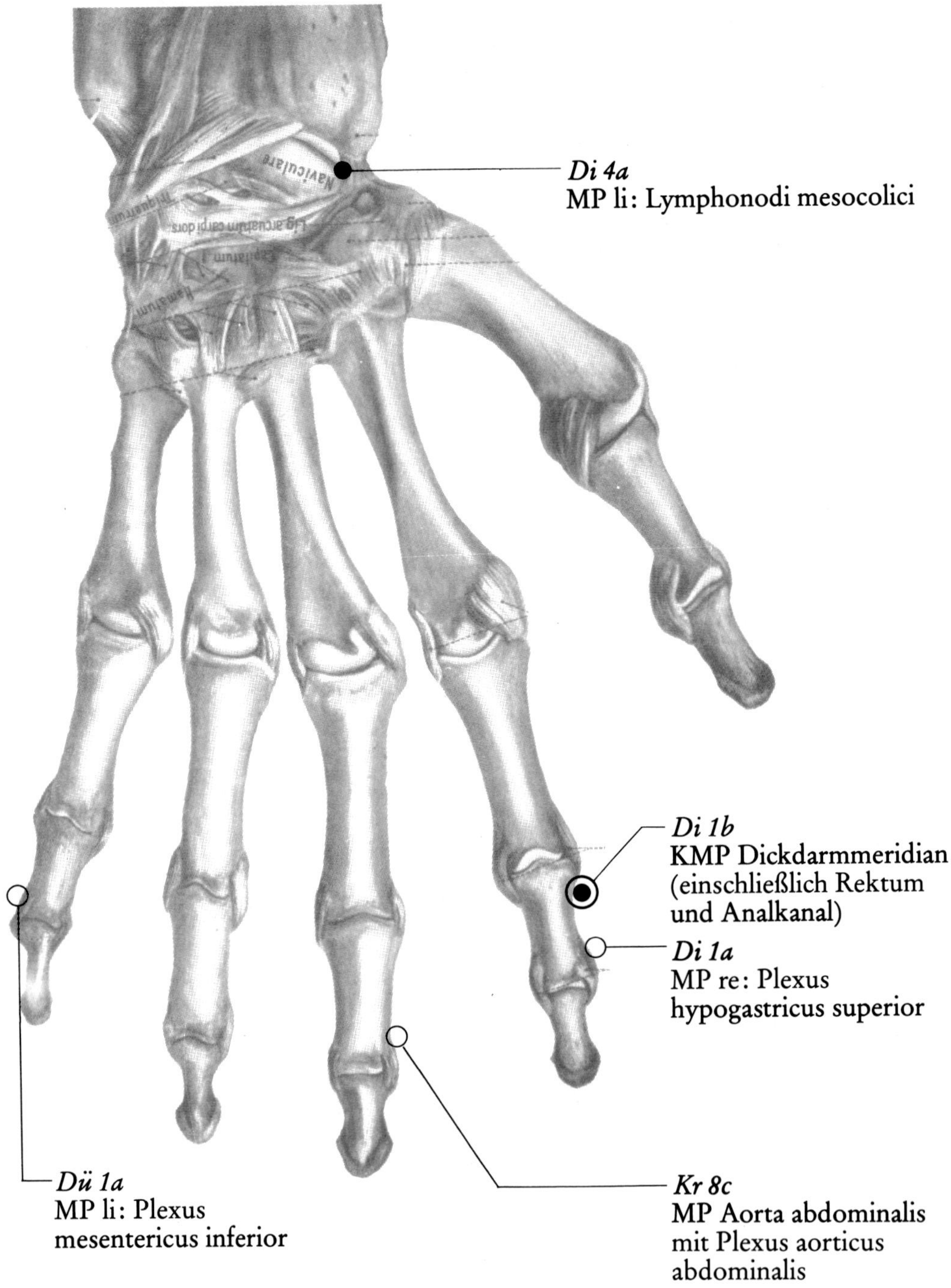

Bereich Enddarm ab Rektum und hinterer Abschnitt des kleinen Beckens

2

re Fuß innen

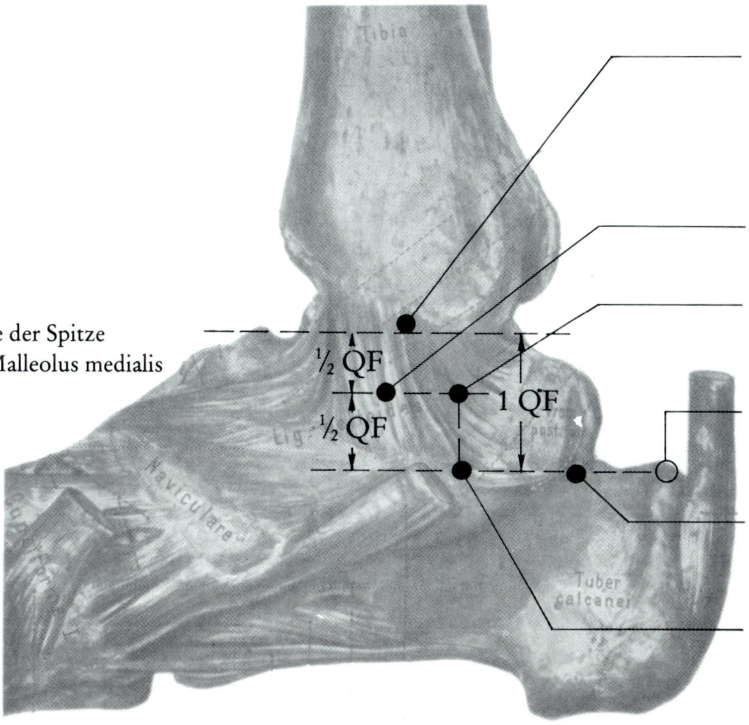

3

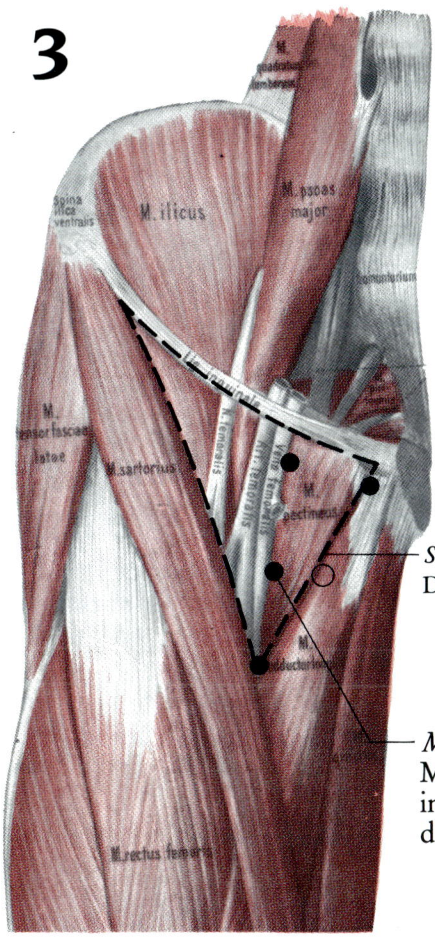

Bereich Enddarm ab Rektum und hinterer Abschnitt des kleinen Beckens

4

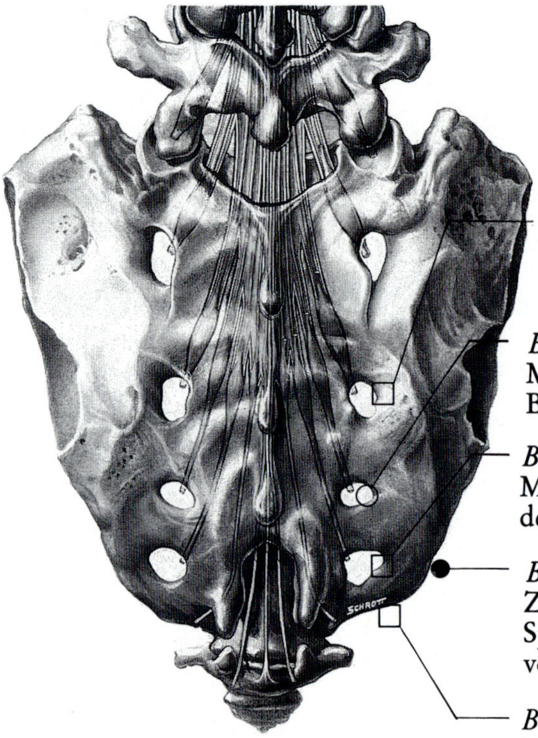

5

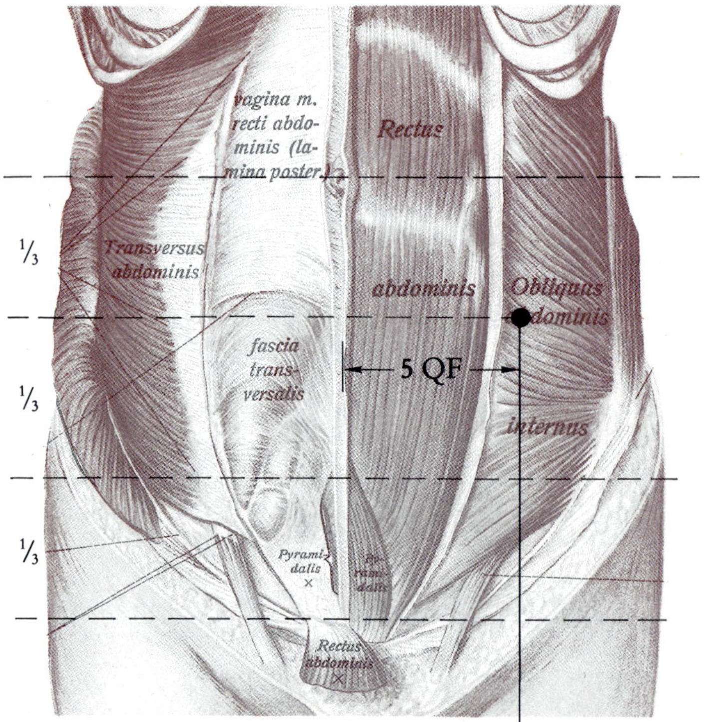

Bereich Enddarm ab Rektum und hinterer Abschnitt des kleinen Beckens

6 re Unterschenkel

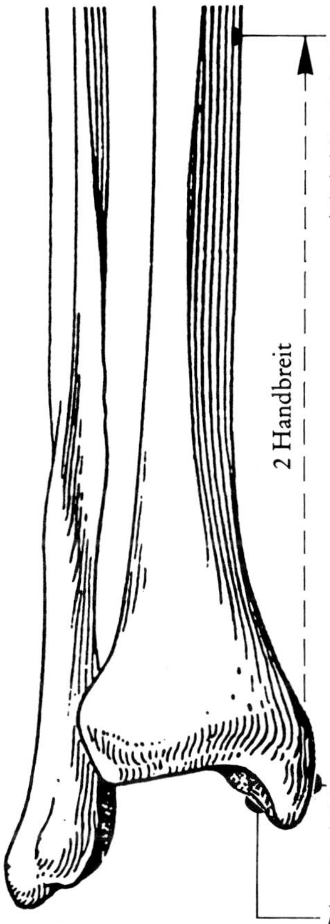

M/P 7
MP Diaphragma pelvis (Beckenausgangsplatte) aus M. levator ani und Fasciae diaphragmatis pelvis inferior et superior

Ni 6b
MP Lymphgefäße des *Douglas*-Raumes

Ni 6c
MP Excavatio rectovesicalis sive recto-uterina *(Douglas)*

re Fuß außen

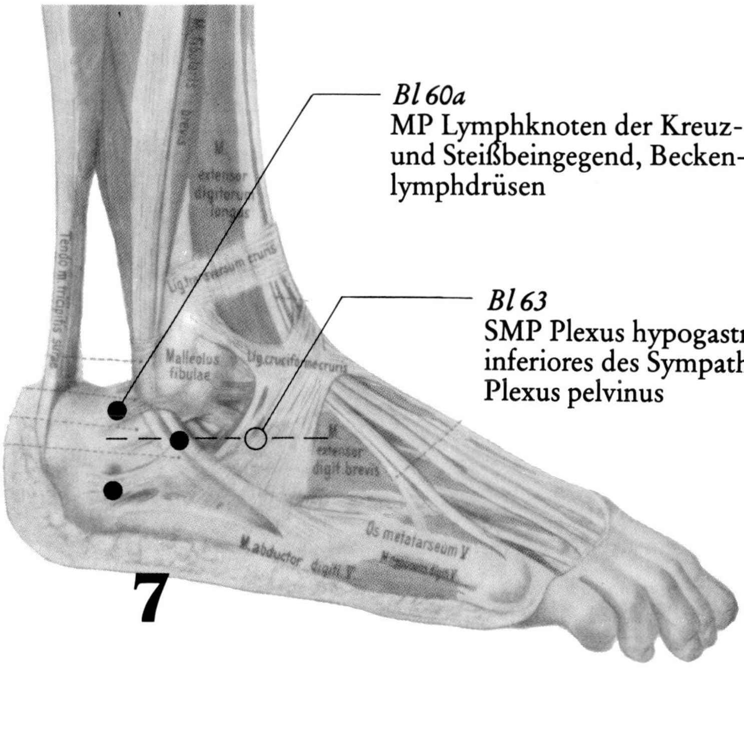

Bl 60a
MP Lymphknoten der Kreuz- und Steißbeingegend, Beckenlymphdrüsen

Bl 63
SMP Plexus hypogastrici inferiores des Sympathikus, Plexus pelvinus

Bereich Enddarm ab Rektum und hinterer Abschnitt des kleinen Beckens

8

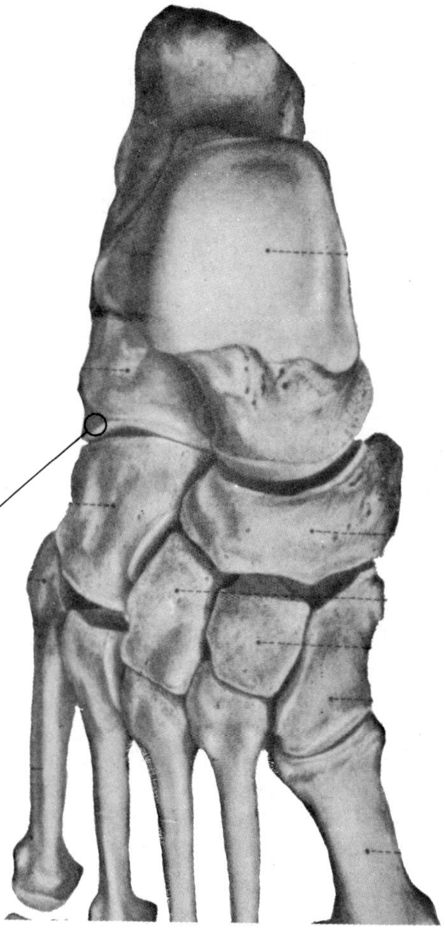

8	7	6	5	4	3	②	①	Odontone im Oberkiefer
8	7	6	5	4	3	②	①	Odontone im Unterkiefer

Bereich Hirnnerven

	Punkt-Nr.	EAV-Meßpunkt für	Bild-Nr.
◉	ND 1b	KMP zentrales und peripheres Nervensystem	1
◉	ND 4	KMP Hirnnerven (12)	1
Organ	Bl 2-1	Nervus olfactorius (I)	2
	Gb 1-1	Nervus opticus (II)	3
	Or 3	Nervus oculomotorius (III)	2
	Or 1	Nervus trochlearis (IV)	2
	Gb 3	Nervus trigeminus (V)	3
	Or 2	Nervus abducens (VI)	2
	3E 16a-1	Nervus facialis (VII)	3
	Dü 18	Nervus vestibulocochlearis = statoacusticus (VIII)	3
	3E 22	Nervus glossopharyngeus (IX)	3
	Ma 10a	Nervus vagus (X)	5
	Bl 10a-1	Nervus accessorius (XI)	4
	Ma 5a	Nervus hypoglossus (XII)	2

Die Hirnnerven und ihre Funktionen

Nr.	Nerv	Funktion
I.	**N. olfactorius**	Riechen
II.	**N. opticus**	Sehen
III.	**N. oculomotorius**	Motorische Innervation mehrerer Augenmuskeln
IV.	**N. trochlearis**	Motorische Innervation des M. obliquus superior
V.	**N. trigeminus**	Sensible Innervation des Gesichts, motorische Innervation von Kaumuskeln, Geschmacksfasern (streckenweise)
VI.	**N. abducens**	Motorische Innervation des M. rectus ext.
VII.	**N. facialis**	Motorische Innervation der Gesichtsmuskeln; sekretorisch: Nasen-, Tränen-, Speichelsekretion; Geschmack (über Chorda tympani) der vorderen zwei Drittel der Zunge; sensibel: im Gehörgang
VIII.	**N. statoacusticus** (vestibulocochlearis)	Hörnerv und Gleichgewichtsfunktion
IX.	**N. glossopharyngeus**	Motorische Innervation der Pharynxmuskeln; Speichelsekretion; Geschmack der hinteren zwei Drittel der Zunge; sensibel: Zunge, Pharynx, Mundhöhle
X.	**N. Vagus**	Motorische Innervation von Pharynx- und Larynxmuskeln; parasympathisch: Brust- und Bauchorgane
XI.	**N. accessorius**	Motorische Innervation des M. sternocleidomastoideus und des M. trapezius, Beteiligung an Pharynx- und Larynxmuskeln
XII.	**N. hypoglossus**	Motorische Innervation der Zunge

Bereich Hirnnerven

1 re Hand dorsal

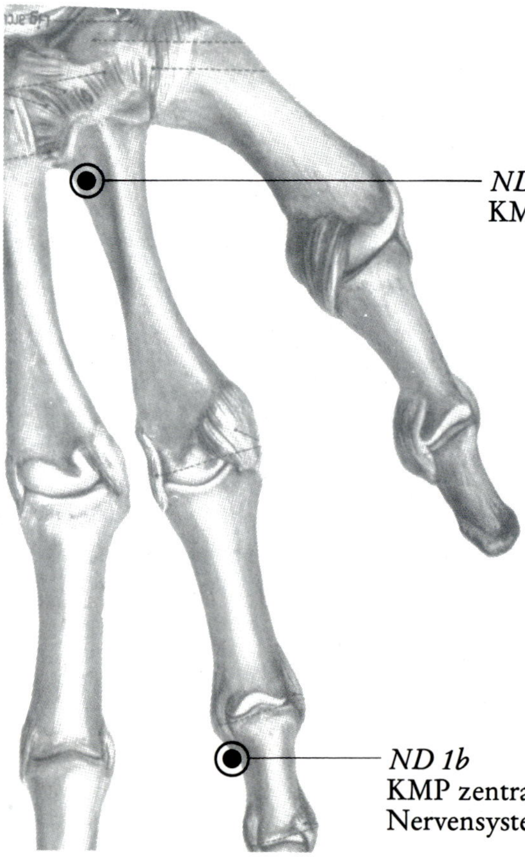

ND 4
KMP Gehirnnerven

ND 1b
KMP zentrales und peripheres Nervensystem

2

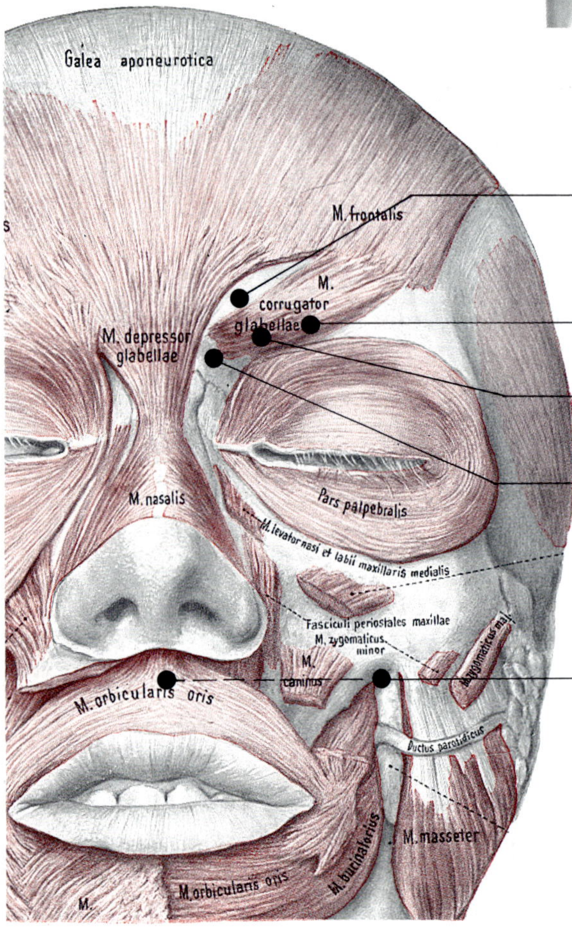

Bl 2-1
MP Nervus olfactorius (I)

Or 3
MP Nervus oculomotorius (III)

Or 2
MP Nervus abducens (VI)

Or 1
MP Nervus trochlearis (IV)

Ma 5a
MP Nervus hypoglossus (XII)

Bereich Hirnnerven

3

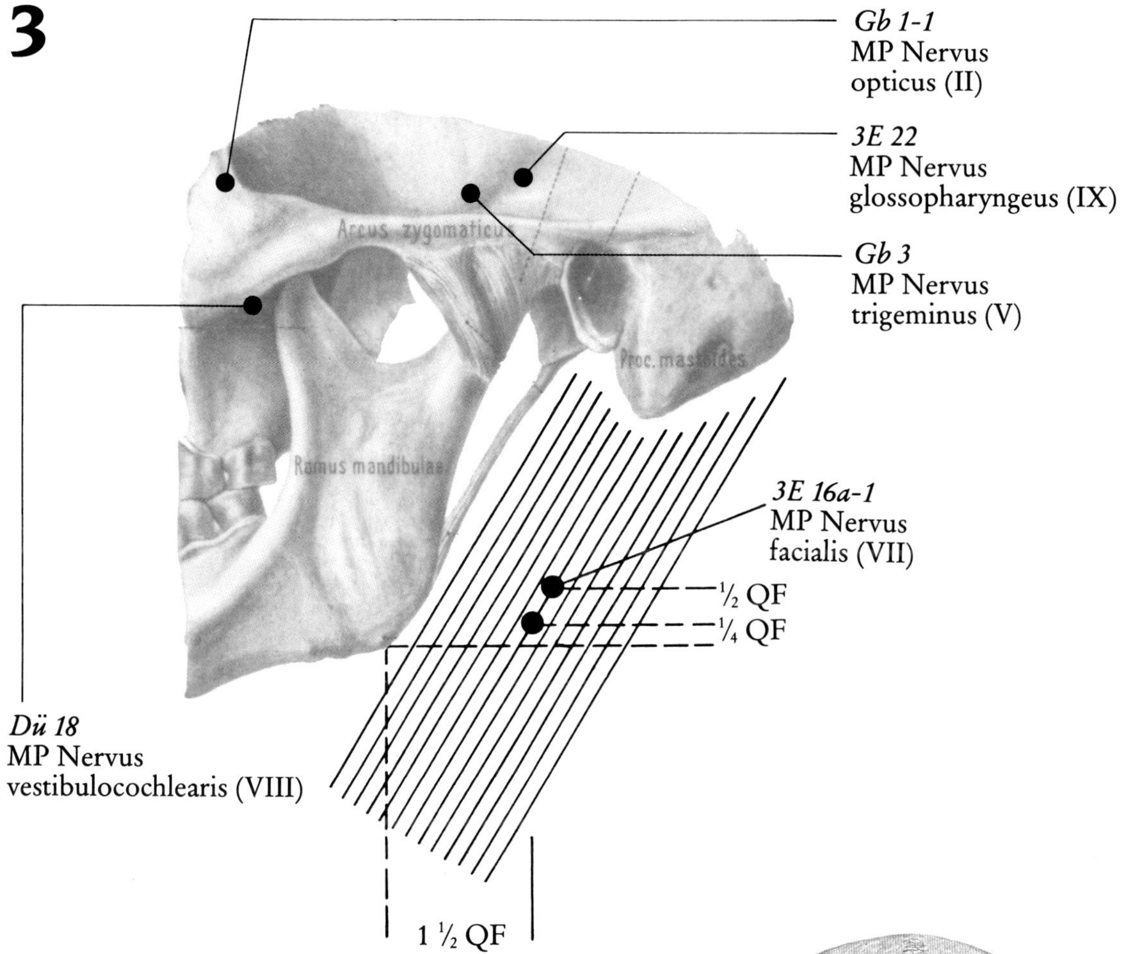

4

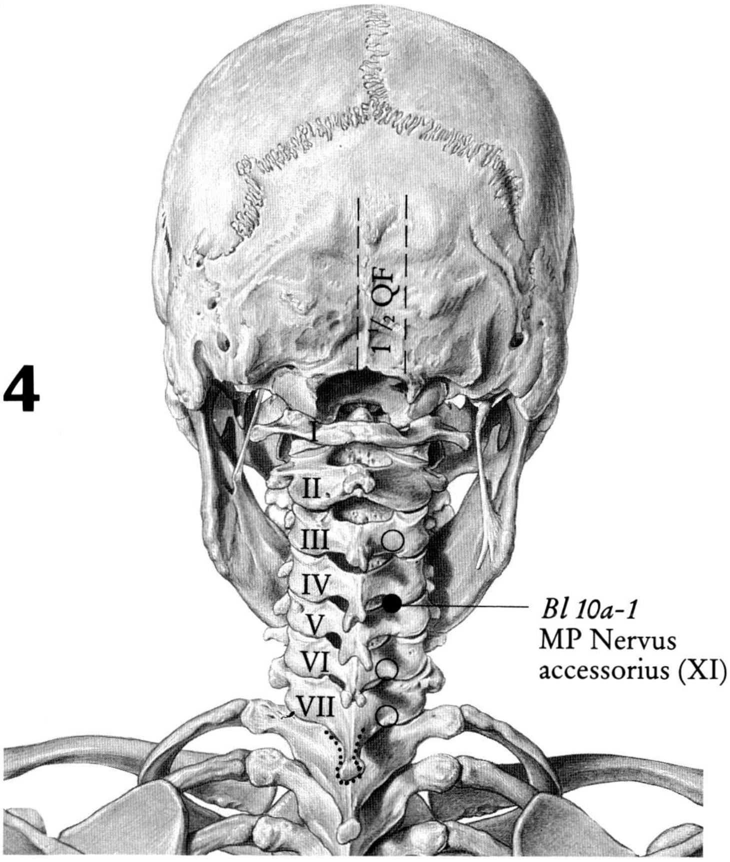

Bereich Hirnnerven

5

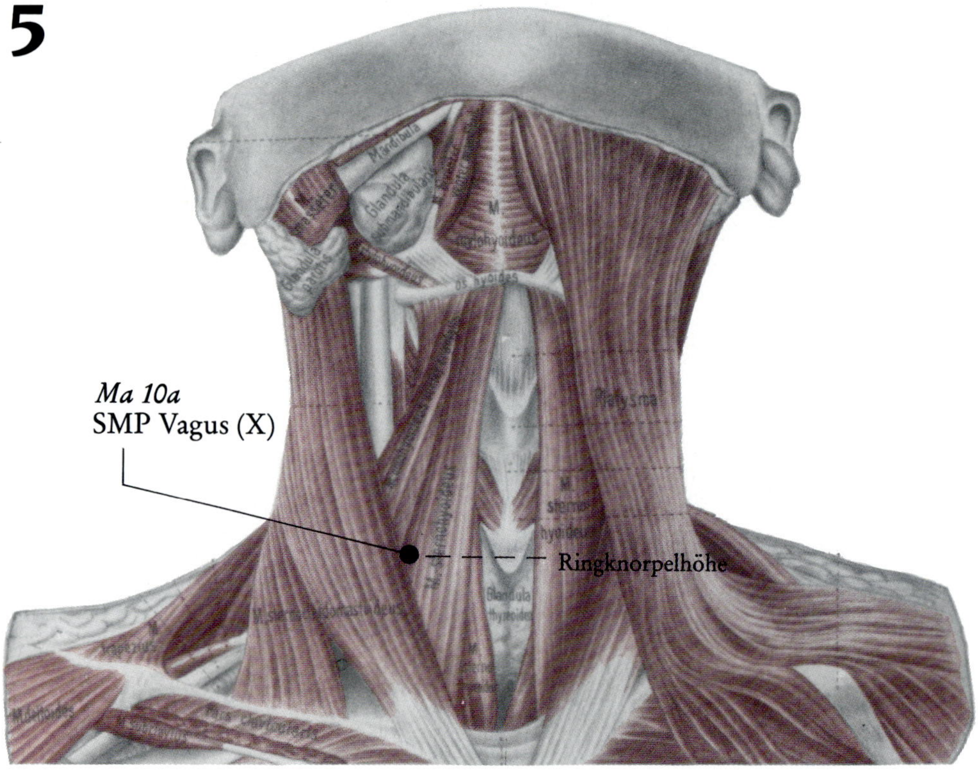

⑧	7	6	5	4	3	2	1	Odontone im Oberkiefer
8	7	6	5	4	3	2	1	Odontone im Unterkiefer

Bereich Gehirn (ohne Hormondrüsen)

	Punkt-Nr.	EAV-Meßpunkt für	Bild-Nr.
◉	ND 3	Gehirn (= Enzephalon = Zerebrum), Stammhirn und Großhirn	1
Serosa	ND 1c	Hirnhaut und Rückmarkshüllen	1
	3E 19	Hirnhaut	3
Endhirn	—	Telenzephalon	
	GG 23-1	SMP Großhirn (beide Hemisphären)	2
Stammhirn	Bl 2a	SMP Stammhirn (Großhirn ohne Hirnmantel)	2
		beinhaltet alles folgende:	
Zwischenhirn	Gb 7	pSMP Dienzephalon	3
	Gb 4	Thalamus (Umschaltstelle für alle zur Großhirnrinde führenden Erregungen = „Tor zum Bewußtsein")	3
	3E 20	Hypothalamus (dem vegetativen Nervensystem übergeordnete Regulationszentren)	3
	Gb 16	Zentrum für Schlaftiefe	3
Mittelhirn	Gb 9	pSMP Mesenzephalon	5
	Gb 10	Nucleus ruber (Tremor)	5
	Gb 11	Zentrum für Schlaf-/Wachrhythmus	5
	Gb 17	Formatio reticularis (Schaltzentrale)	5
	Gb 19	Pedunculus cerebri	5
	GG 17	Lamina quadrigemina (Thymopsyche)	5+6
	Bl 8a	Colliculus superior (oberer Hügel, Sehbahn)	5
	Bl 8b	Colliculus inferior (unterer Hügel, Hörbahn)	5
Rautenhirn	Bl 9	Pons Varolii im Metenzephalon = Hinterhirn (Zwischenstation der Großhirn-Brücken-Kleinhirnbahn)	4+6
	Bl 10	Medulla oblongata im Myelenzephalon = Nachhirn (lebenswichtige Zentren)	4+6
Kleinhirn	GG 19	Zerebellum Vorderlappen (Paläozerebellum)	4
	GG 19a	Zerebellum Hinterlappen (Neozerebellum)	4
	GG 19b	Archizerebellum (stammesgeschichtlich älterer Mittelteil = Wurm des Kleinhirns), Beziehung zum Innenohr	4

GG 23-1a Organdegeneration → eigener Bereich
Gb 8 Organdegeneration → eigener Bereich

GG 23-2 limbisches System → eigener Bereich

Bereich Gehirn (ohne Hormondrüsen)

1

re Hand dorsal

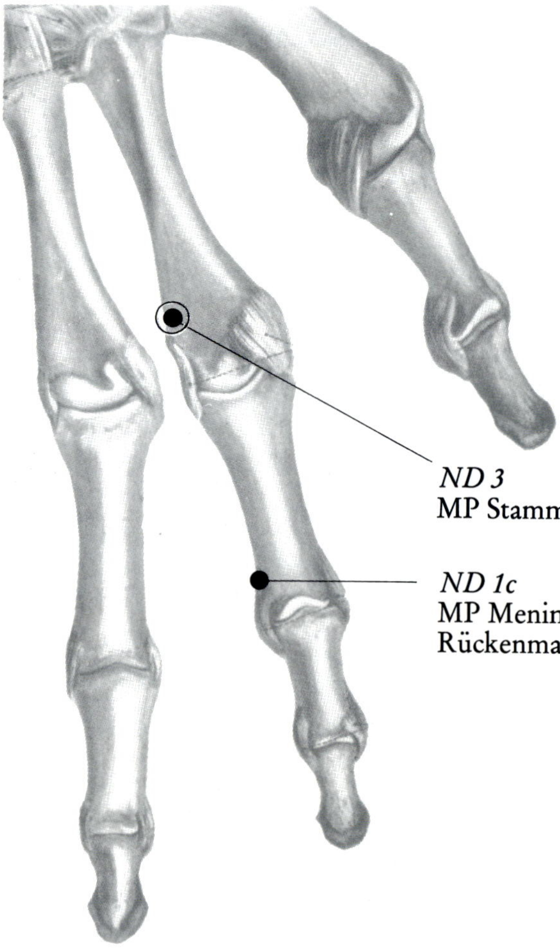

2

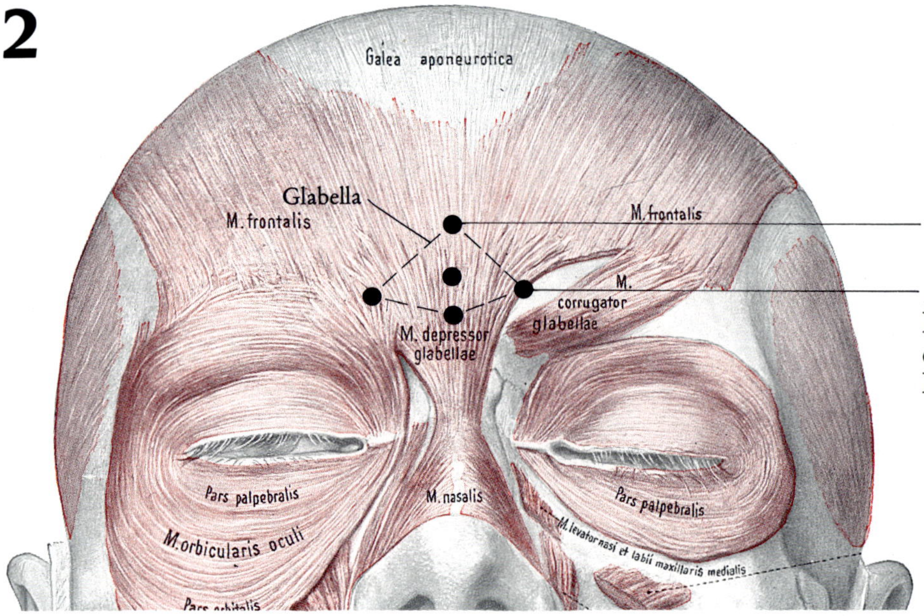

Bereich Gehirn (ohne Hormondrüsen)

3

Dienzephalon mit seinen Meßpunkten

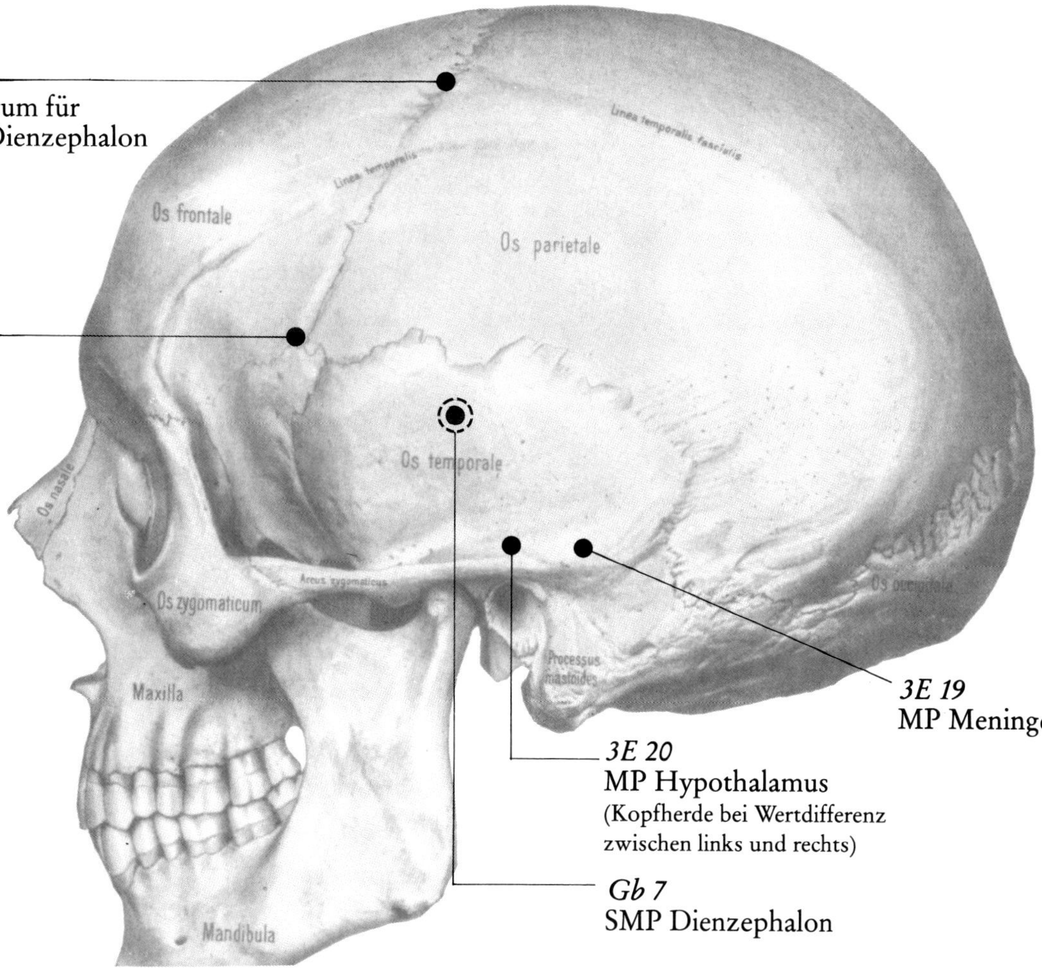

Bereich Gehirn (ohne Hormondrüsen)

4

Meßpunkte des Kleinhirns und Rautenhirns
Beziehung zum Zwischenhirn, Mittelhirn, Brücke und zum Markhirn (Medulla oblongata)

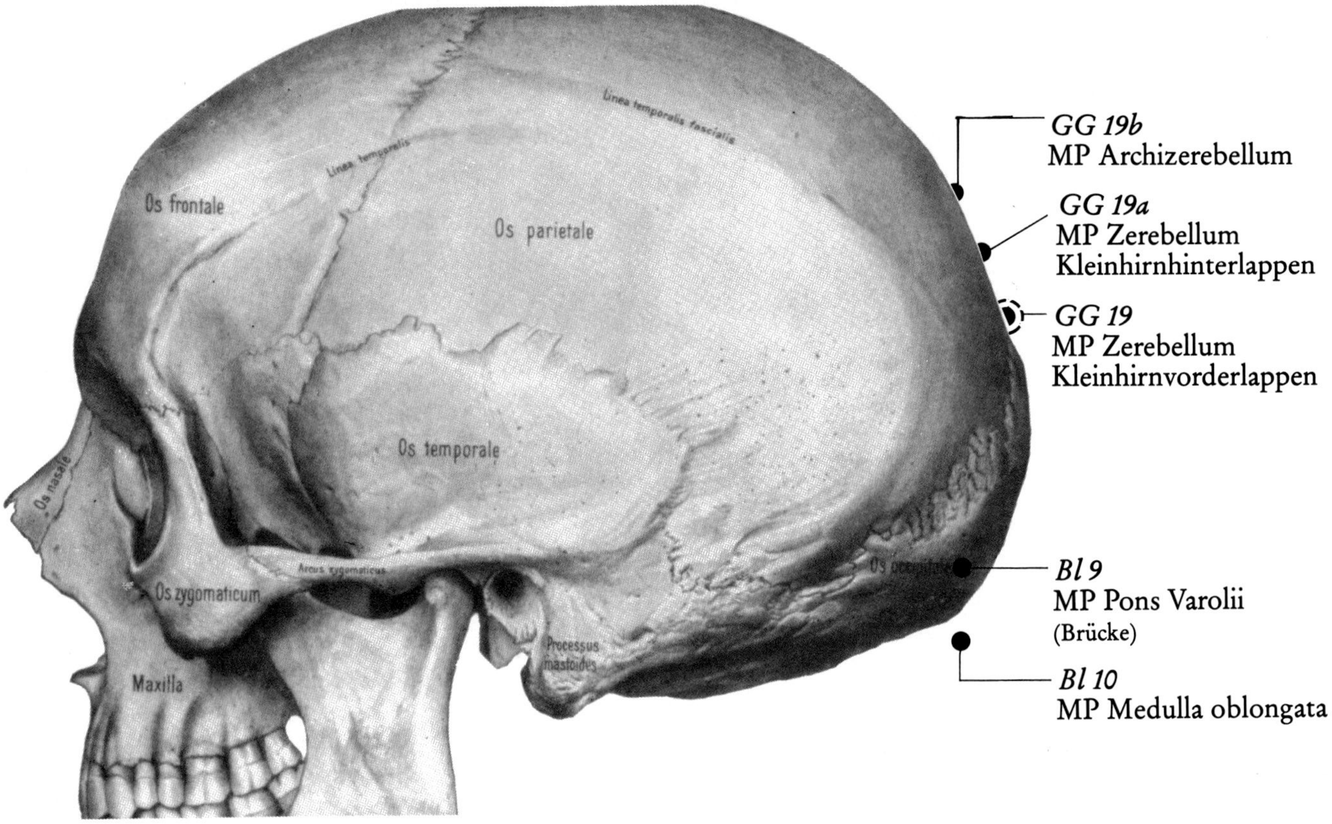

Bereich Gehirn (ohne Hormondrüsen)

5

Meßpunkte des Mittelhirns und seiner Anteile

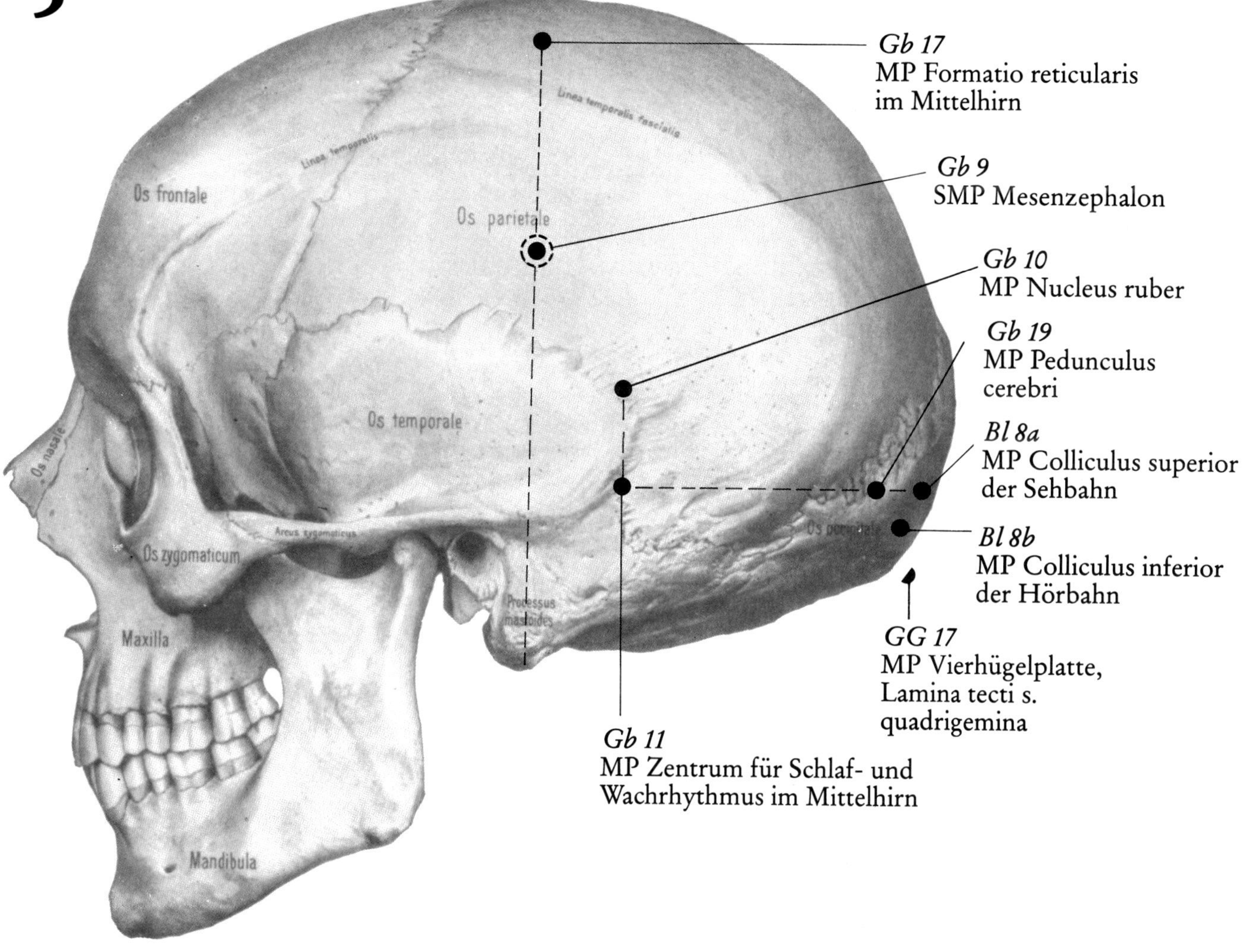

Bereich Gehirn (ohne Hormondrüsen)

6

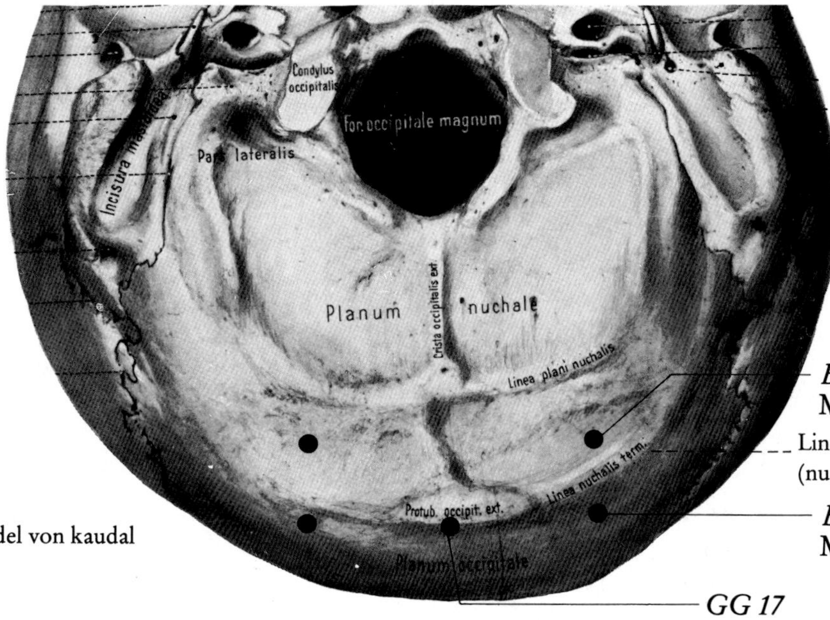

Schädel von kaudal

Bl 10
MP Medulla oblongata

Linea nuchae suprema
(nuchalis supraterminalis)

Bl 9
MP Pons

GG 17
MP Lamina tecti s. quadrigemina
(Thymopsyche)

Odontone im Oberkiefer	1	2	3	4	5	6	7	⑧
Odontone im Unterkiefer	1	2	3	4	5	6	7	8

Bereich limbisches System

— Die dem Hypothalamus direkt übergeordnete Zentrale des endokrinen und vegetativ-nervösen Regulationssystems
— Zentrum für Affektsteuerung und triebmäßiges Verhalten
— Gedächtnis, Lernfähigkeit, Konzentrationsleistung

	Punkt-Nr.	EAV-Meßpunkt für	Bild-Nr.
◉	GG 23-2	KMP limbisches System (gehört zum Riechhirn)	1
Organ	GG 21	Corpus amygdaloideum (Flucht- und Verteidigungsreaktion)	2
	GG 22	Gyrus cinguli (gesteigerte Reizbarkeit auf Umwelteinflüsse)	2
	GG 23	Hippocampus (Gedächtnisschwund für jüngere Ereignisse, sexuelle Enthemmung)	2
Bezie-hung	Gb 17	Formatio reticularis (verarbeitet afferente Signale)	2

1

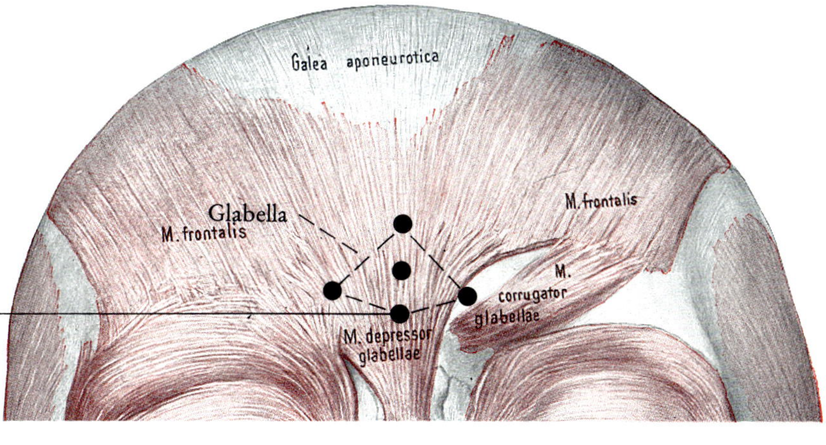

GG 23-2
KMP limbisches System

Bereich limbisches System

2

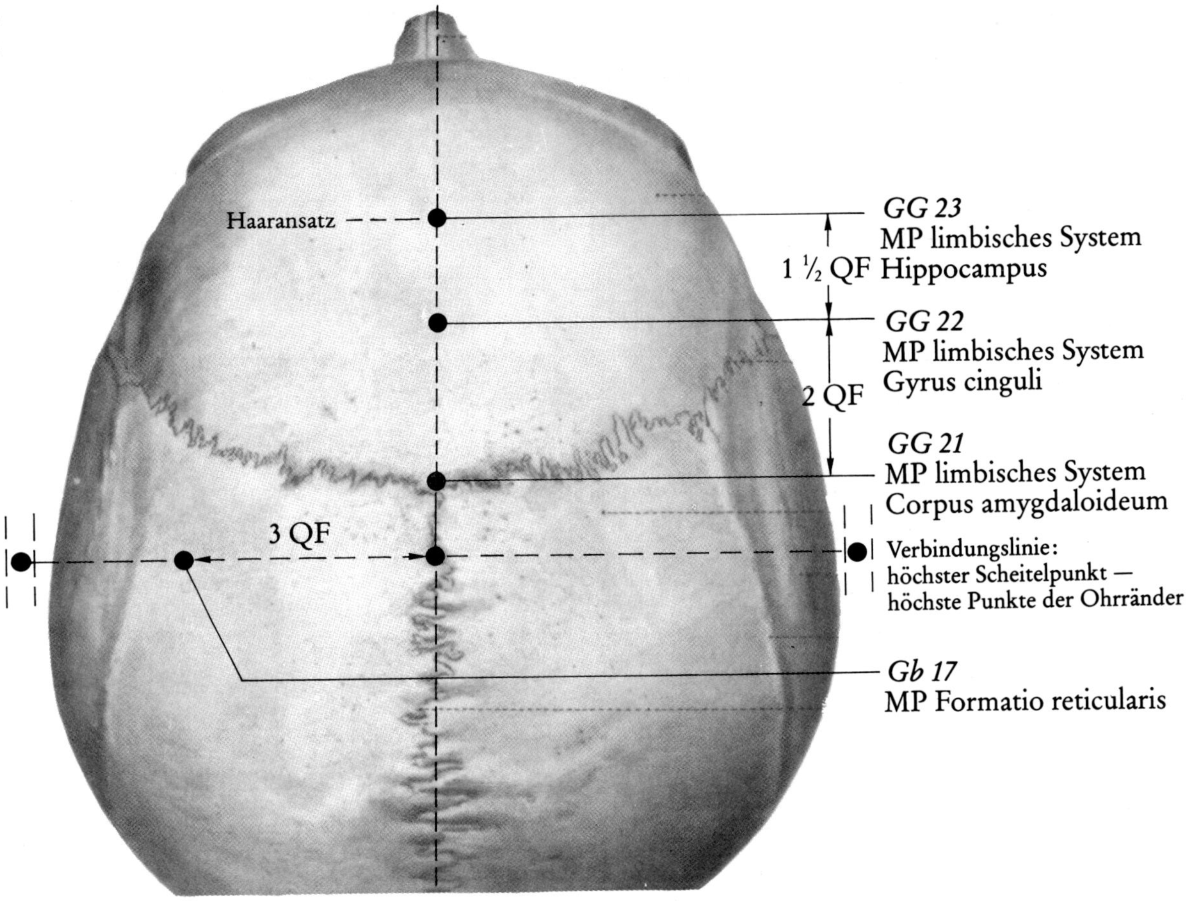

⑧	7	6	5	4	3	2	1	Odontone im Oberkiefer
8	7	6	5	4	3	2	1	Odontone im Unterkiefer

Bereich Sympathikus

	Punkt-Nr.	EAV-Meßpunkt für	Bild-Nr.
◉	ND 1a	SMP Vegetativum	1
○	Gb 20	SMP Sympathikus	10
Kopf	Gb 19a	Sympathikus **Kopfteil**	10
Hals	GG 16	SMP Sympathikus **Halsteil**	5
	3E 1a	SMP Sympathikus Halsteil *(Arterien Kopf, obere Extremitäten)* beinhaltet folgende Sekundärganglien:	1
	Bl 10a	Ganglion cervicale superius *(Schilddrüse, Herz, fast alle Kopfarterien, außer den in Bl 10b und c, Aorta ascendens)* Beziehung zu Nasennebenhöhlen, Sinus cavernosus, Ohr	5
	Bl 10b	Ganglion cervicale medium *(Schilddrüse, Herz, Sinus caroticus, Arteria thyreoidea inferior)* Beziehung zum Kieferbereich	5
	Bl 10c	Ganglion cervicale inferius *(Schilddrüse, Herz, Epithelkörperchen, Kehlkopf, Pleurakuppel, Arteria axillaris, vertebralis, anonyma = Truncus brachiocephalicus, subclavia, mammaria interna)* Beziehung zu *Waldeyer*-Tonsillen	5
	Bl 10d	Ganglion stellatum (= cervicothoracicum)	5
Brust	Bl 16	SMP Sympathikus **Brustteil**, ersetzt Nervus splanchnicus major/minor *(Ni, Ma, Aorta ascendens und thoracalis)* beinhaltet nachfolgende, leichter meßbare Plexus:	2
	Kr 8a re	Ganglia cardiaca *(Aorta ascendens)*	1
	Kr 8e li	Plexus aorticus thoracicus *(Aorta thoracica, Arteria bronchialis, Arteria thoracalis)*	1
	He 8e	Plexus cardiacus *(Herz, Trachea, Bronchien, Lunge, Aorta thoracica, Aorta ascendens, Arteria pulmonalis)*	1
	Kr 7a	Plexus coronarius cordis *(Arteria coronaria)*	8
	Lu 10d	Plexus mediastinalis *(Ösophagus, Pleura mediastinalis, Aorta thoracalis)*	1
	Lu 9a	Plexus bronchialis *(Bronchien, Trachea)*	8
Bauch	Bl 24	SMP Sympathikus **Bauchteil** leichter meßbar:	9
	Ma 44c	Plexus coeliacus (wenn hier kein ZA: letzte 4 Sekundärgeflechte messen) *(Ni, NNi, Le, Mi, Ma, Aorta abdominalis, Arteria renalis)* Dieser übergeordnete Plexus beinhaltet die folgenden 9 Sekundärgeflechte:	2

Bereich Sympathikus

	Punkt-Nr.	EAV-Meßpunkt für	Bild-Nr.
9 Sekundärgeflechte		Fortsetzung **Bauchteil**	
	Ma 19	Plexus phrenicus *(Zwerchfell, NNi, Arteria lienalis, Arteriae phrenicae inferiores)*	11
	Ma 22 re	Plexus gastricus superior *(Le, Ma)*	11
	Ma 22 li	Plexus lienalis *(Gb, Mi, Ma, Pa, A. lienalis, gastrica sinistra)*	11
	Ma 23 re	Plexus pancreaticus *(Pa)*	11
	Ma 30a	Plexus testicularis/ovaricus *(Gonaden, Tuba uterina, Fundus uteri)*	4
	Gb 43c	Plexus hepaticus re: *(Le, Gb, Ma, Pa)* li: *(Mi, Ma, Pa-schwanz, Arteria gastrica sinistra, gastroduodenalis, hepatica)*	2
	Dü 1a re	Plexus mesentericus superior *(Duodenum, Pankreas, Jejunum, Ileum, Zökum, Blase, Colon ascendens und re. Querteil, Ovar, Arteria mesenterica superior und inferior)*	1
	Ni 1b	Plexus suprarenalis *(NNi, Ureter abdominaler Teil)*	2
	Ni 1-2	Plexus renalis *(Nieren, Hoden/Ovar, Ureter abdominaler Teil, Arteria renalis)*	2
4 Sekundärgeflechte	Kr 8c	Plexus aorticus abdominalis *(Kolon linker Querteil, descendens, Sigmoid, oberes Rektum, Nieren, Aorta abdominalis, Arteria renalis)*	1
	Dü 1a li	Plexus mesentericus inferior *(oberes Rektum, Sigmoid, Arteria colica sinistra, Arteria hämorrhoidalis superior)*	1
	Di 1a li	Plexus iliacus *(Arteriae iliaca communis und externa, femoralis, poplitea)*	1
	Di 1a re	Plexus hypogastricus superior *(Ma, Le)*	1
Becken	Bl 33	SMP Sympathikus **Beckenteil**	9
	Bl 63	SMP Plexus hypogastricus inferior *(unteres Rektum, Ureter pelviner Teil, Frau: Blase, Uterus)* beinhaltet folgende 4 Sekundärgeflechte:	7
4 Sekundärgeflechte	Ni 4	Plexus rectalis (= hämorrhoidalis) *(unteres Rektum)*	6
	Bl 66c	Plexus vesicalis *(Ureter pelviner Teil, Blase)*	2
	Bl 49d	Plexus deferentialis, seminalis, prostaticus/uterovaginalis *(Prostata, Samenblase, Samenstrang/Blase, Uterus fundus und cervix, Vagina, Arteria renalis)*	3
	Bl 50c	Plexus cavernosus penis/clitoridis *(Penis, Harnröhre/Vagina, Klitoris)*	3
	OD 1a	Vegetative Fehlsteuerung bei Organdegeneration	1
	Al 1a	Vegetative Fehlsteuerung bei Allergie	1

Bemerkung: Wenn alle Sympathikus-MP normalisiert sind, senkt sich MP 3E 20 Hypothalamus (Yang-Prinzip).

Bereich Sympathikus

1

re Hand dorsal

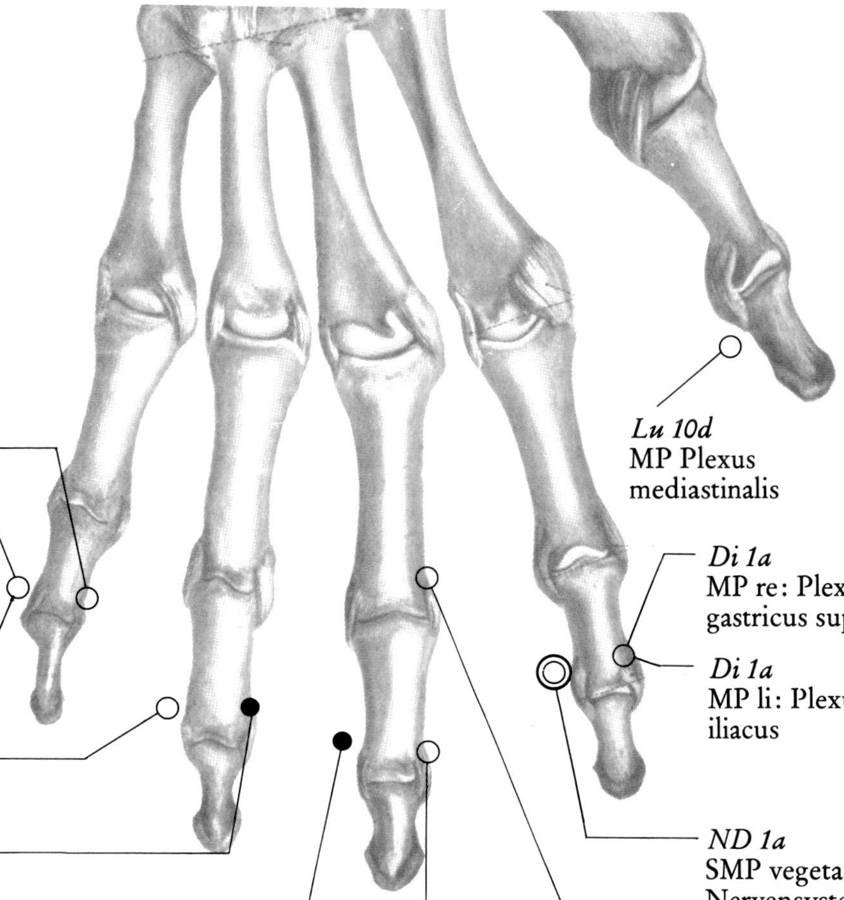

Bereich Sympathikus

2

re Fuß

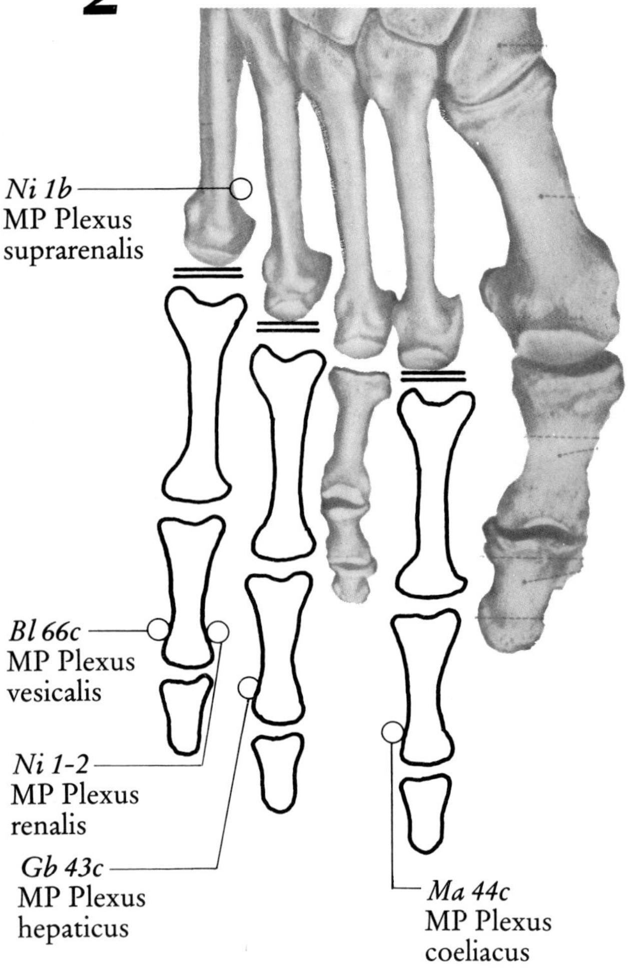

re Oberschenkel dorsal

3

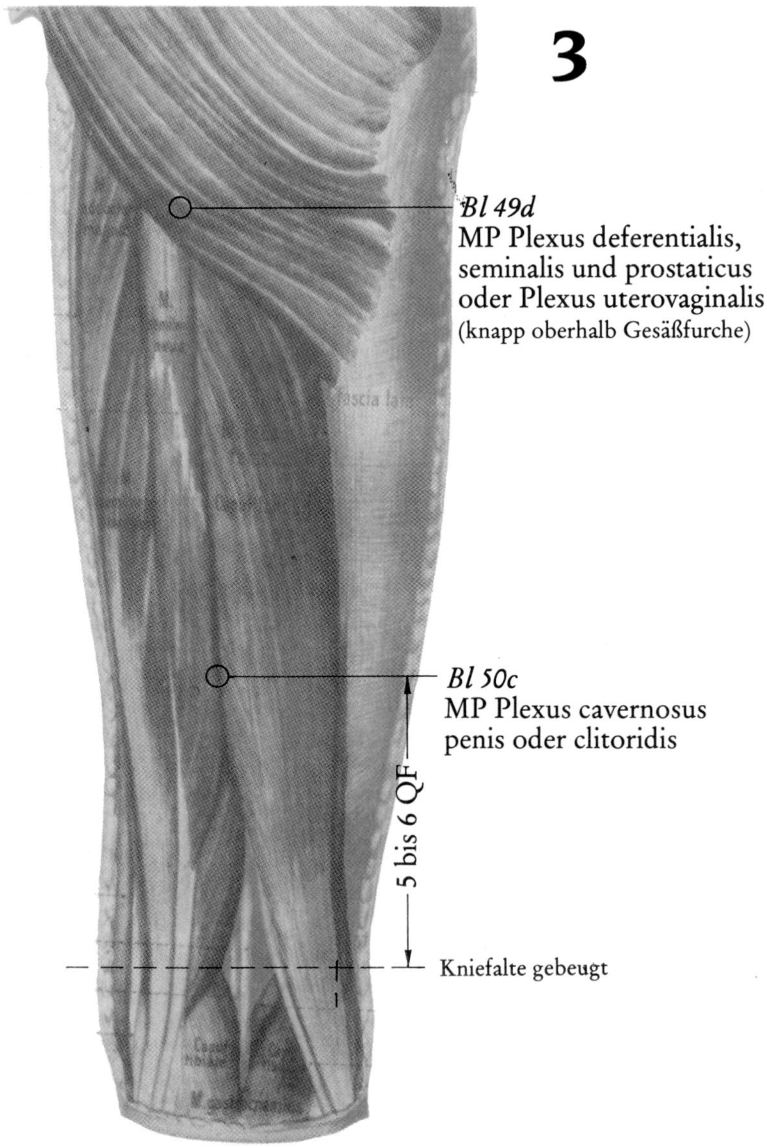

Bereich Sympathikus

4

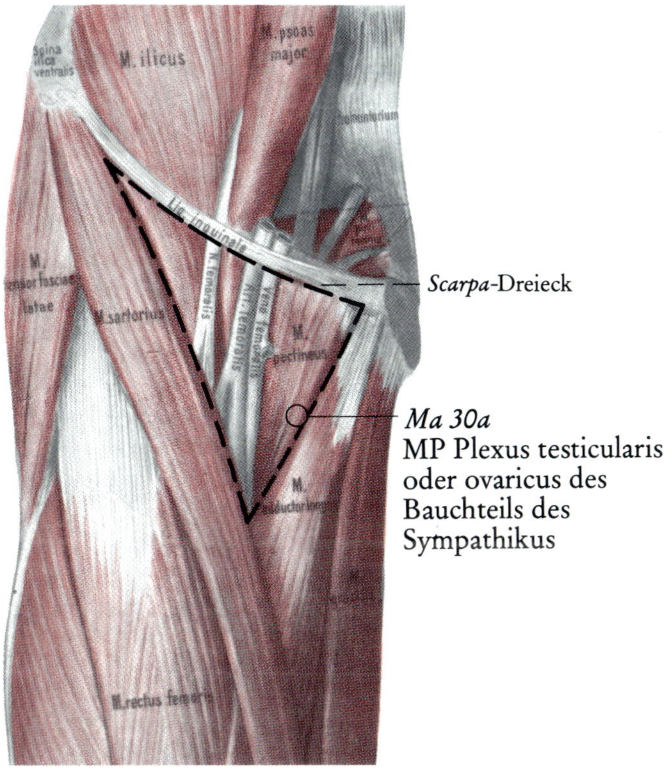

5

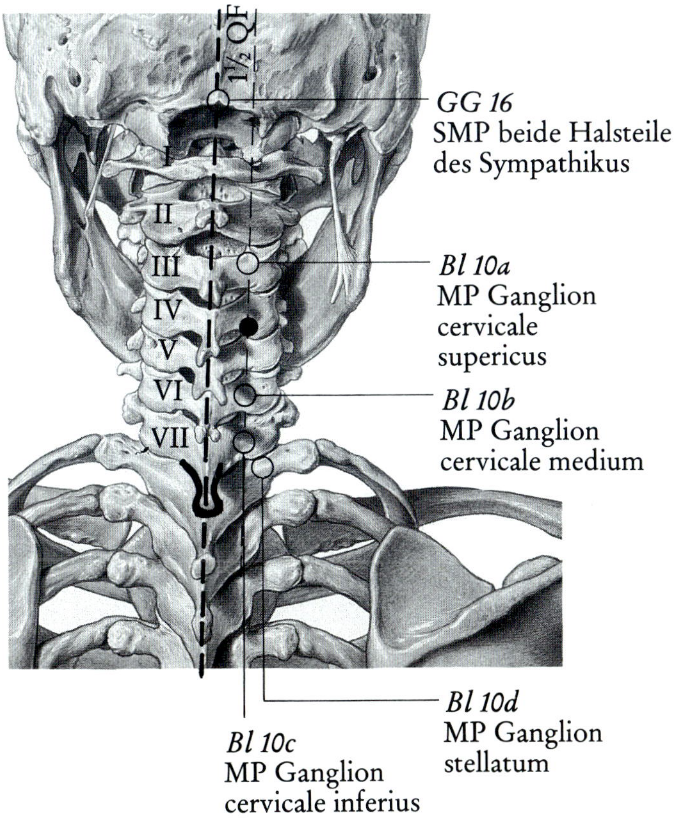

Bereich Sympathikus

6

re Fuß innen

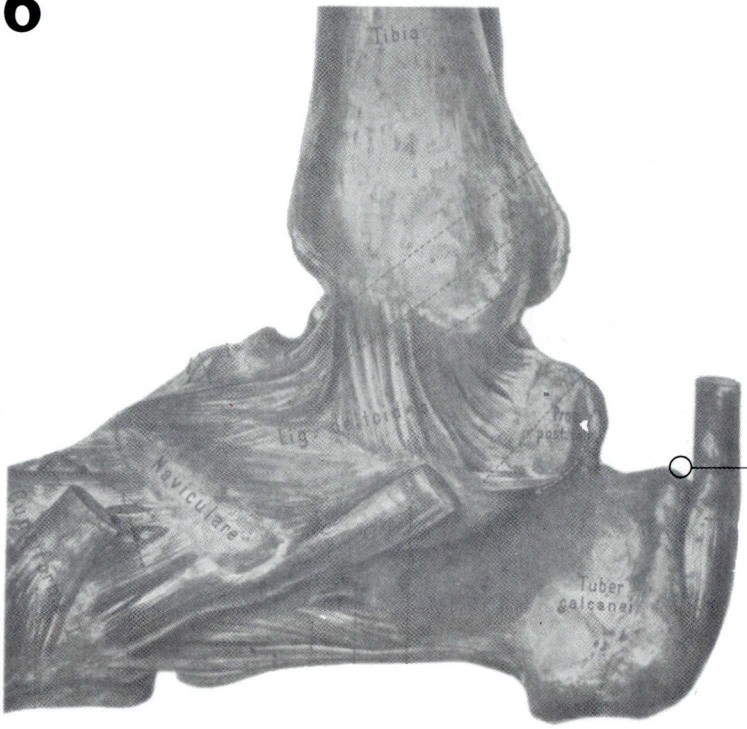

Ni 4
MP Plexus rectalis medii und inferioris

7

re Fuß außen

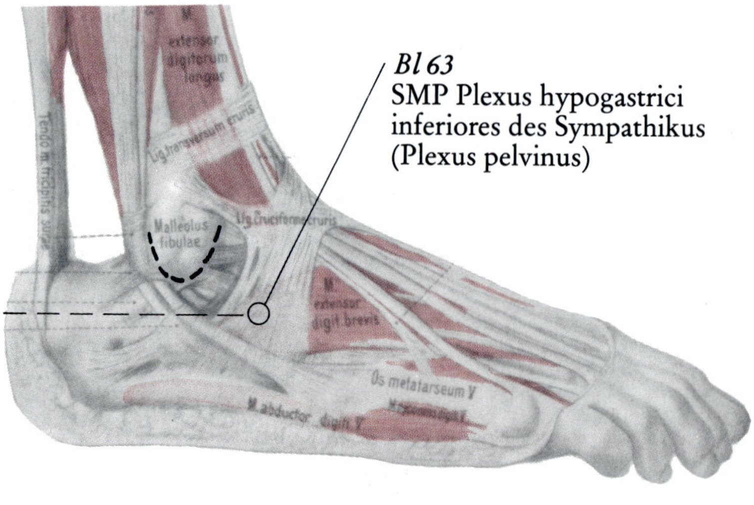

Bl 63
SMP Plexus hypogastrici inferiores des Sympathikus (Plexus pelvinus)

Bereich Sympathikus

8 re Hand innen

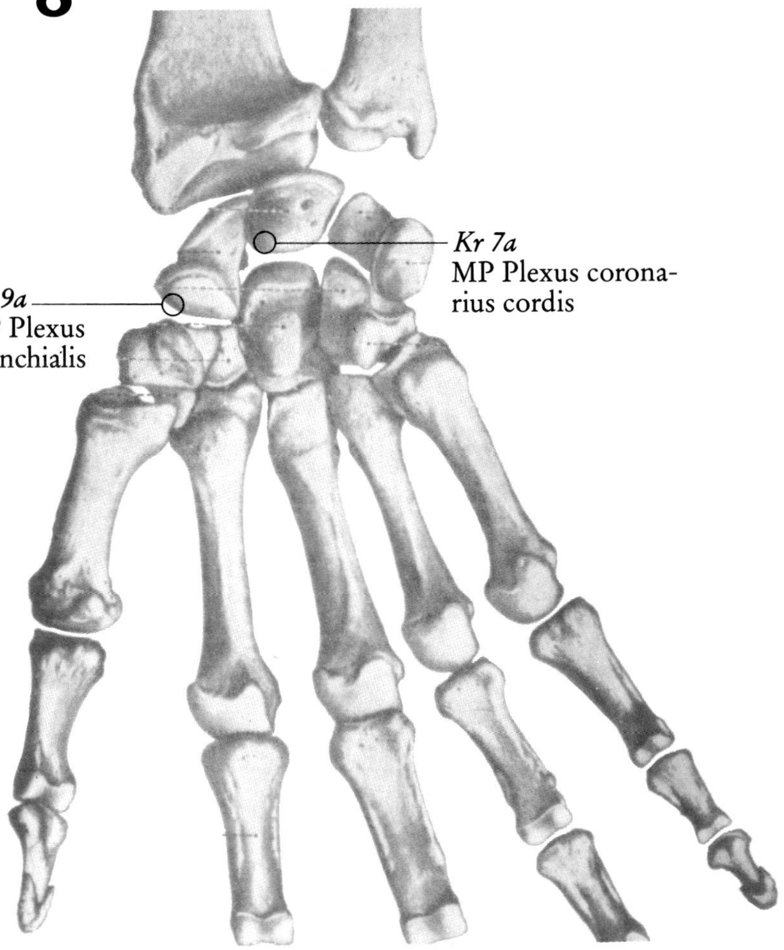

9

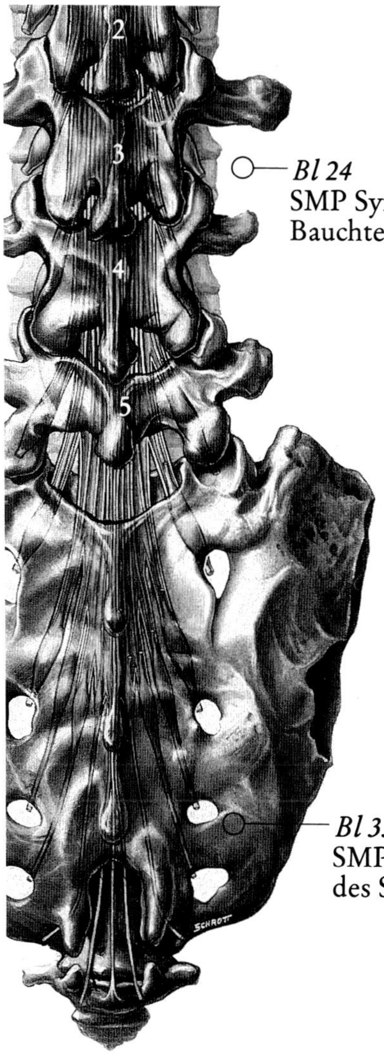

Bereich Sympathikus

10

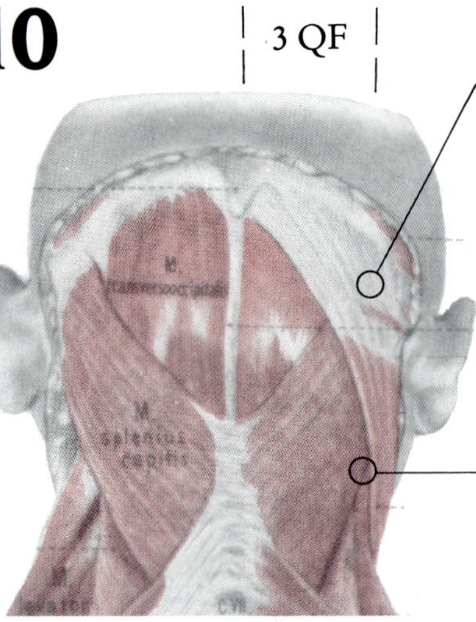

Gb 19a
MP Kopfteil des Sympathikus

Verbindung zu:
Plexus caroticus internus, Paukenhöhle, Processus mastoideus, Nervus tympanicus

Verbindung zu:
Ganglion sphenopalatinum (Äste zu NNH, Gaumen, Zahnfleisch, Tonsillen, Augenhöhle)

Verbindung zu:
Plexus cavernosus im Sinus cavernosus, Nervus abducens, Nervus oculomotorius, Nervus trochlearis, Ganglion ciliare, Arteria carotis interna, Plexus arteriae cerebri

Gb 20
SMP Sympathikus
(hinter Mastoid, Hinterrand Sternocleidomastoideus)

11

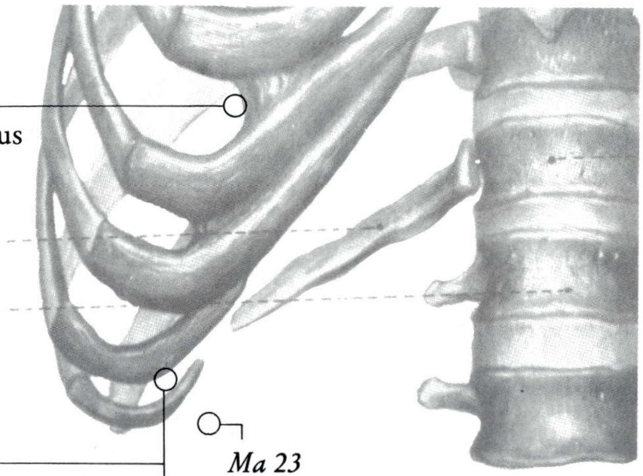

Ma 19
MP Plexus phrenicus des Sympathikus

Ma 22
MP re: Plexus gastricus superior des Sympathikus (nur re)

Ma 22
MP li: Plexus lienalis

Ma 23
MP re: Plexus pancreaticus

Nabel

12

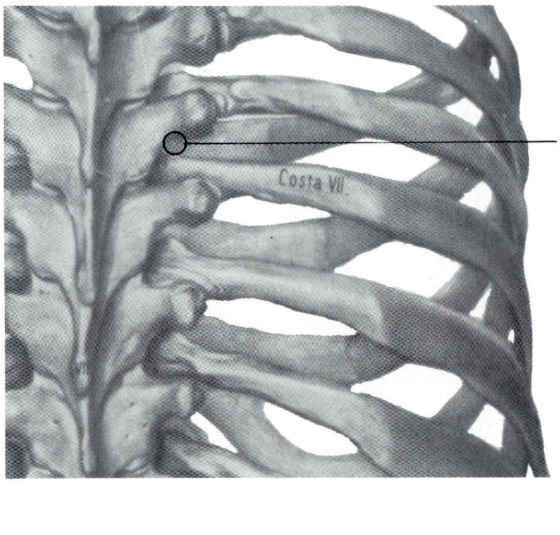

Bl 16
SMP Sympathikus, Brustteil

Bereich parasympathisches Nervensystem

	Punkt-Nr.	EAV-Meßpunkt für	Bild-Nr.
◉	ND 1a	SMP Vegetativum	1
□	Ma 10a	SMP Vagus	7
Hirn	Gb 10a	präganglionäre Fasern aus dem Mittelhirn	3
	Gb 11b	Vaguskerne in der Medulla oblongata	3
Kopf	Dü 16	Vagus **Kopfteil** *(Larynx)*	2
	ND 3a	KMP folgender 4 parasympathischer Kopfganglien:	1
	Gb 1a	Ganglion ciliare *(Auge)*	3
	sec	Ganglion pterygopalatinum *(Tränen- und Nasendrüsen)*	3
	Dü 18a	Ganglion oticum *(Parotis)*	3
	Ma 8a	Ganglion submandibulare *(Drüsen des Mundbodens)*	5
Hals	Ma 8c	Vagus **Halsteil** *(Pharynx, Larynx, Trachea, Ösophagus oberer Teil)*	7
	Ma 8d	Plexus pharyngeus *(Pharynx, Larynx)*	7
Brust	Ma 16	Vagus **Brustteil** *(Trachea, Bronchien, Lunge, Pleura pulmonalis, Perikard)*	6
	Ma 15	Plexus oesophageus *(Ösophagus, Pleura mediastinalis, Perikard, Ösophagus unterer Teil)*	6
	Ma 18	Plexus pulmonalis *(Bronchien, Lunge, Perikard, Pleura pulmonalis)*	6
Bauch	Ma 21	Vagus **Bauchteil** *(re: re. Niere und NNi)*	6
	Ma 20 li	Plexus gastricus anterior *(Magen-Vorderfläche, Kardia, kleine Kurvatur, Pylorus)*	6
	Ma 20 re	Plexus gastricus posterior *(Magen-Hinterfläche)*	6
	Ni 20	Rami coeliaci des Vagus *(Milz, Pankreas, Duodenum, Dünndarm, Dickdarm mit Transversum)*	6
	Ni 21	Rami hepatici des Vagus *(Le, Gb)*	6
	Ni 19	Rami renales *(Nieren, NNi)*	6
Becken	Bl 35	präganglionäre Fasern aus Sakralmark	4
	Bl 34	Nervus pelvinus *(Colon descendens, Sigmoid, Rektum, Blase, Genitalien)*	4
	Bl 32	Nervi splanchnici pelvini = erigentes *(wie Blase 34)*	4
Beziehung	Gb 8	Tuber cinereum (Yin-Prinzip, Degenerationszentrum) Dieser MP senkt sich, wenn bei unphysiologischer, gesteigerter „Vagotonie am Tage“ alle Vagus-MP normalisiert werden.	3

Bereich parasympathisches Nervensystem

1

re Hand dorsal

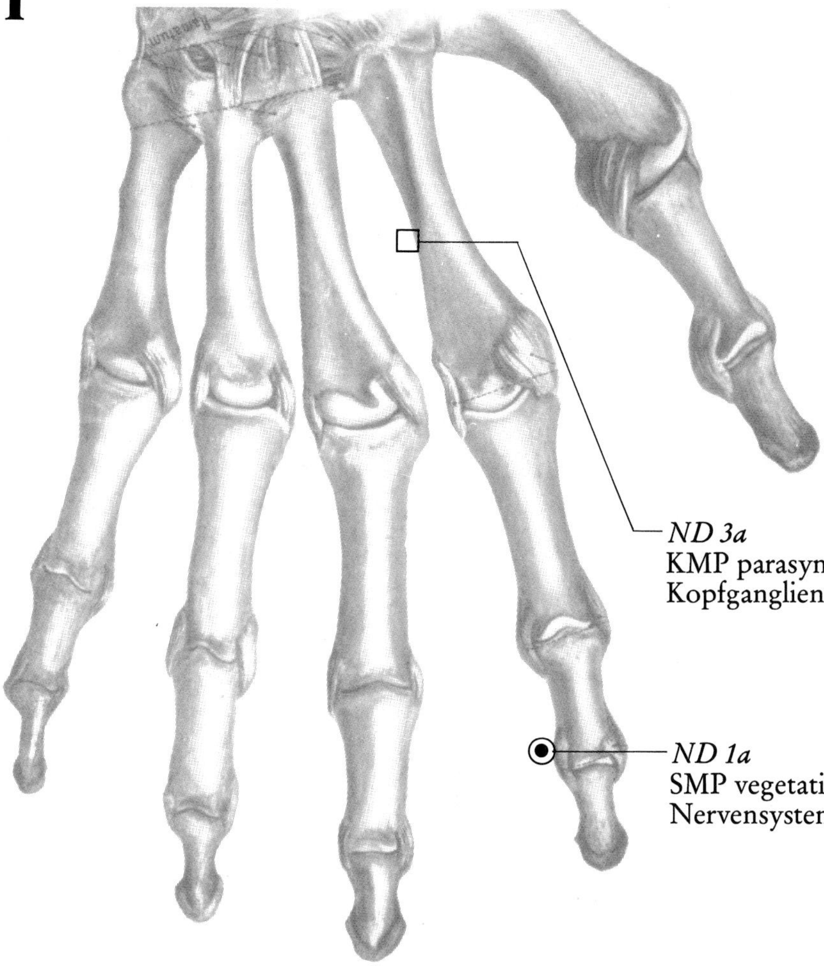

2

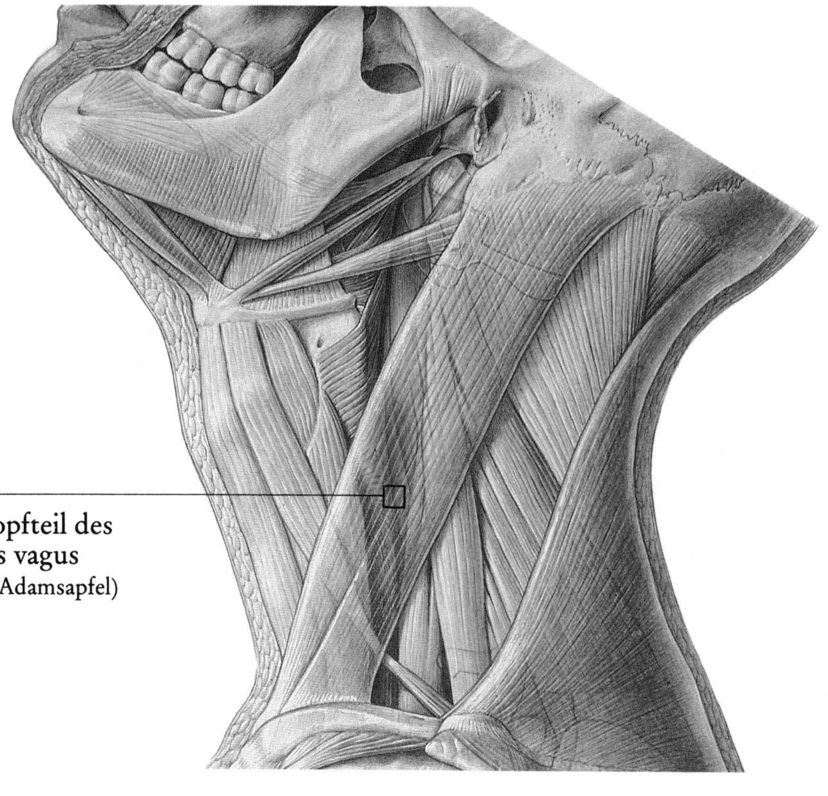

Bereich parasympathisches Nervensystem

3

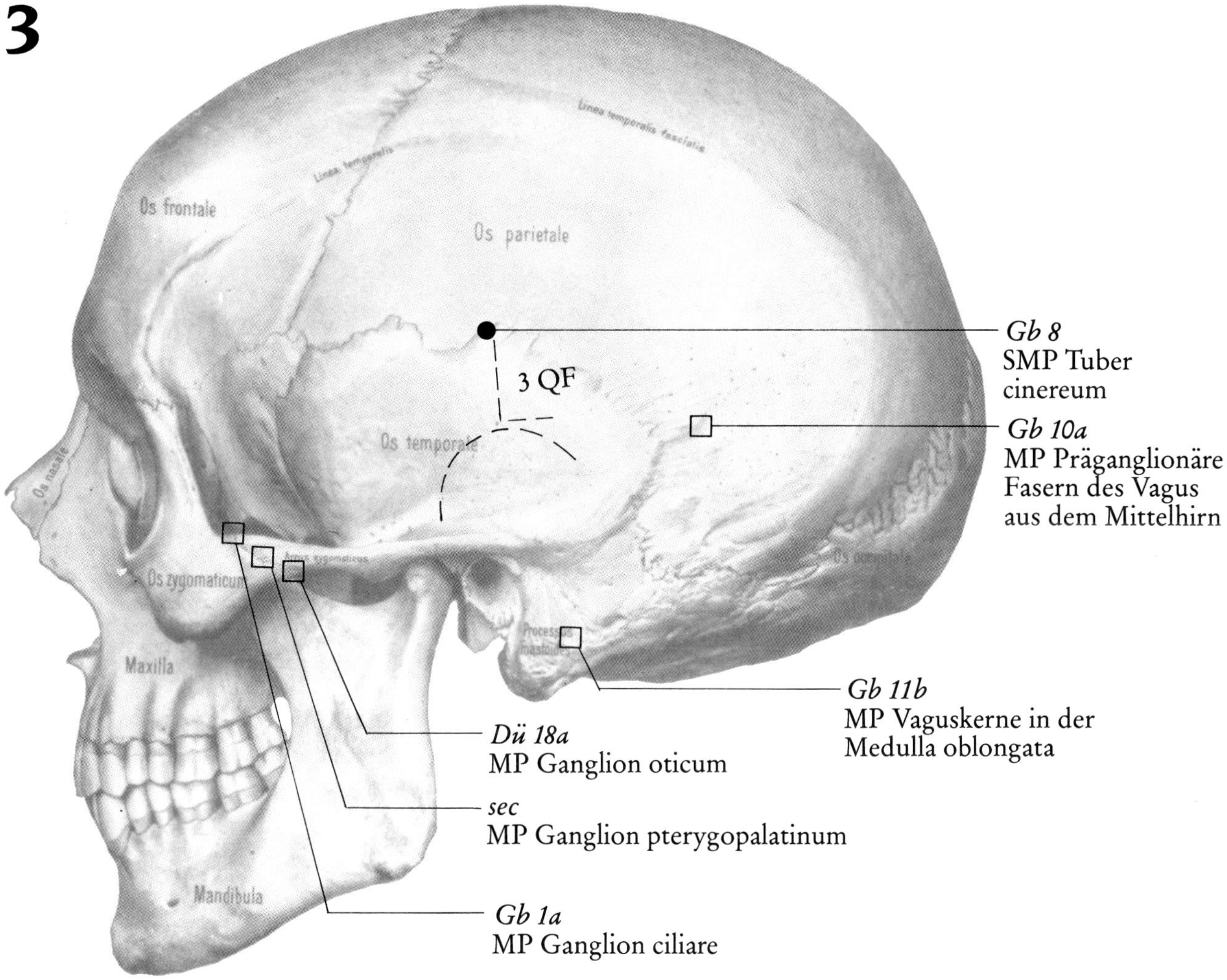

4

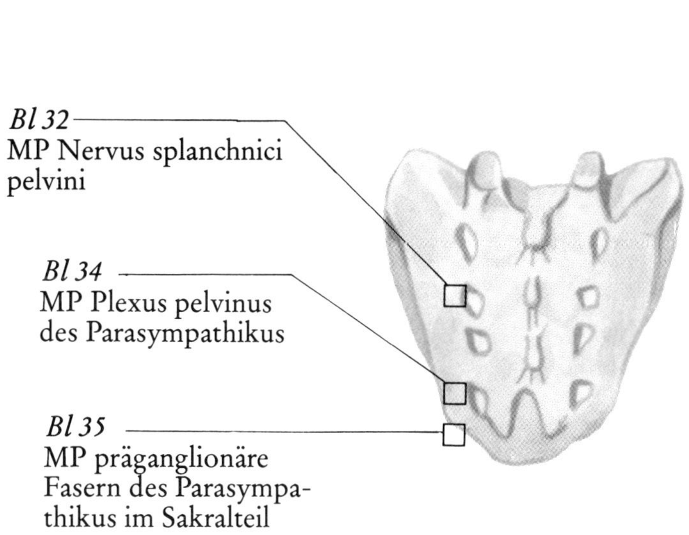

Bereich parasympathisches Nervensystem

5

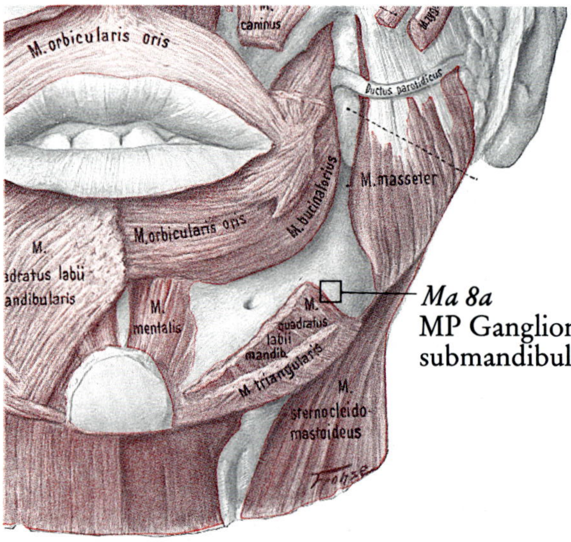

Ma 8a
MP Ganglion submandibulare

6

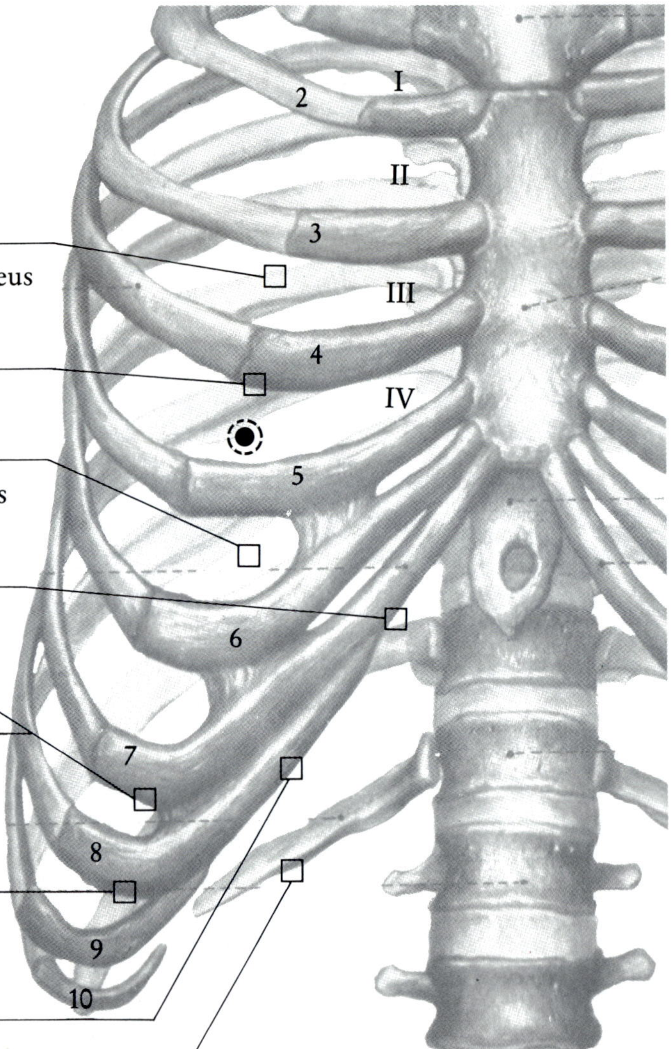

Ma 15
MP Plexus oesophageus des Vagus

Ma 16
MP Vagus, Brustteil

Ma 18
MP Plexus pulmonalis des Vagus

Ni 21
MP Rami hepatici des Vagus

Ma 20 re
Ma 20 li
MP Plexus gastricus
re: posterior
li: anterior

Ma 21
MP Bauchteil des Vagus

Ni 20
MP Rami coeliaci des Vagus

Ni 19
MP Rami renales des Vagus

Nabel

Bereich parasympathisches Nervensystem

7

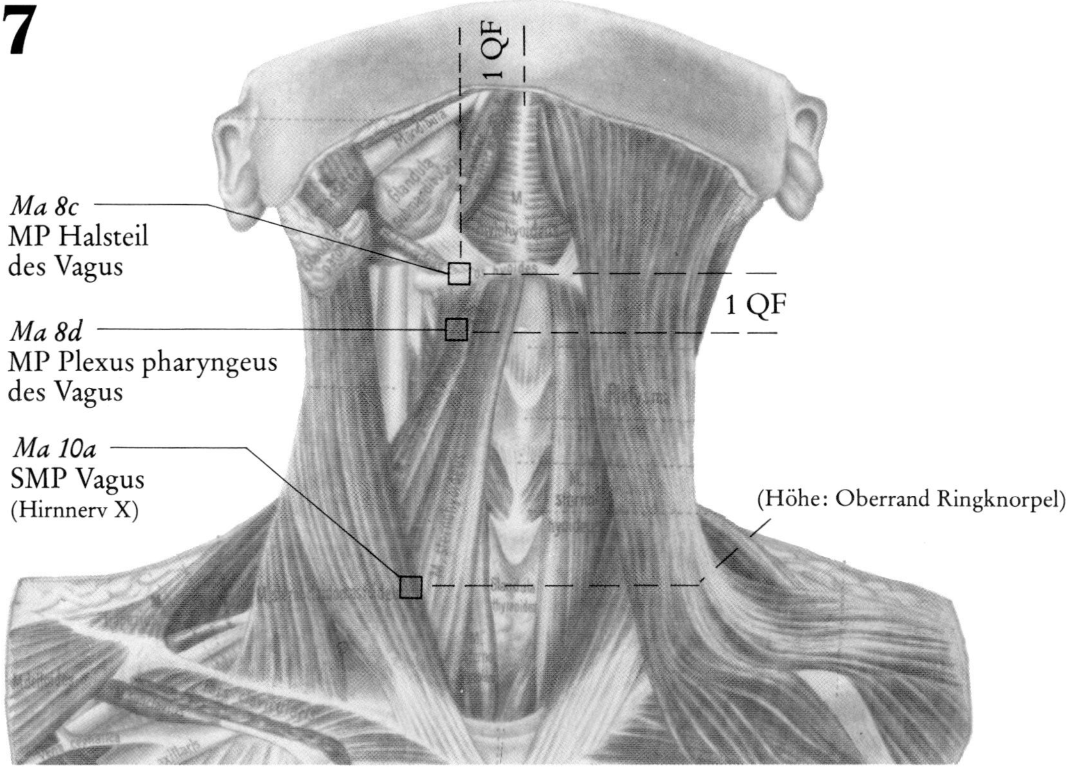

Bereich Rückenmark und peripheres Nervensystem

	Punkt-Nr.	EAV-Meßpunkt für	Bild-Nr.
◉	ND 1b	KMP zentrales und peripheres Nervensystem	1
◉	GG 13	SMP Rückenmark (Medulla spinalis)	4
Organ	ND 2	Zervikal- und Thorakalmark	1
	ND 1	Lumbal- und Sakralmark	1
	ND 1c	Rückenmarkshüllen	1
	Dü 7	periphere Nerven obere Extremität	2
	Bl 60	periphere Nerven untere Extremität	5
Vicinia	Bl 12	Knochensystem	4
	Bl 11	Wirbelsäule	4
	Dü 6	Halswirbelsäule	2
	Bl 29	Brustwirbelsäule	3
	Bl 61	Lendenwirbelsäule mit Kreuz- und Steißbein	5
Ly	Ly 14	beeinflußt Rückenmark und Wirbelsäule	6

Bereich Rückenmark und peripheres Nervensystem

1 re Hand dorsal

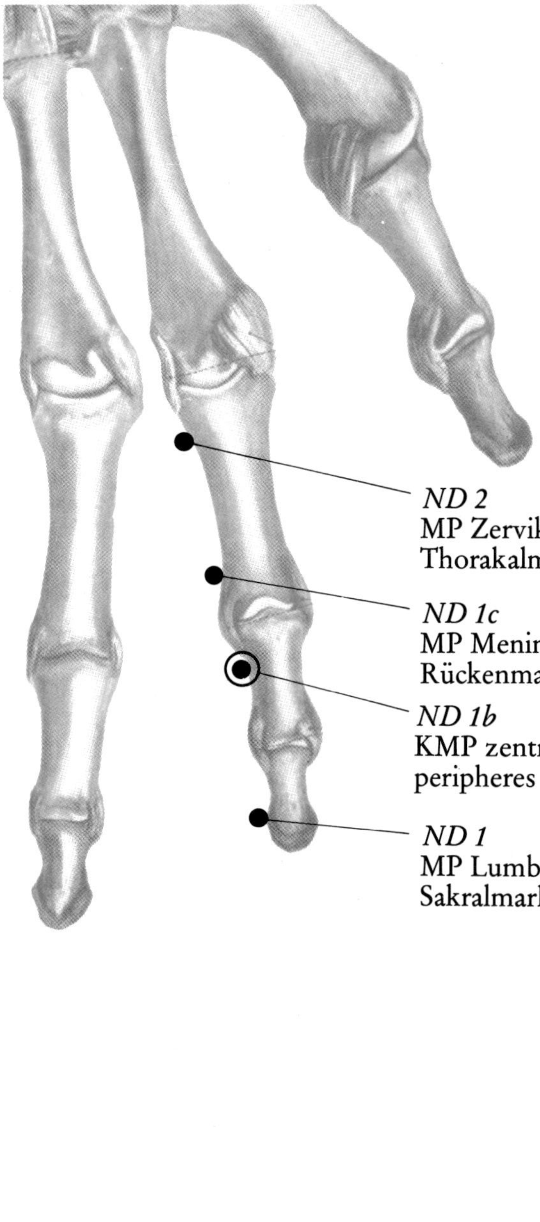

Bereich Rückenmark und peripheres Nervensystem

2

re Unterarm Außenseite

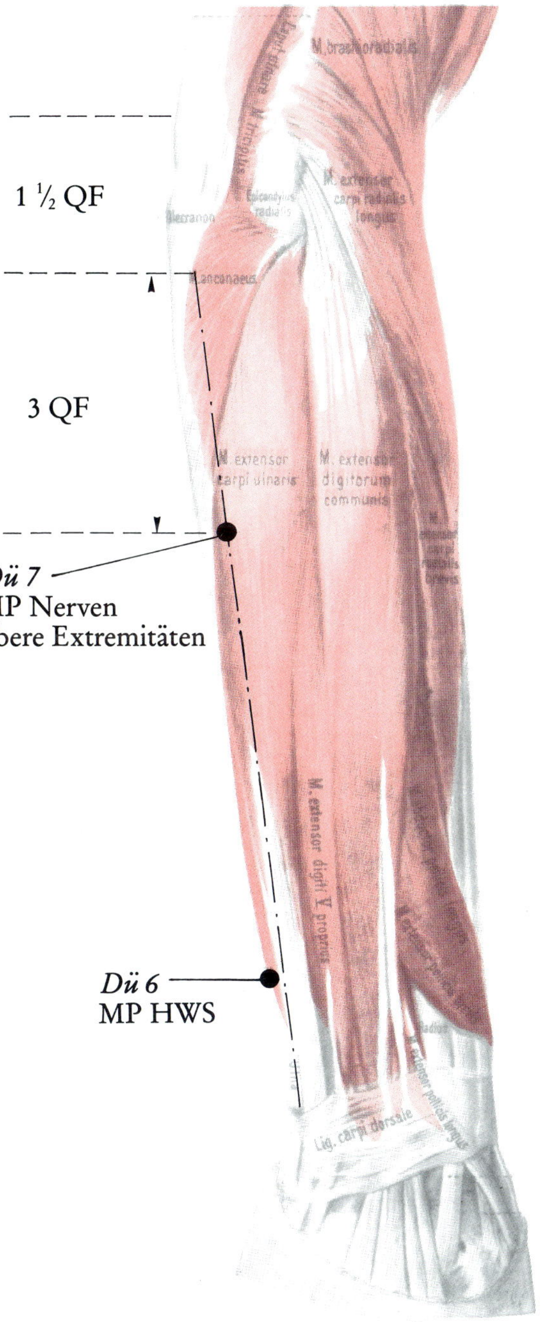

3

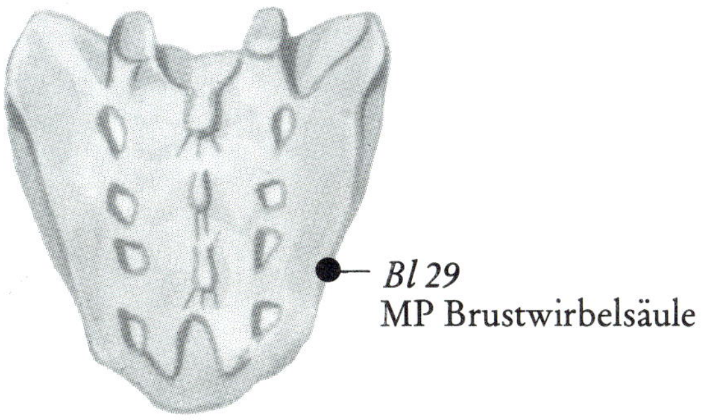

Bereich Rückenmark und peripheres Nervensystem

4

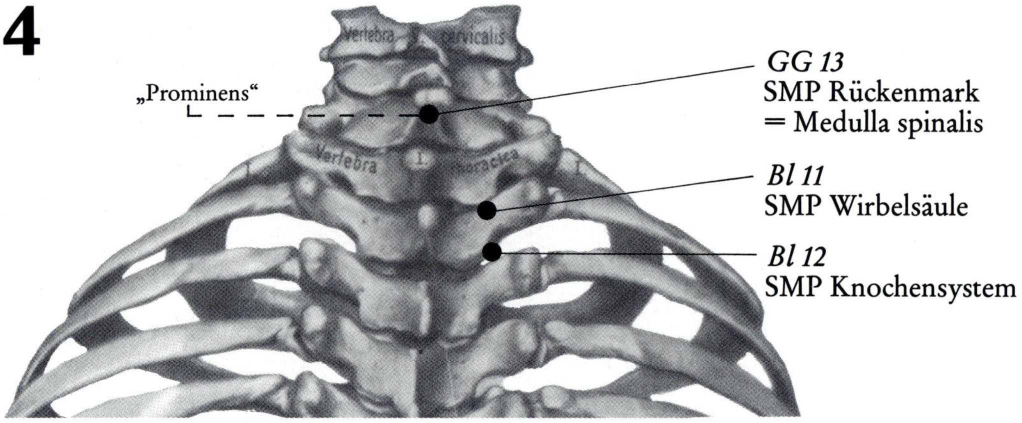

5

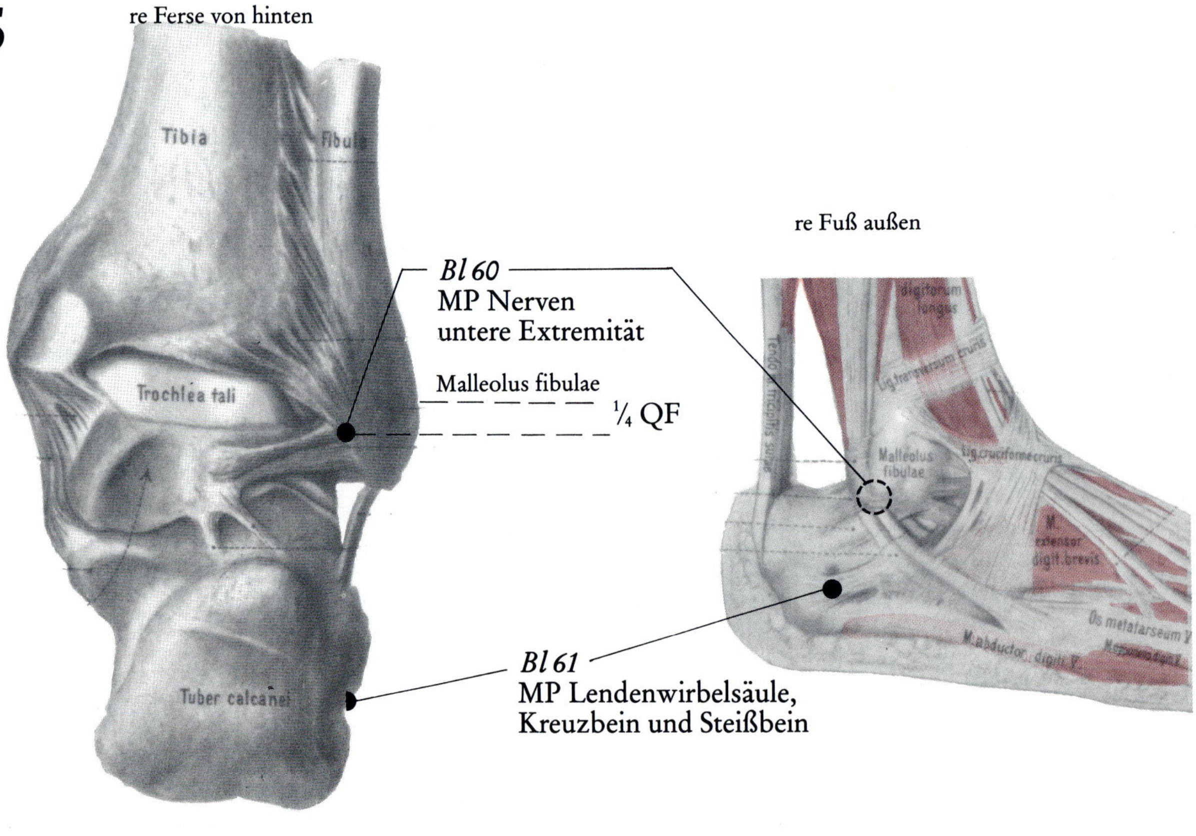

Bereich Rückenmark und peripheres Nervensystem

6

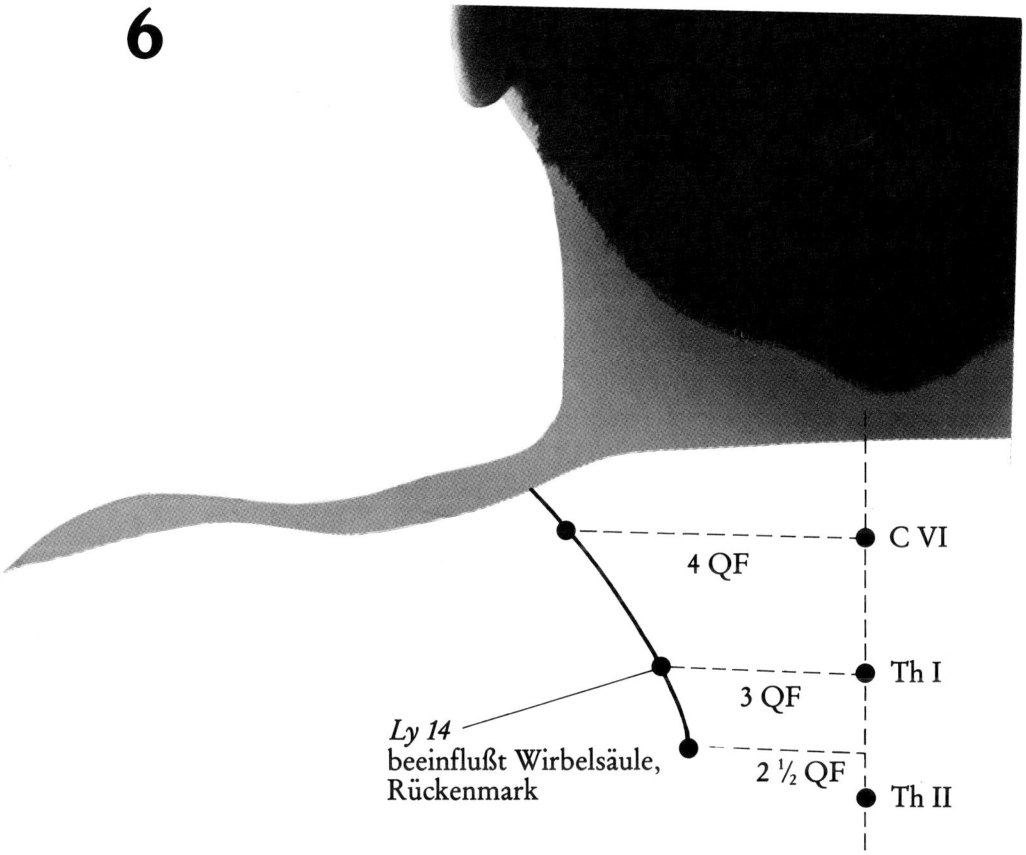

Odontone im Oberkiefer	1	2	3	4	5	6	7	8
Odontone im Unterkiefer	1	2	3	4	5	6	7	(8)

Bereich Muskulatur

	Punkt-Nr.	EAV-Meßpunkt für	Bild-Nr.
◉	Bl 36	SMP Muskulatur	1
	Dü 9	pSMP Muskulatur obere Extremitäten	2
	Gb 34	pSMP Muskulatur untere Extremitäten	3
	Bl 17	Zwerchfell mit Zustimmungspunkt	1
	M/P 7	Diaphragma pelvis	3
	M/P 8	Diaphragma urogenitale	3
	Ni 4a	Sphinkter ani und Aftergebiet	5
	Bl 30	Zustimmungspunkt für Sphinktermuskulatur von Blase und Rektum	4

Bereich Muskulatur

1

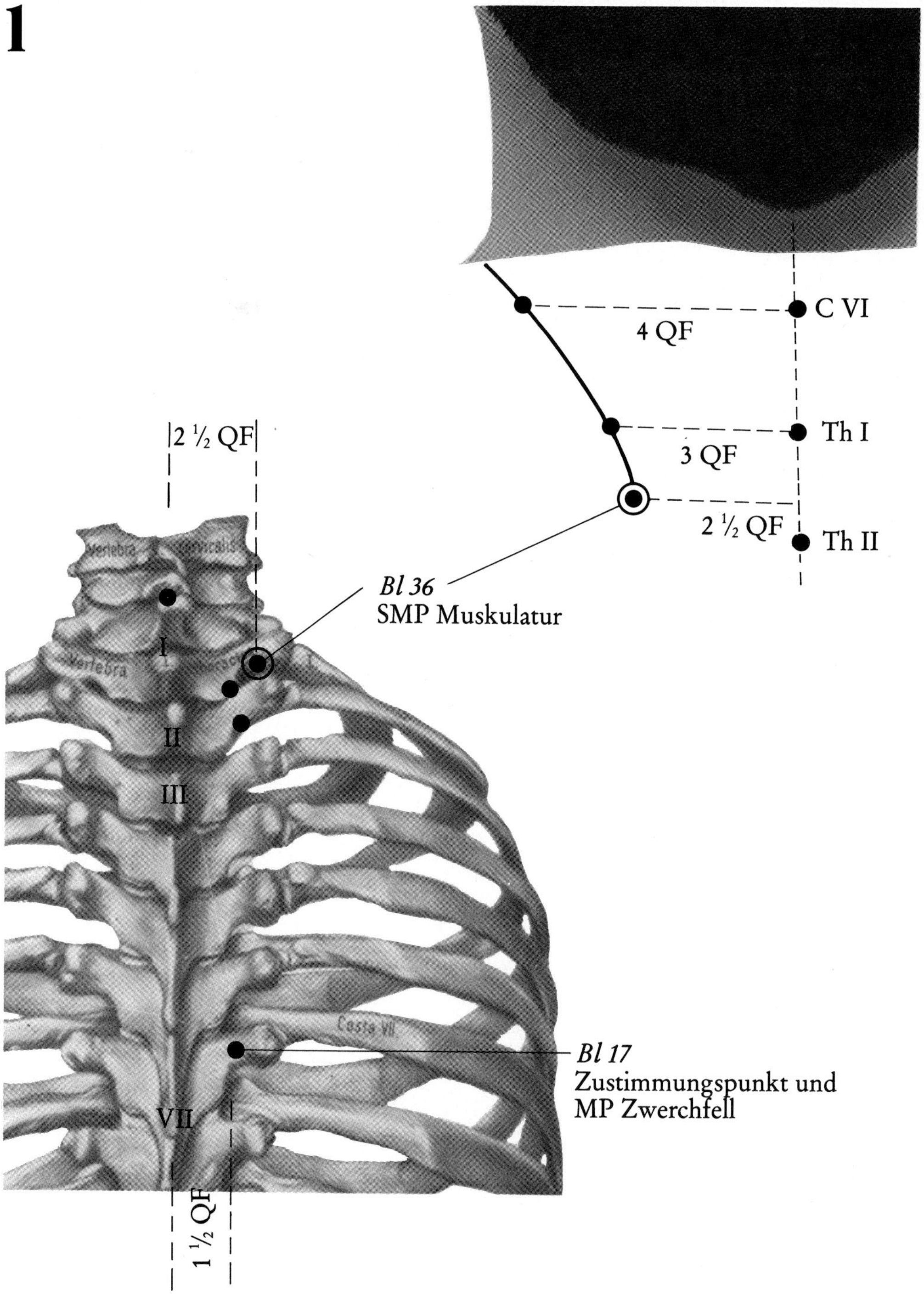

Bereich Muskulatur

2

re Schulter dorsal

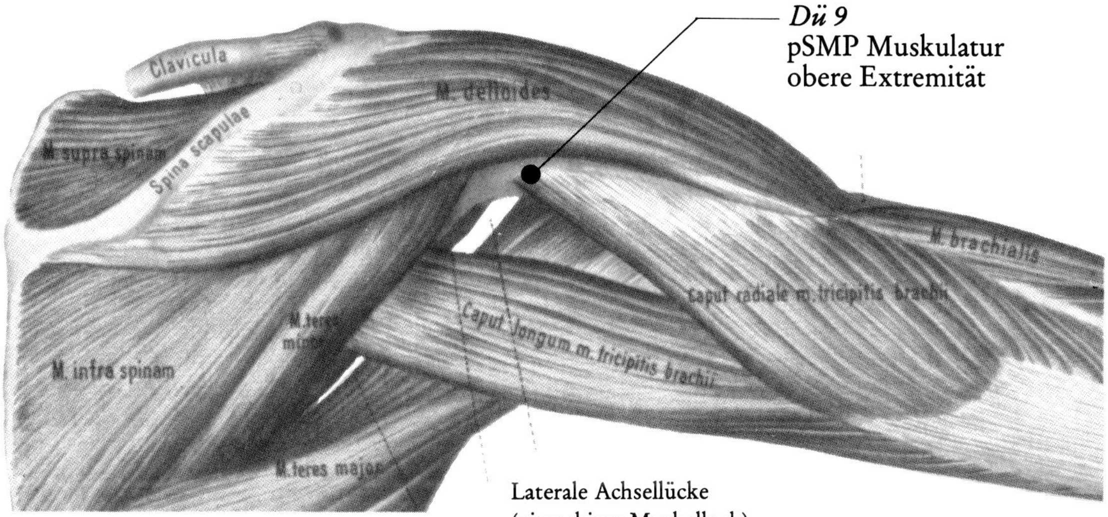

3

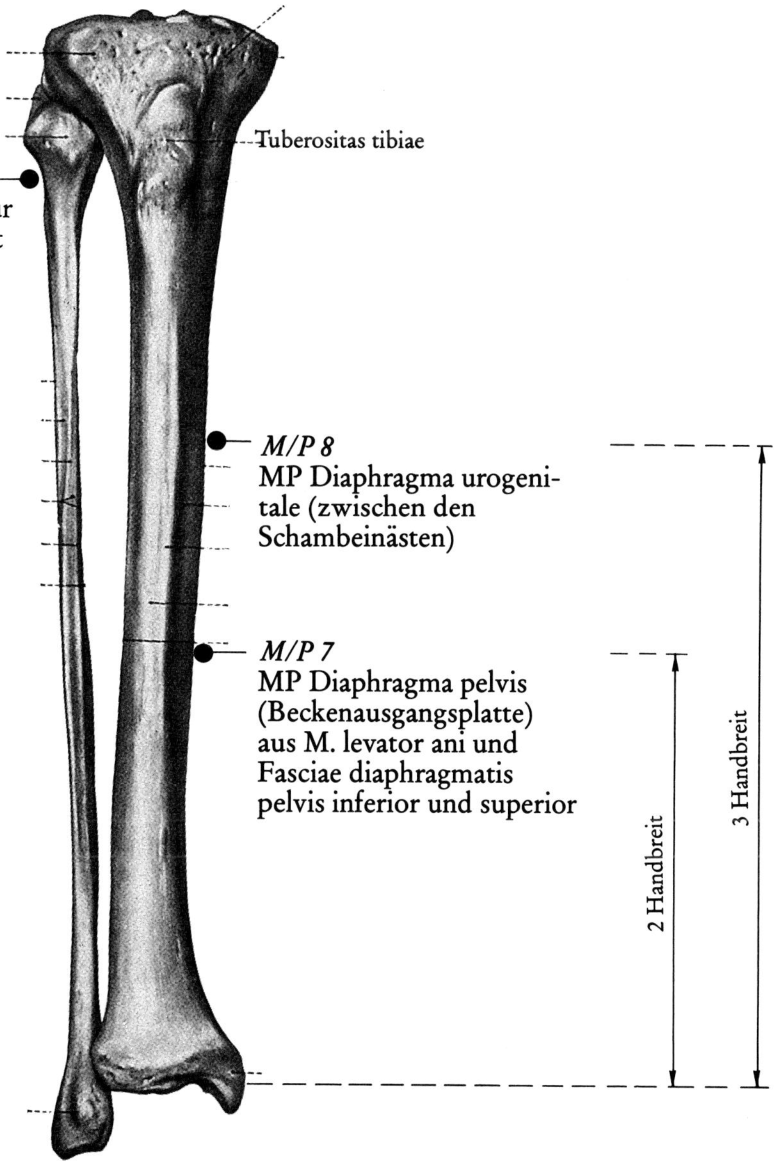

4

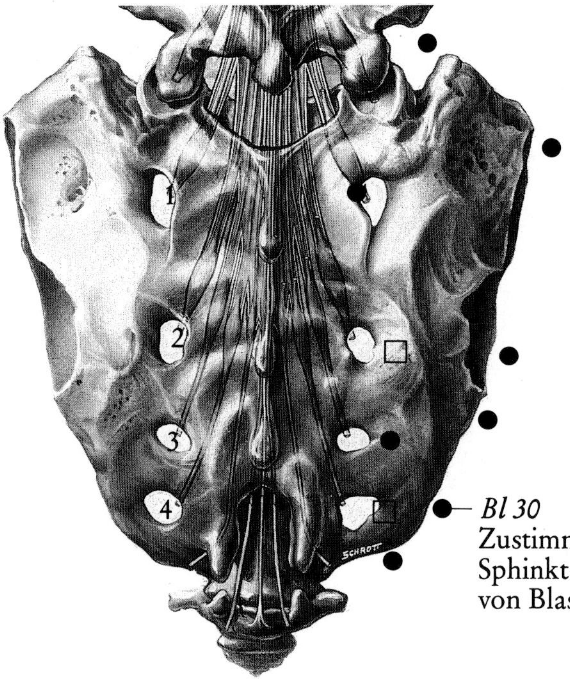

5

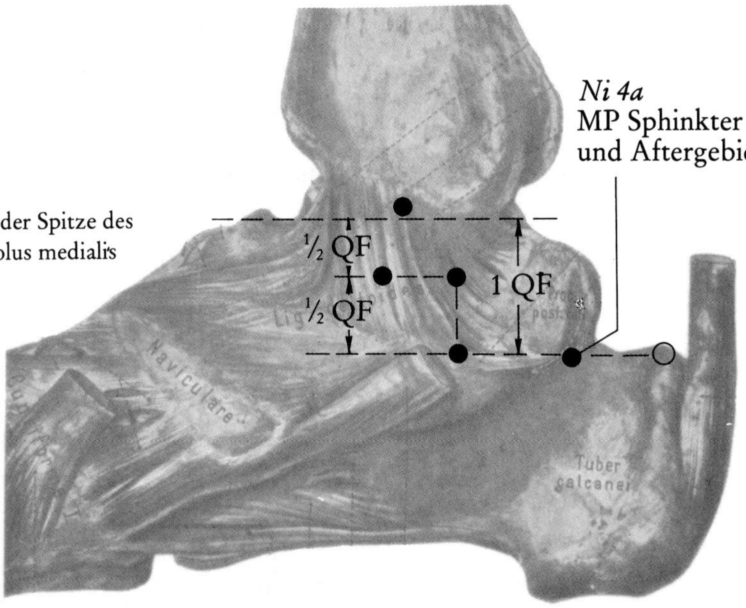

	UE		St	St OE UE		St		OE UE St
Odontone im Oberkiefer	1	2	3	4	5	6	7	8
Odontone im Unterkiefer	1	2	3	4	5	6	7	8
	UE		St	St		OE UE St		OE UE St

UE = untere Extremität
OE = obere Extremität
St = Stamm-Muskulatur

Bereich Arterien

	Punkt-Nr.	EAV-Meßpunkt für	Bild-Nr.
◉	Kr 8d	KMP Kreislauf *(A, V, Ly)*	1
◉	Kr 9	SMP arterielles Gefäßsystem	1
Extremitäten	Lu 7	Arterien obere Extremität	5
	Ma 32	Arterien untere Extremität	6
Kopf	ND 1d	Zerebralgefäße	1
Brust	Kr 8e re	Arcus aortae	1
	Kr 8e li	Aorta thoracica	1
	Ma 12	Arteria carotis mit Sinus caroticus (Blutdruck!)	2
	Kr 7	Koronararterien	5
Bauch	Kr 8c	Aorta abdominalis	1
	Al 1c	Gefäßsklerose	1
○	Di 1a li	Plexus iliacus (für alle Beinarterien)	1
	Bl 14	Zustimmungspunkt Kreislauf	7

Alle weiteren Arterienangaben in den einzelnen Bereichen.
Vegetative Gefäßsteuerung im „Bereich Sympathikus“.

Bereich Arterien

1

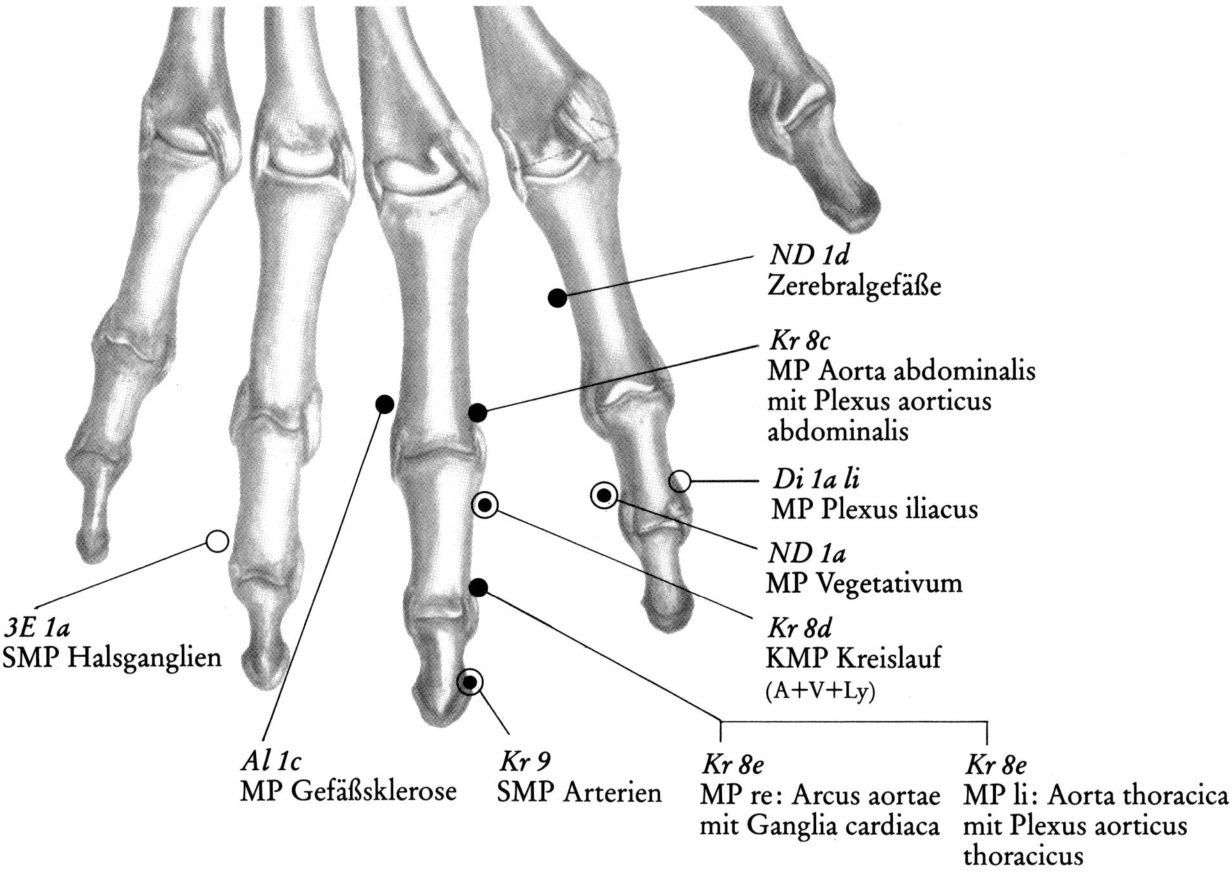

2

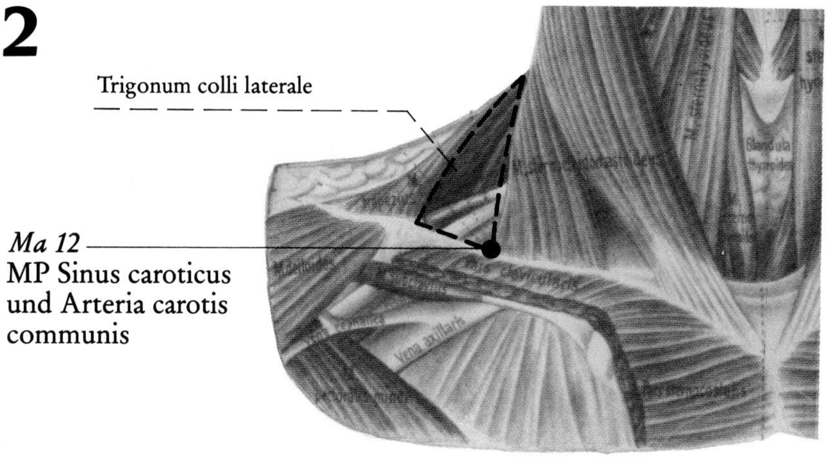

Ma 12 hat Beziehung zu:		Bild
ND 1a	SMP vegetatives NS	1
Gb 20	SMP Sympathikus	4
Kr 9	SMP Arterien	1
3E 1a	SMP Halsganglien	1
Kr 8e	re: Ganglia cardiaca	1
Kr 8e	li: Plexus aorticus thoracicus	1
Ni 1-2	Plexus renalis	3
Ni 1b	Plexus suprarenalis	3

Bereich Arterien

3

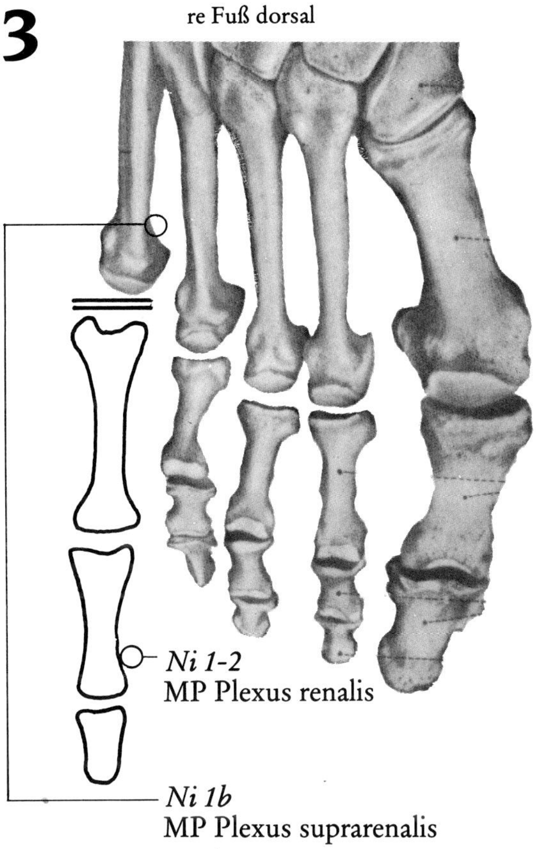

4

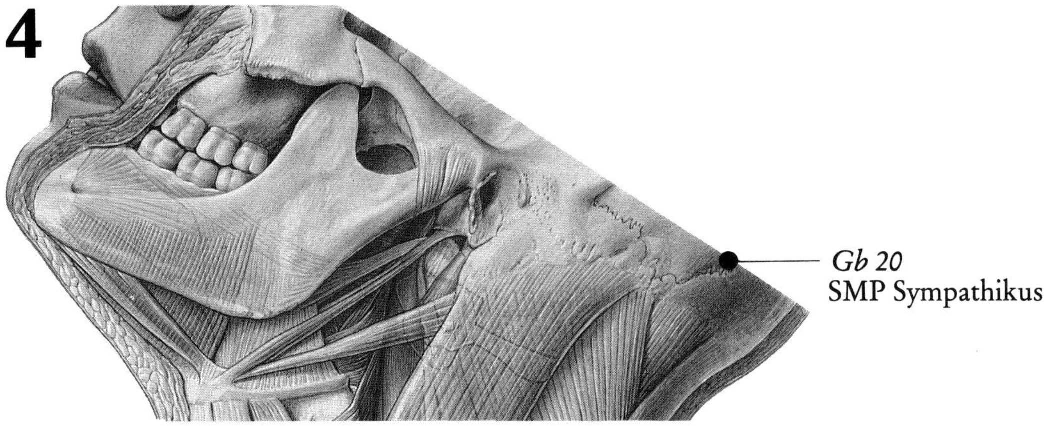

Bereich Arterien

5

re Unterarm innen

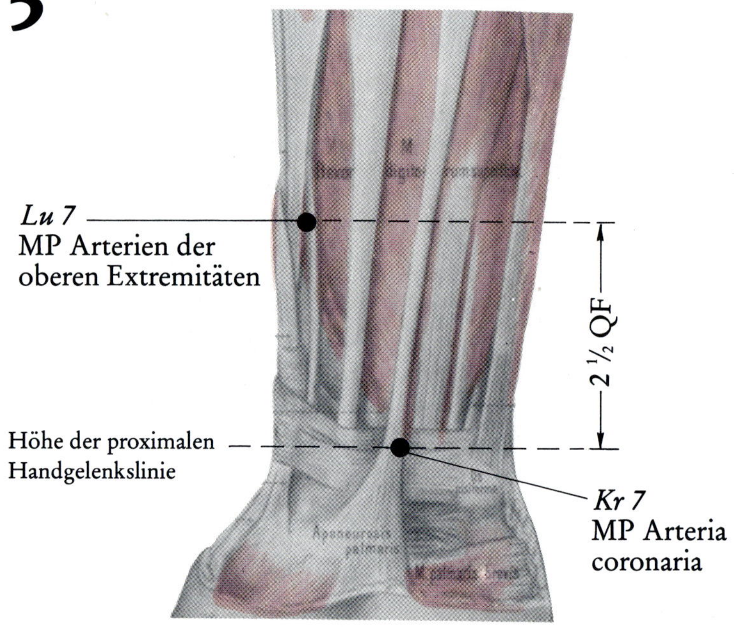

6

re Oberschenkel

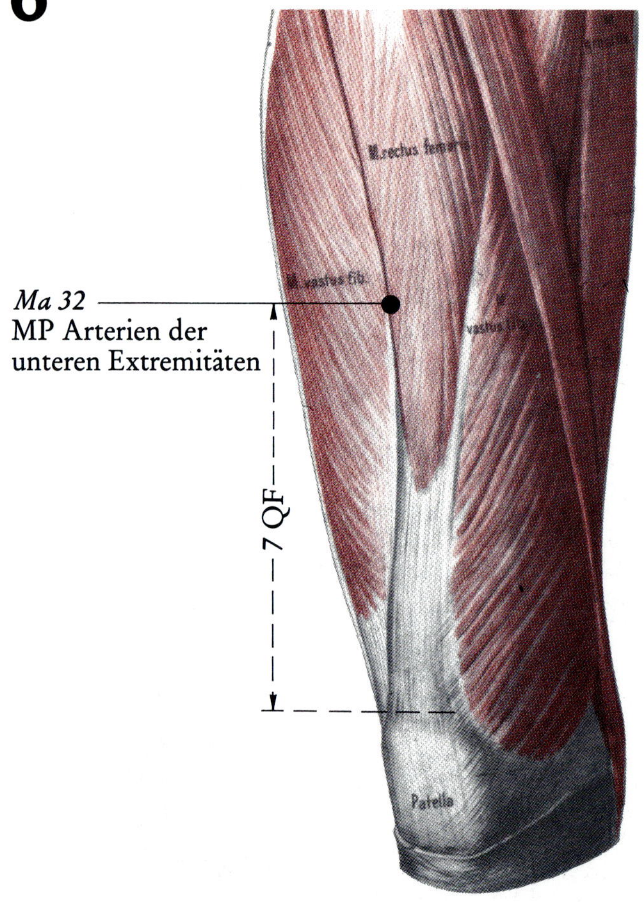

Bereich Arterien

7

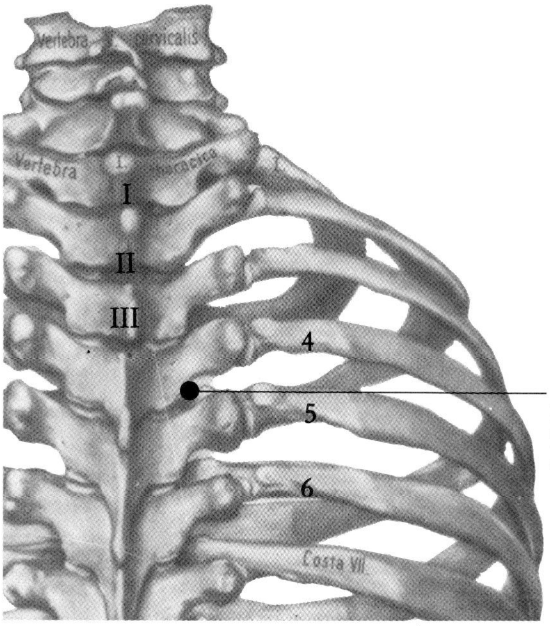

8	7	6	5	4	3	2	1	Odontone im Oberkiefer
8	(7)	6	5	4	3	2	1	Odontone im Unterkiefer

Bereich Venen

	Punkt-Nr.	EAV-Meßpunkt für	Bild-Nr.
◉	Kr 8	SMP venöses Gefäßsystem	1
	Lu 8	Venen obere Extremität	1
	Le 7	Venen untere Extremität	2
	Ma 33	Venen Bauchraum	3
	M/P 10	Venen kleines Becken	3
	Bl 63a	Vena iliaca communis	5
	Bl 64a	venöser Plexus prostaticus / uterovaginalis	4
	sec	Sinus cavernosus (Dr. *Beisch*, Brillenstegpunkt) Dieser „besondere“ venöse Sinus wird im Bereich Nase-Nebenhöhlen dargestellt	6

Weitere Venenangaben in den einzelnen Bereichen.

1

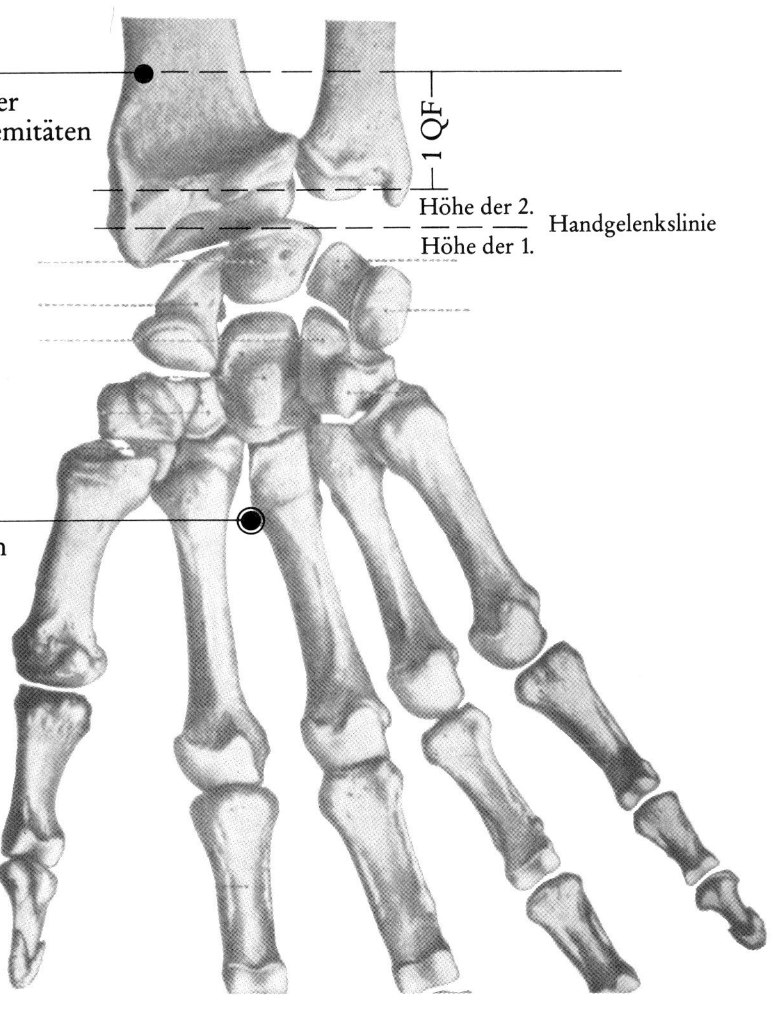

Bereich Venen

2

re Tibia kranial

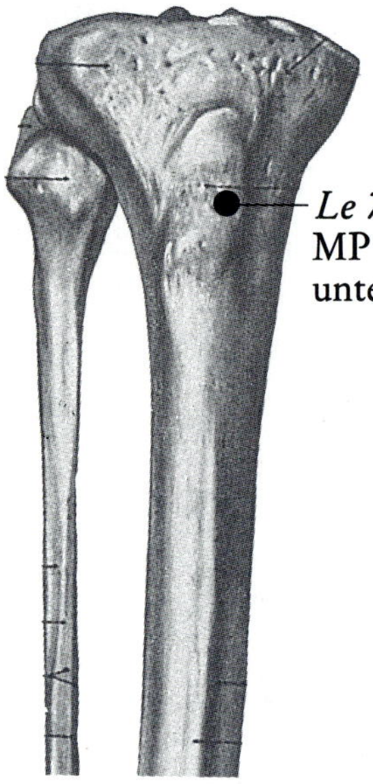

Le 7
MP Venen der
unteren Extremitäten

re Oberschenkel

3

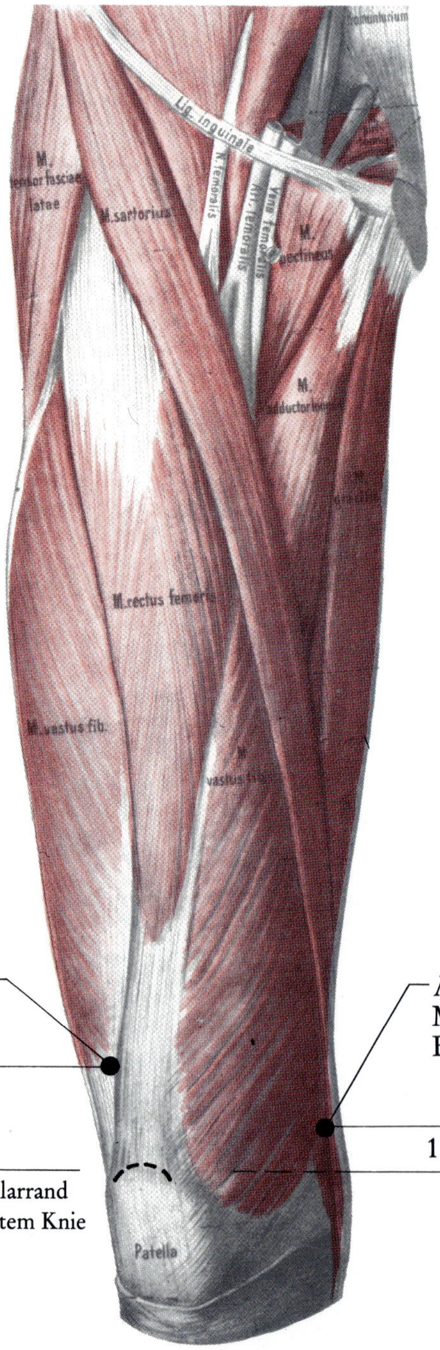

Ma 33
MP Bauchvenen

2 QF

oberer Patellarrand
bei gestrecktem Knie

M/P 10
MP Venen im
Beckenbereich

1 QF

Bereich Venen

4

re Fuß dorsal

Bl 64a
MP venöser Plexus
prostaticus / uterovaginalis

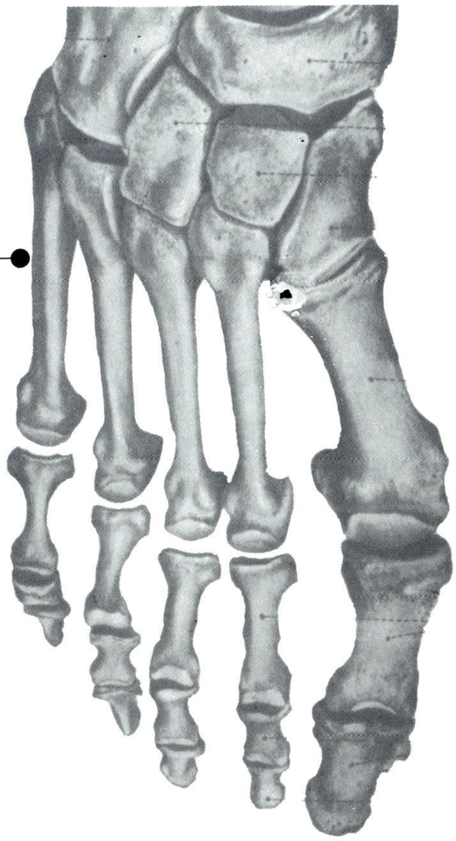

5

re Fuß außen

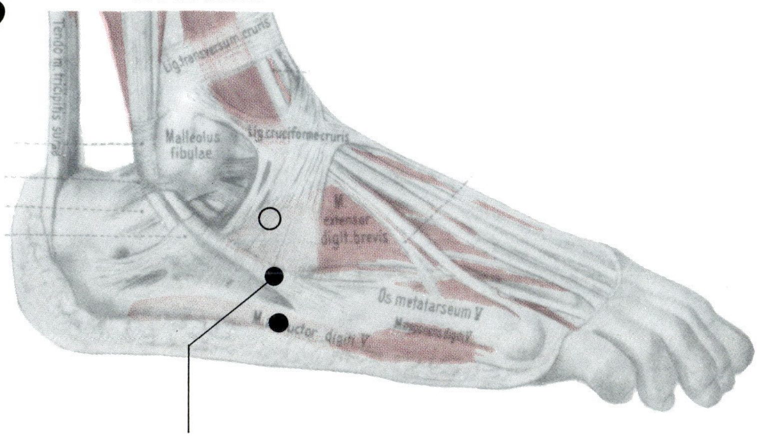

Bl 63a
MP Vena iliaca
communis

Bereich Venen

6

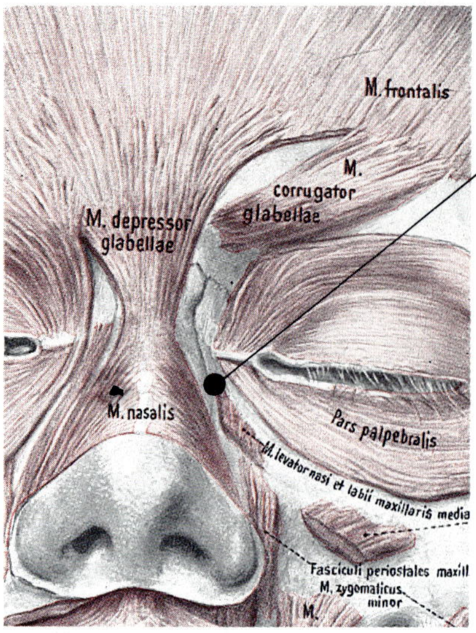

sec
MP Sinus
cavernosus

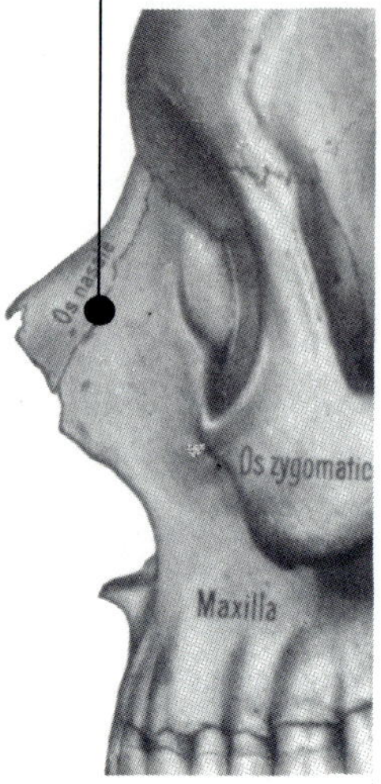

8	7	6	5	4	3	2	1	Odontone im Oberkiefer
8	7	(6)	5	4	3	2	1	Odontone im Unterkiefer

Bereich Lymphsystem

	Punkt-Nr.	EAV-Meßpunkt für	Bild-Nr.
◉	Kr 7b = Ly 11	SMP Lymphgefäßsystem	1+2
OD	OD 1-1	Lymphbelastung durch Organdegeneration	4
Vasa	Kr 8f	Vasa lymphatica vasorum	4
Extremitäten	Ly 6 Di 12	Lymphgefäße, obere Extremität und Brustraum Lymphgefäße, Unterarm, Hand, Finger	3 5
	M/P 9 Bl 53	Lymphgefäße, untere Extremität Lymphgefäße, Unterschenkel, Fuß, Zehen	8 6
untere Körperhälfte	Ly 10 Ly 7 li/re	beide Trunci lumbales (Lymphgefäße aus Beinen, Becken, Urogenitalsystem, paarigem Baucheingeweide, Teilen der Bauchwand. Einfluß auf Lymphgefäße Bauchraum, die die Blutgefäße begleiten) Trunci intestinales (Lymphe aus unpaaren Bauchorganen / Gekröselymphdrüsen)	7 3
		Das Hauptlymphgefäß ist der **Ductus thoracicus** (= Milchbrustgang = Ductus lymphaticus sinister), weil er linksseitig laufend die Lymphgefäße der *ganzen unteren* und der *linken oberen* Körperhälfte aufnimmt: 3 MP: Kr 8b = abdominaler Teil = Cisterna chyli Kr 8a li = thorakaler Teil Ly 10b li = zervikaler Teil	
	Kr 8b	Cisterna chyli (= Ductus thoracicus **Bauchteil**); hat Beziehung zum Peritoneum aller Bauchorgane. Sie nimmt auf und beinhaltet: Ly 10 und Ly 7	4
obere Körperhälfte	Kr 8a li Ly 9a Ly 10b li	Ductus thoracicus **Brustteil**. Beziehung zu Perikard und Pleura. Bei ZA evtl. Druckbelastung durch Erkrankung von linksseitigem Aortenbogen, Aorta thoracica, Ösophagus Plexus lymphaticus aorticus mit Lnn. aortici Ductus thoracicus **Halsteil**. Nimmt nur von li auf: Ly 10a Truncus subclavius (Arm) Ma 10b Truncus jugularis (Kopf und Hals) Ma 12b Truncus bronchomediastinalis (Prätrachealgegend) Ma 12a Truncus des vorderen Mediastinums	1 7 9 9 9 9 9
	Kr 8e re = Ly 10b re	Truncus lymphaticus dexter = Ductus thoracicus accessorius kurzer Stamm, der alle Lymphgefäße der rechten oberen Körperhälfte aufnimmt	1 9

Bereich Lymphsystem

	Punkt-Nr.	EAV-Meßpunkt für	Bild-Nr.
Steuerung	Ly 12	pSMP *epigastrische* Lymphdrüsen beeinflußt: WS, Medulla oblongata, Ni, Ma, M/P, alle 5 Tonsillen	2
	Ly 13	pSMP *mesogastrische* Lymphdrüsen beeinflußt: Gb, Sympathikus, Rückenmark, Siebbeinzellen, Keilbeinhöhle, Gelenke der oberen Extremität	10
	Ly 14	pSMP *hypogastrische* Lymphdrüsen beeinflußt: WS, Rückenmark, urogenitaler Raum, Kieferhöhle, Epiphyse, Nebenniere	10
Kopf	3E 16a	Lymphonodi cervicales profundi Sammelpunkt für gesamte Lymphe des Kopfes und Teil des Halses ...	2

Weitere Lymphangaben in den einzelnen Bereichen!

1

re Hand volar

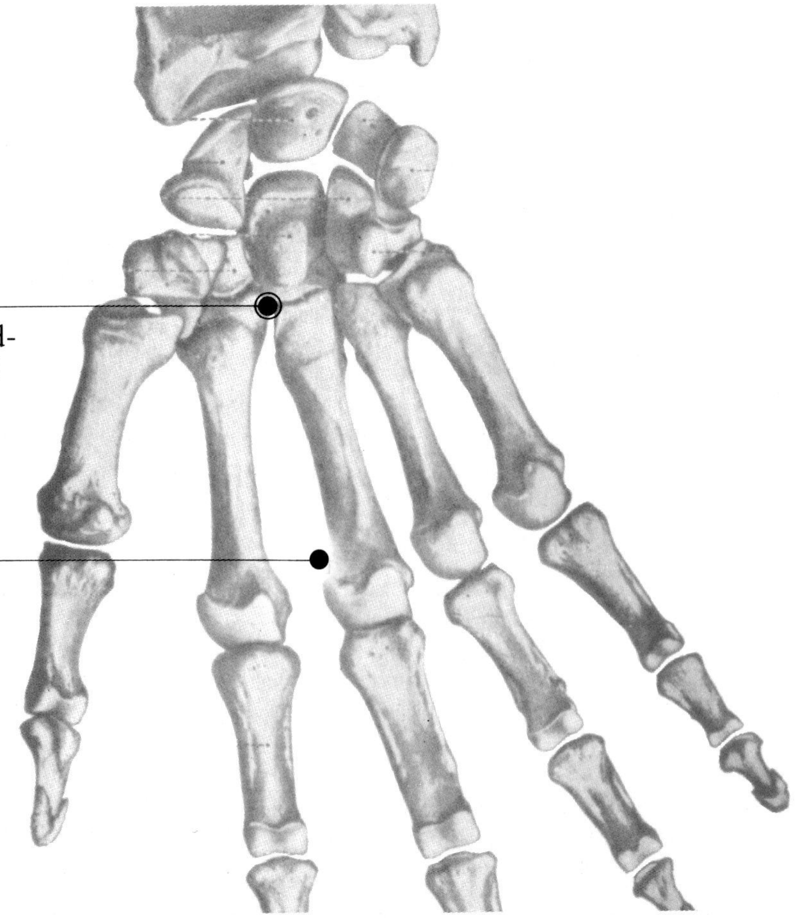

Kr 7b
SMP Lymphsystem (bei Handamputierten 11. Lymphpunkt)

Kr 8a
MP li: Ductus thoracicus
MP re: Truncus lymphaticus dexter

Bereich Lymphsystem

2

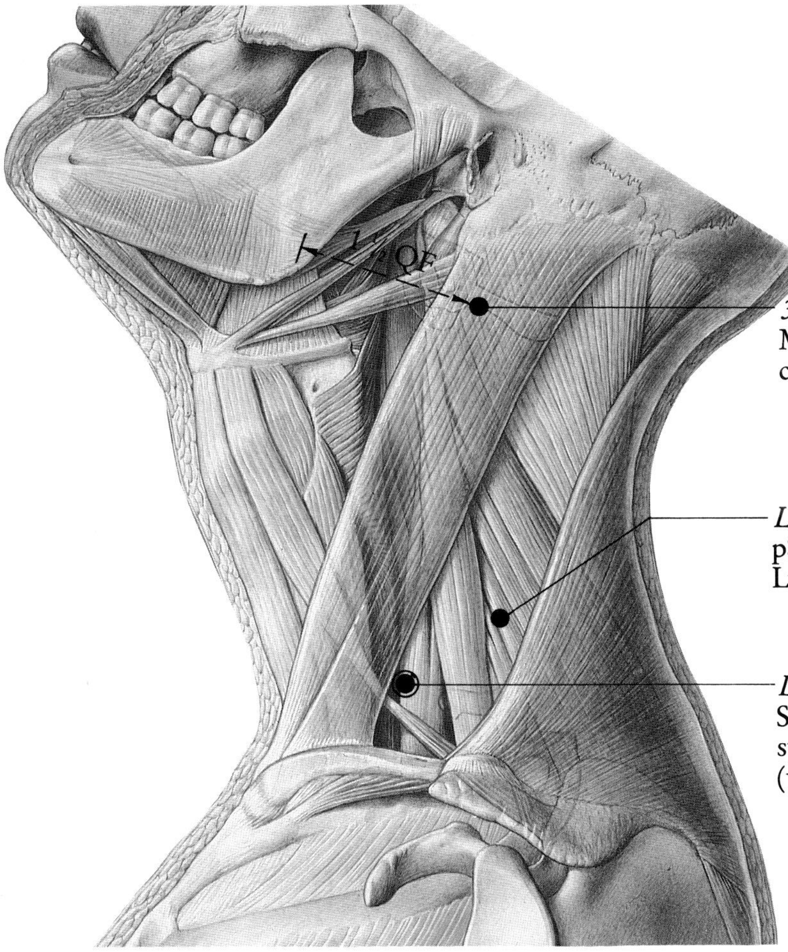

Bereich Lymphsystem

3

re Unterarm innen

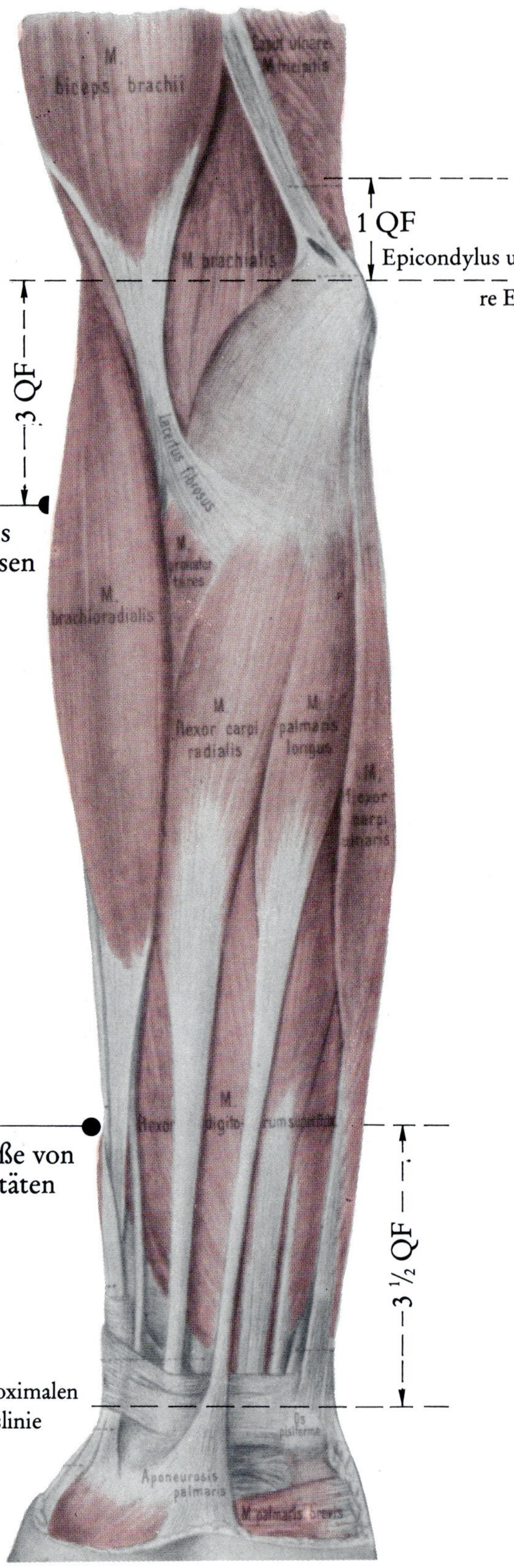

1 QF
Epicondylus ulnaris humeri
re Ellbeugenfalte

3 QF

Ly 7
MP Truncus intestinalis
mit Gekröselymphdrüsen

Ly 6
MP Lymphgefäße von
oberen Extremitäten
und Brustraum

3 ½ QF

Höhe der proximalen
Handgelenkslinie

Bereich Lymphsystem

4 re Hand dorsal

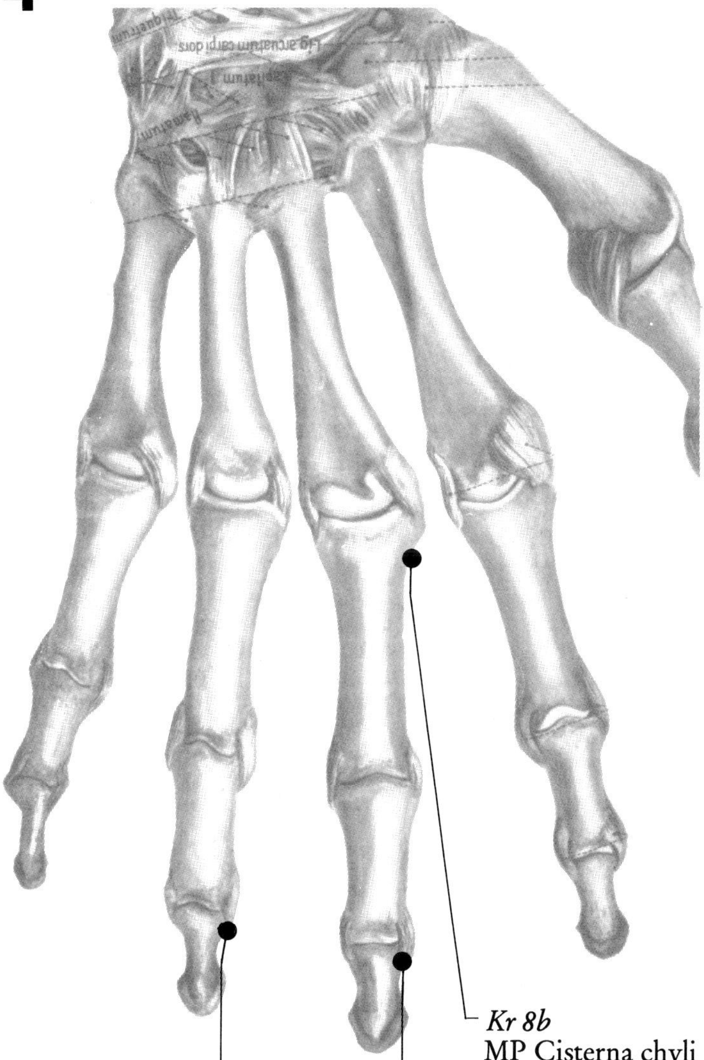

Kr 8b
MP Cisterna chyli

Kr 8f
MP Vasa lymphatica vasorum

OD 1-1
MP Lymphbelastung durch Organdegeneration

Bereich Lymphsystem

5

re Arm Außenseite

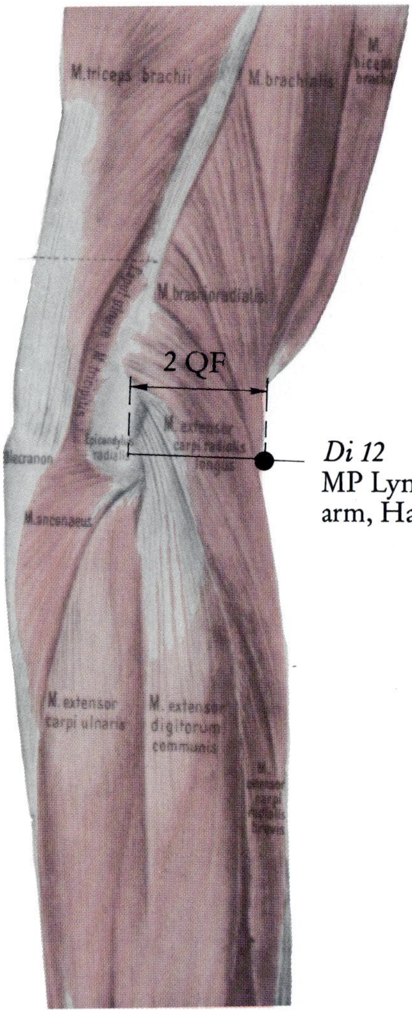

Di 12
MP Lymphgefäße Unterarm, Hand und Finger

Oberschenkel dorsal

6

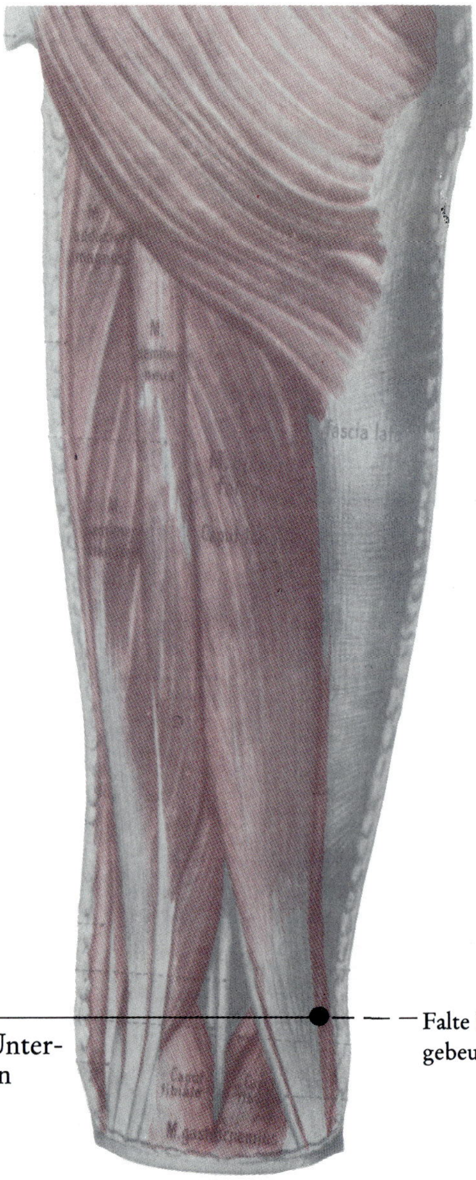

Bl 53
MP Lymphgefäße von Unterschenkel, Fuß und Zehen

Falte bei gebeugtem Knie

Bereich Lymphsystem

7

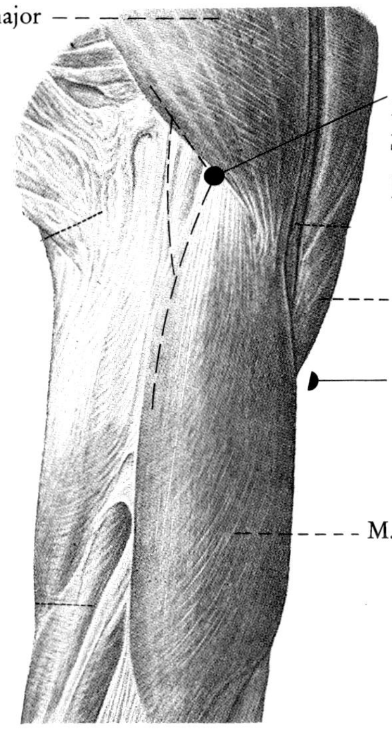

8

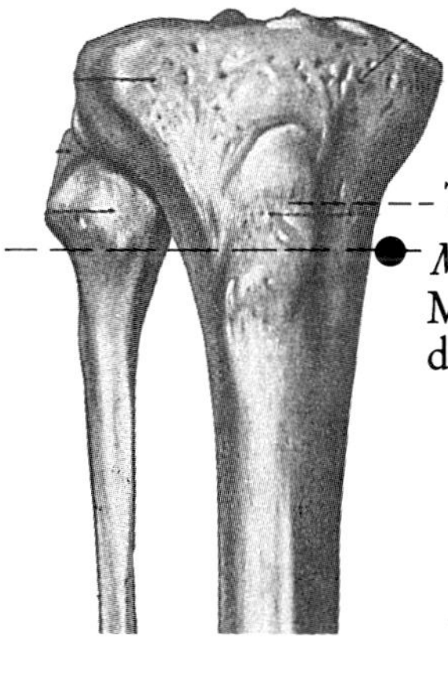

Bereich Lymphsystem

9

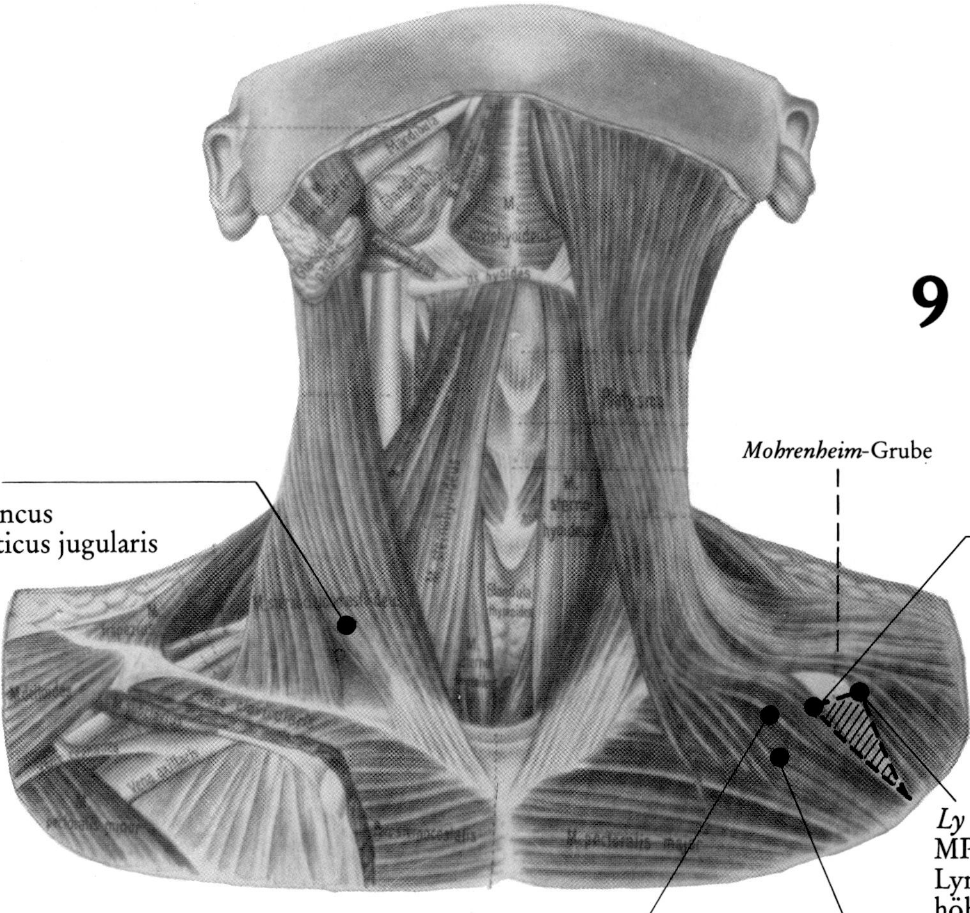

Bereich Lymphsystem

10

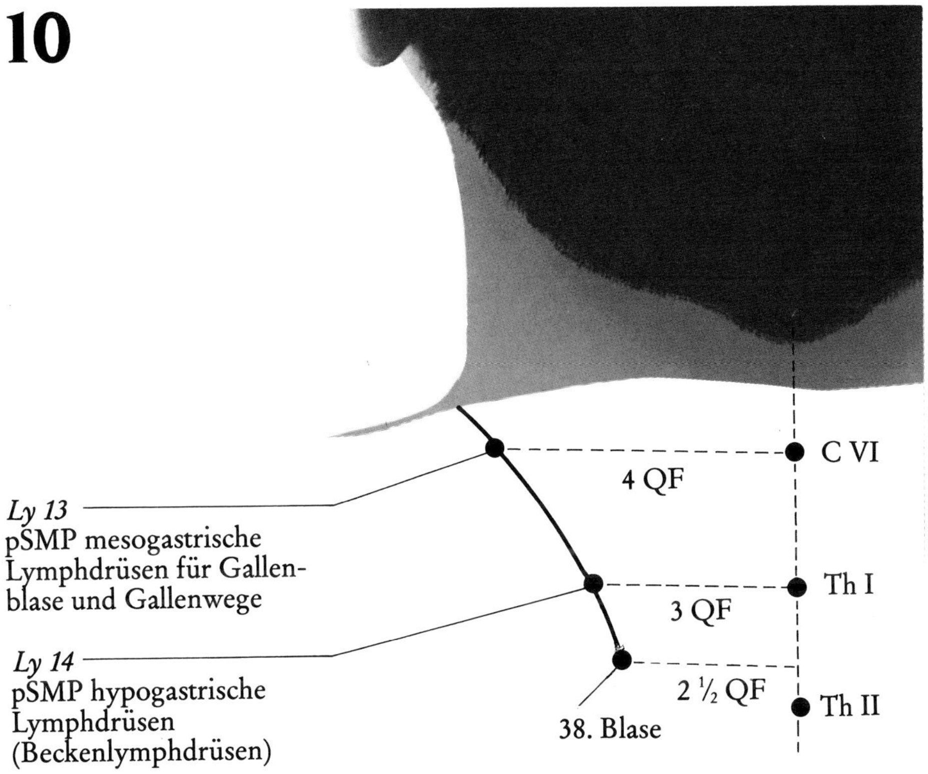

8	7	6	5	4	3	2	1	Odontone im Oberkiefer
8	7	6	(5)	4	3	2	1	Odontone im Unterkiefer

Bereich Serosa (Verklebungsdiagnostik)

	Punkt-Nr.	EAV-Meßpunkt für	Lymphgefäße der Serosa	Bild-Nr.
Kopf	ND 1c	Meningen und Rückenmarkshüllen		1
	3E 19	Meningen		4
Brust	He 8a	Perikard	He 8a-1	2
	Lu 10a	Pleura	Lu 10a-1 ...	2
Bauch	Ma 31a	Bursa omentalis, Vorderwand für Ma		5
	Le 10	Bursa omentalis, Hinterwand für M/P und Le		5
	Di 3a	Omentum majus		1
	Di 1c	Peritoneum Di	Di 1b-1	1
	Dü 1c re	Peritoneum Duodenum, Ileum terminale	Dü 1b-1	1
	Dü 1c li	Peritoneum Duodenum, Ileum, Jejunum	Dü 1b-1	1
	Pa 1b	Peritoneum Pa	Pa 1a-1	3
	Mi 1b	Peritoneum Mi	Mi 1a-1	3
	Le 1b	Peritoneum Le	Le 1a-1	3
	Ma 44a	Peritoneum Ma	Ma 44a-1 ...	3
	Gb 43a	Peritoneum Gb	Gb 43a-1 ...	3
	Ni 1-4	Peritoneum Ni	Ni 1-3-1 ...	3
Becken	Bl 66a	Peritoneum Bl	Bl 66a-1	3
	OD 1d	Degenerationsgeschehen gesamte Pleura		1
	OD 1c	Degenerationsgeschehen gesamtes Peritoneum		1

Bereich Serosa (Verklebungsdiagnostik)

1

re Hand dorsal

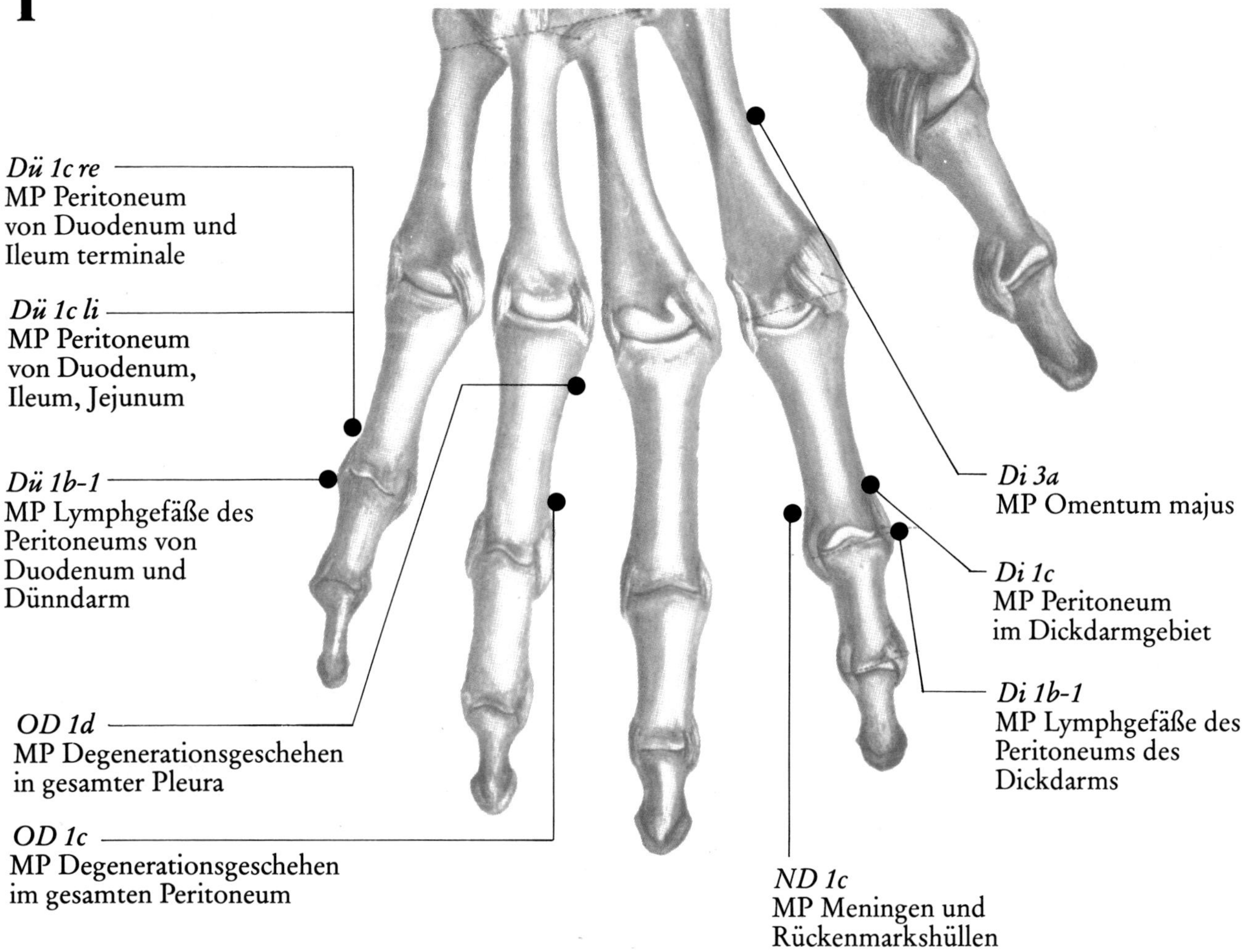

2

re Hand volar

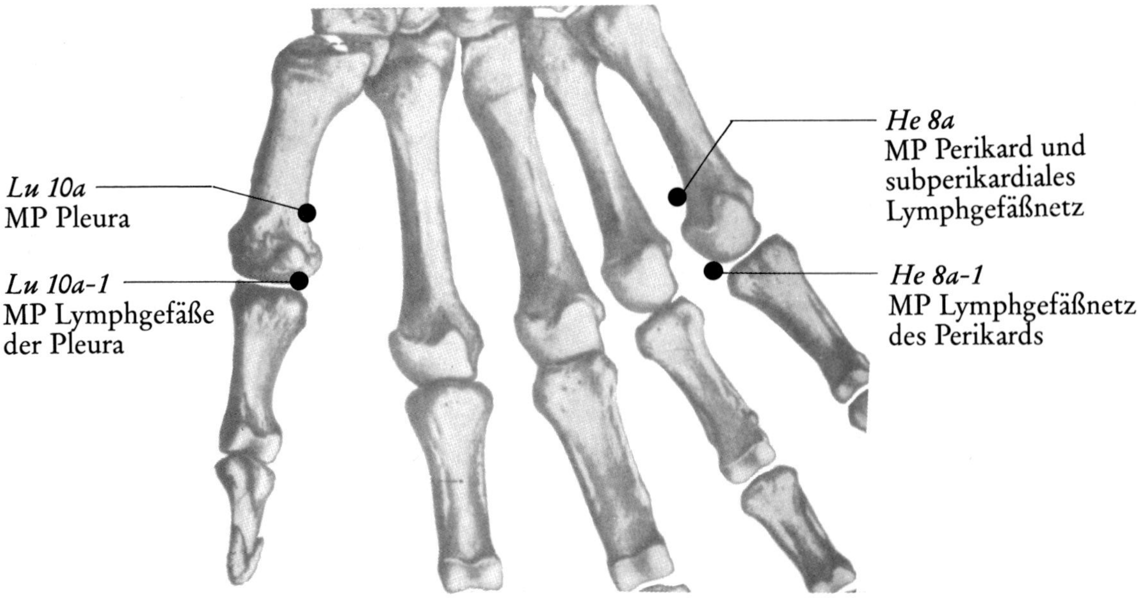

Bereich Serosa (Verklebungsdiagnostik)

3

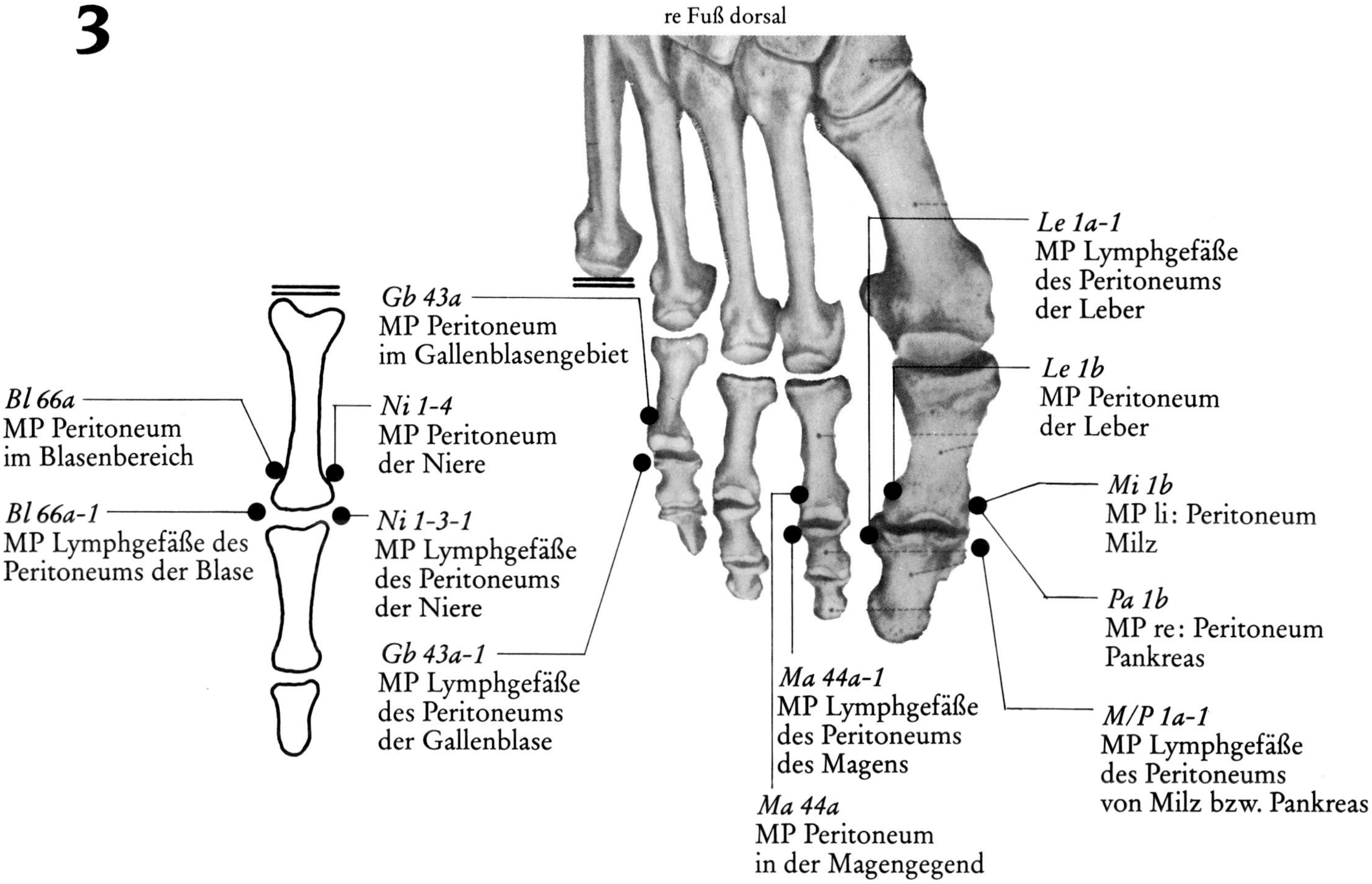

4

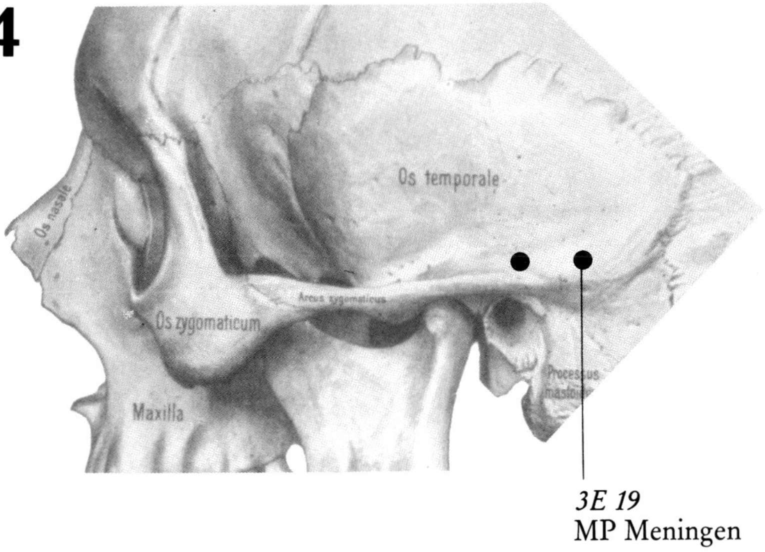

Bereich Serosa (Verklebungsdiagnostik)

5

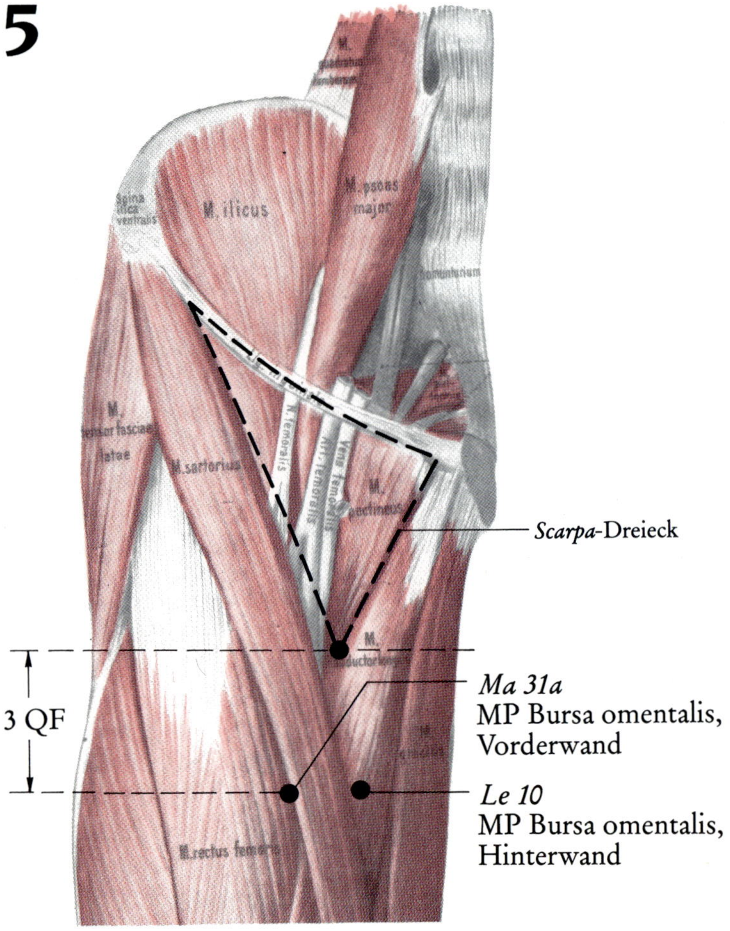

Bereich Allergie

	Punkt-Nr.	EAV-Meßpunkt für	Bild-Nr.
◉	Al 1b	KMP Allergie	1
Organ	Al 1 Al 2 Al 3 Al 4	Allergie unterer Körperabschnitt (bis Zwerchfell) . . . . Allergie oberer Körperabschnitt (mit Hals) . . . . Allergie Kopf . . . . Allergie Kopfhaare (Dr. *Begher*)	1 1 1 1
Vasa	Al 1c	Gefäßsklerose	1
Ly	Al 1-1	fokaltoxische allergische Belastung	1
○	Al 1a	vegetative allergische Belastung	1

Bereich Allergie

1

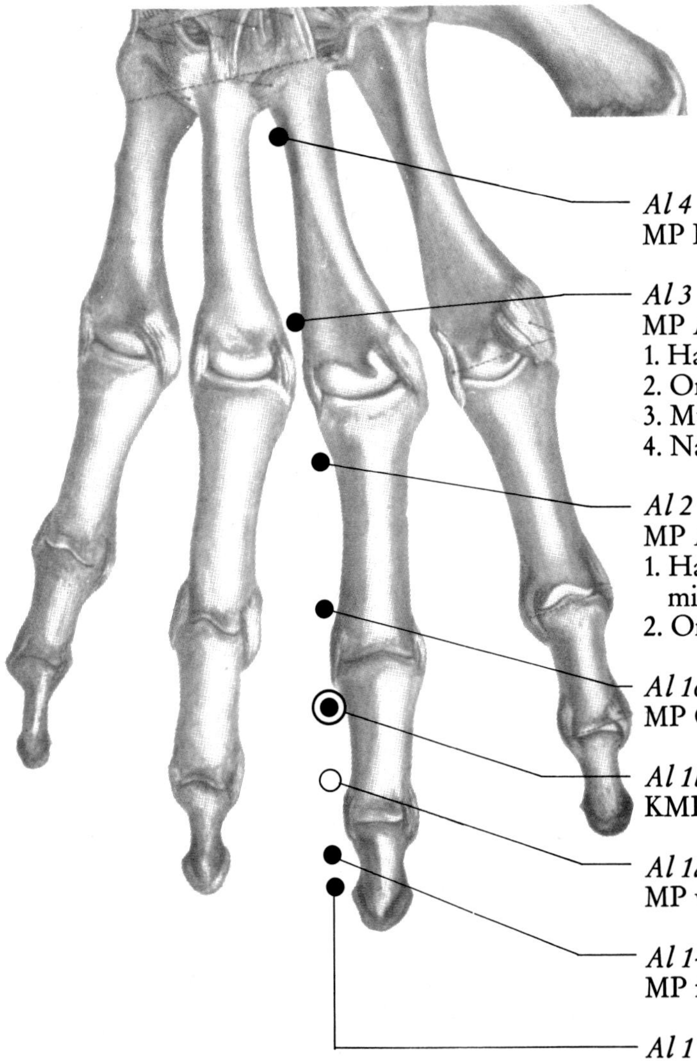

Al 4
MP Kopfhaare

Al 3
MP Allergie für
1. Haut des Kopfes
2. Organe im Kopf
3. Mundhöhle
4. Nasen- und Nasennebenhöhlen

Al 2
MP Allergie für
1. Haut oberer Körperabschnitt mit oberen Extremitäten
2. Organe im Brustraum und im Hals

Al 1c
MP Gefäßsklerose

Al 1b
KMP Allergie

Al 1a
MP vegetative allergische Steuerung

Al 1-1
MP fokaltoxische allergische Belastung

Al 1
MP Allergie für
1. Haut, unterer Körperabschnitt mit unteren Extremitäten
2. Organe im Bauch und im kleinen Becken

Bereich Organdegeneration (OD)

	Punkt-Nr.	EAV-Meßpunkt für	Bild-Nr.
◉	GG 23-1a	KMP OD im ganzen Körper (Zyklopenauge)	1
	Gb 8	SMP Tuber cinereum, zentrale Steuerung des Yin-Prinzips	4
	OD 1b	KMP OD (nicht endokrine und Mamma-Drüsen!)	2
Organ	OD 1	OD im Bauchraum und Becken (Ersatz: OD 4)	2
	OD 2	OD im Brustraum und Hals (Ersatz: OD 5)	2
	OD 3	OD im Kopf (Ersatz: OD 6)	2
Ly	OD 1-1	Lymphbelastung durch OD	2
Serosa	OD 1c	OD im gesamten Peritoneum	2
	OD 1d	OD in der gesamten Pleura	2
○□	OD 1a	Vegetative Fehlsteuerung bei OD	2
	Pa 4a	Dr. *Mücke*: Hinweis auf degenerativen und destruktiven Prozeß im Körper (*Pischingers* Grundsystem)	3
	Mi 4a	Hinweis auf geophysikalische Belastung	3

Bemerkung: Die von *Voll* gefundenen Punkte für Nervendegeneration, Gefäßdegeneration (Allergie), parenchymatöse und epitheliale Organdegeneration, Gelenkdegeneration, bindegewebige bzw. interstitielle Degeneration und fettige Degeneration unterliegen dem Yin-Prinzip.

1

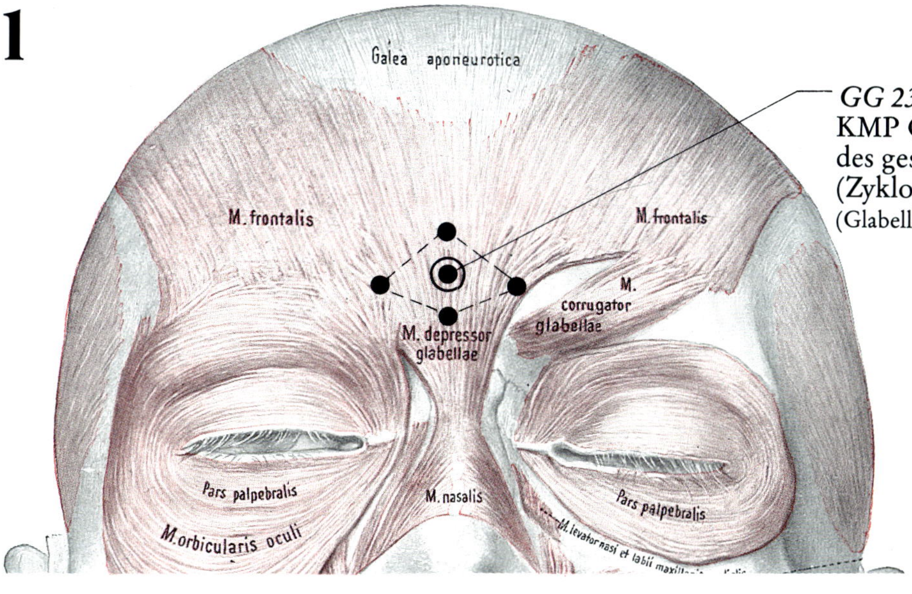

GG 23-1a
KMP Organdegeneration des gesamten Körpers (Zyklopenaugen-Meßpunkt)
(Glabellamitte)

Bereich Organdegeneration (OD)

2

re Hand dorsal

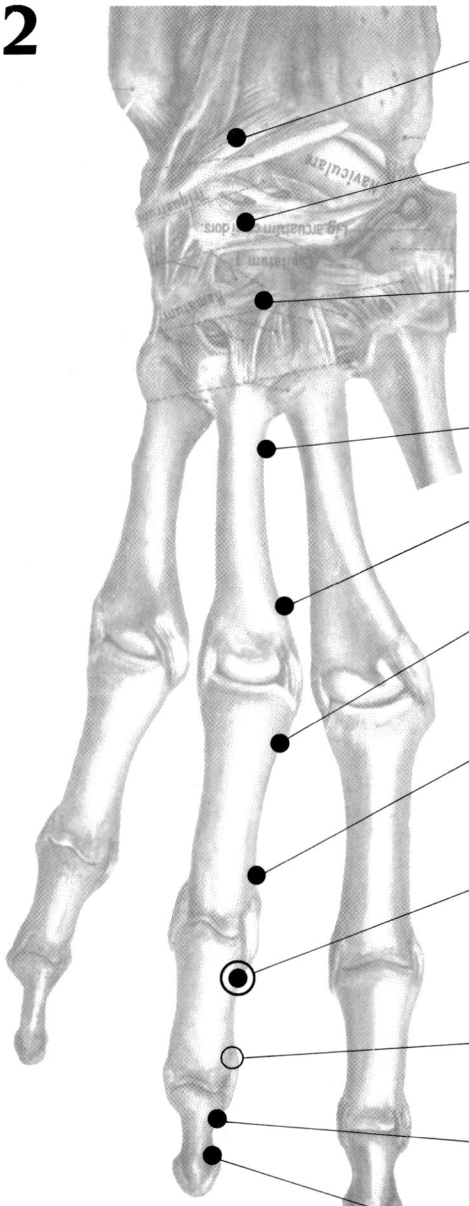

Bereich Organdegeneration (OD)

3

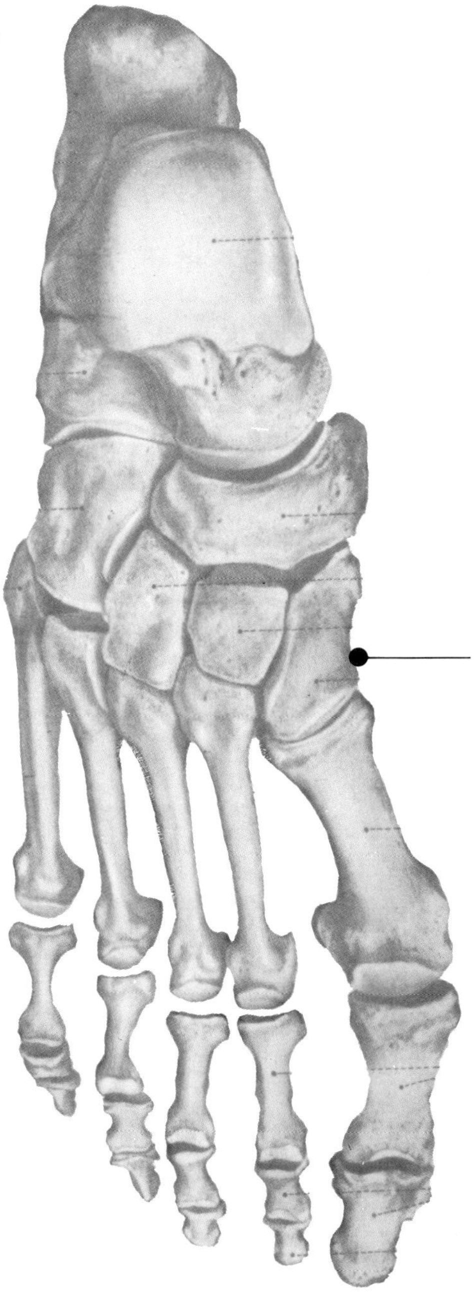

M/P 4a
MP li: Hinweis für geopathische Belastung
MP re: Persönliche Mitteilung von Dr. *Mücke*: Hinweis auf degenerativen und destruktiven Prozeß im Körper, *Pischingers* Grundsystem

Bereich Organdegeneration (OD)

4

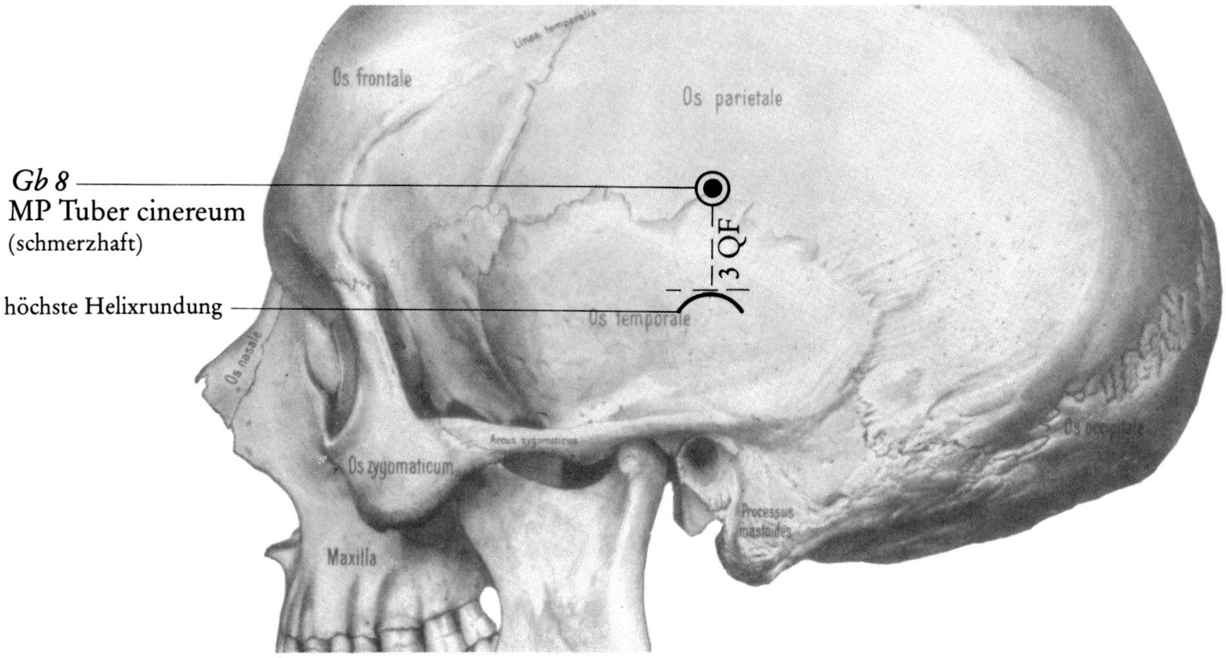

Bereich Endokrinium

	Punkt-Nr.	EAV-Meßpunkt für	Bild-Nr.
◉	3E 1b	KMP aller endokrinen Drüsen	1
Kopf	3E 3	pSMP Hypophyse und Epiphyse	1
	3E 16	Hypophysenvorderlappen = Adenohypophyse (= Dü 15 = Gb 21)	3
	Gb 20a	Hypophysenzwischenlappen	3
	Gb 12	Hypophysenhinterlappen = Neurohypophyse	2
	Bl 8	Zirbeldrüse = Epiphyse	4
Hals	3E 2	pSMP Schilddrüse, Nebenschilddrüse und Thymus	1
	Ma 10	Thyreoidea	5
	Ma 9	Parathyreoidea	5
	Ma 11	Thymus	5
Bauch	3E 1	pSMP Keimdrüsen und Nebennieren	1
	3E 1c	innere Sekretion Pankreas (re = Kopf und Körper / li = Schwanz) Insulinleistung des Pa (Dr. *Palfner*)	1
	Le 11	Keimdrüsen (Hoden/Ovarien) (= M/P 11 = Ma 31)	6
	Bl 22	Nebennieren	8
	Ni 10a	Nebennierenmark	6
	Ni 10b	Nebennierenrinde	6
Ly	3E 1-1	Lymphgefäße der endokrinen Drüsen inkl. Mamma	1
	Ly 9	Lymphgefäße der endokrinen Drüsen inkl. Mamma	10
	Ly 14	pSMP hypogastrische Lymphdrüsen (Epiphyse, Nebenniere)	11
	M/P 12	Vasa lymphatica der Gonaden	6
	Ly 11	SMP Lymphgefäßsystem (Thymus, Schild- und Nebenschilddrüse, Gonaden)	5
	3E 16a	Lymphonodi cervicales profundi (Schild- und Nebenschilddrüse)	3
	Ni 1-1	Lymphgefäße der Niere und Nebenniere	9
Vasa	Ma 12	Sinus caroticus (Schilddrüse)	5
	Bl 46	Arteria suprarenalis (Dr. *Beisch*)	13

Bereich Endokrinium

	Punkt-Nr.	EAV-Meßpunkt für	Bild-Nr.
	3E 1a	pSMP Kopfganglien (endokrine Drüsen im Halsbereich)	1
	Bl 10a	Ganglion cervicale superius (Schilddrüse)	4
	Bl 10b	Ganglion cervicale medium (Schilddrüse)	4
	Bl 10c	Ganglion cervicale inferius (Schilddrüse und Epithelkörperchen)	4
	Ma 44c	Plexus coeliacus (endokrine Drüsen im Bauchraum)	9
	Ni 1b	Plexus suprarenalis (Nebennieren)	9
○	Ma 19	Plexus phrenicus (Nebennieren)	7
	Gb 43c	Plexus hepaticus (Pankreas, re = Kopf, li = Schwanz)	9
	Ma 23 re	Plexus pankreaticus (Pankreas, re = Kopf)	7
	Ma 22 li	Plexus lienalis (Pankreas, li = Schwanz)	7
	Dü 1a re	Plexus mesentericus superior (Pankreas, Ovar)	1
	Ni 1-2	Plexus renalis (Gonaden)	9
	Ma 30a	Plexus testicularis / ovaricus (Gonaden)	6
	Ma 21	Vagus, Bauchteil	7
	Ni 20	Vagus, Rami coeliaci (Pankreas)	7
	Ni 21	Vagus, Rami hepatici (Pankreas)	7
□	Ni 19	Vagus, Rami renales (Nebennieren)	7
	Bl 35	präganglionäre Fasern im Sakralmark (Gonaden)	8
	Bl 34	Nervus pelvinus (Sakralbereich)	8
	Bl 32	Nervi splanchnici pelvini (Gonaden)	8
	Bl 22	Zustimmungspunkt 3E und MP NNi	8
	KG 5	Alarmpunkt unterer 3E	12
	KG 7	Alarmpunkt mittlerer 3E	12
	KG 17	Alarmpunkt oberer 3E	12

Bereich Endokrinium

1

re Hand dorsal

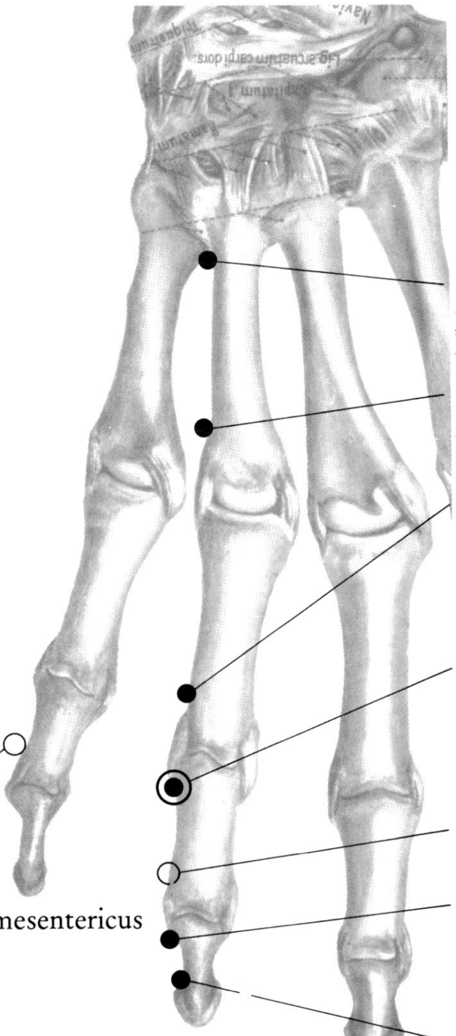

2

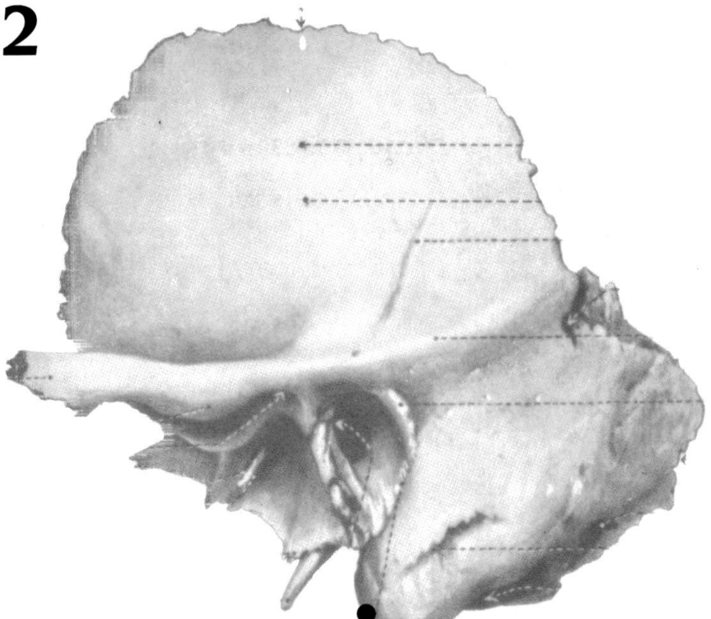
Gb 12
MP Hypophysenhinterlappen
= Neurohypophyse

3

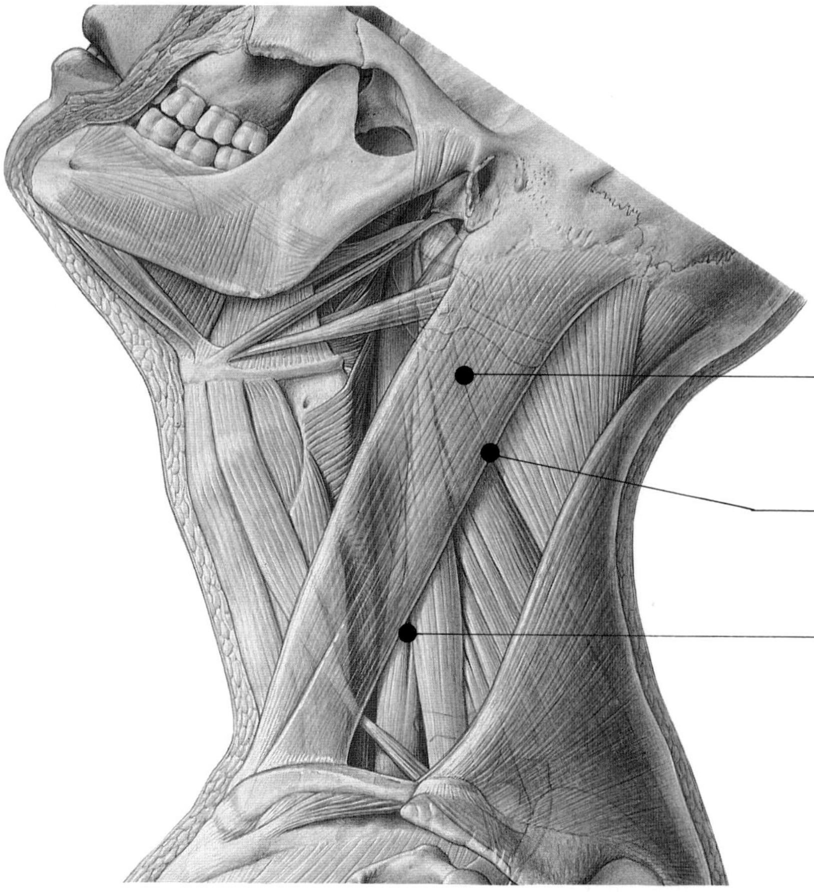
3E 16a
MP Lymphonodi cervicales profundi
Gb 20a
MP Hypophysen-zwischenlappen
3E 16
MP Hypophysen-vorderlappen

Bereich Endokrinium

4

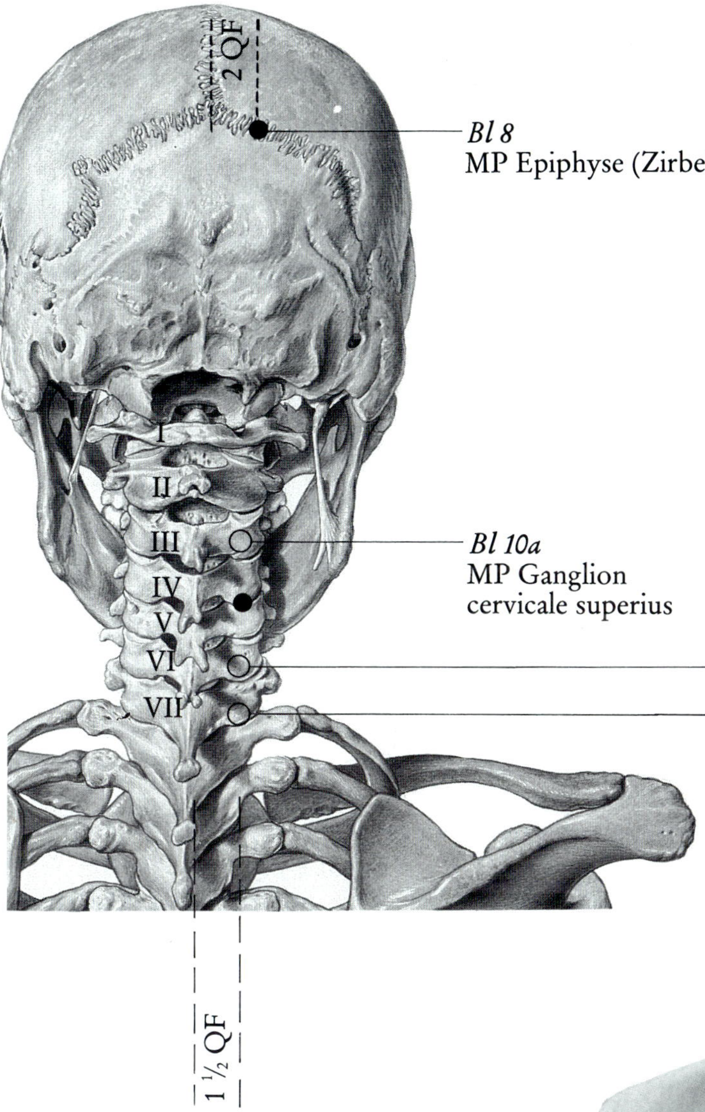

Bl 8
MP Epiphyse (Zirbeldrüse)

Bl 10a
MP Ganglion cervicale superius

Bl 10b
MP Ganglion cervicale medium

Bl 10c
MP Ganglion cervicale inferius

5

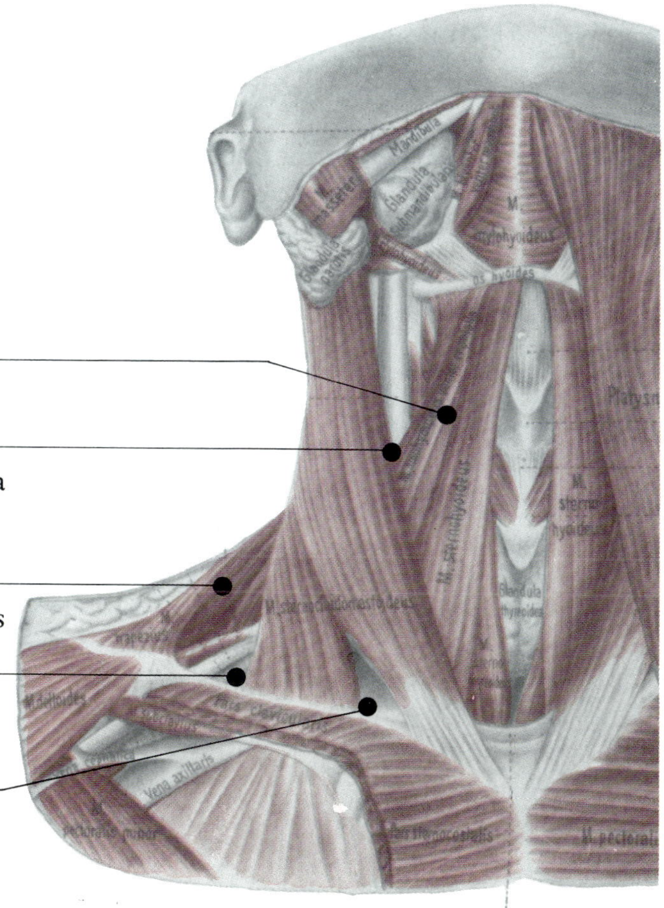

Ma 9
MP Parathyreoidea

Ma 10
MP Glandula thyreoidea

Ly 11
SMP des Lymphgefäßsystems

Ma 12
MP Sinus caroticus und A. carotis communis

Ma 11
MP Thymusdrüse

Bereich Endokrinium

6

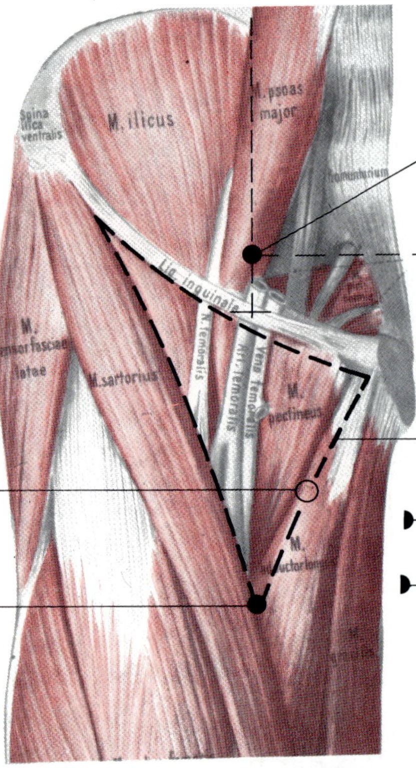

MP 12
MP Vasa lymphatica von: Hoden, Nebenhoden, Samenstrang bzw. von Eierstock und Eileiter
4 QF seitlich ML
1 cm oberhalb Leistenband

Scarpa-Dreieck

Ni 10b
MP Nebennierenrinde

Ni 10a
MP Nebennierenmark

Ma 30a
MP Plexus testicularis oder ovaricus des Bauchteils des Sympathikus

Le 11
MP Keimdrüse (Hoden, Ovar)

7

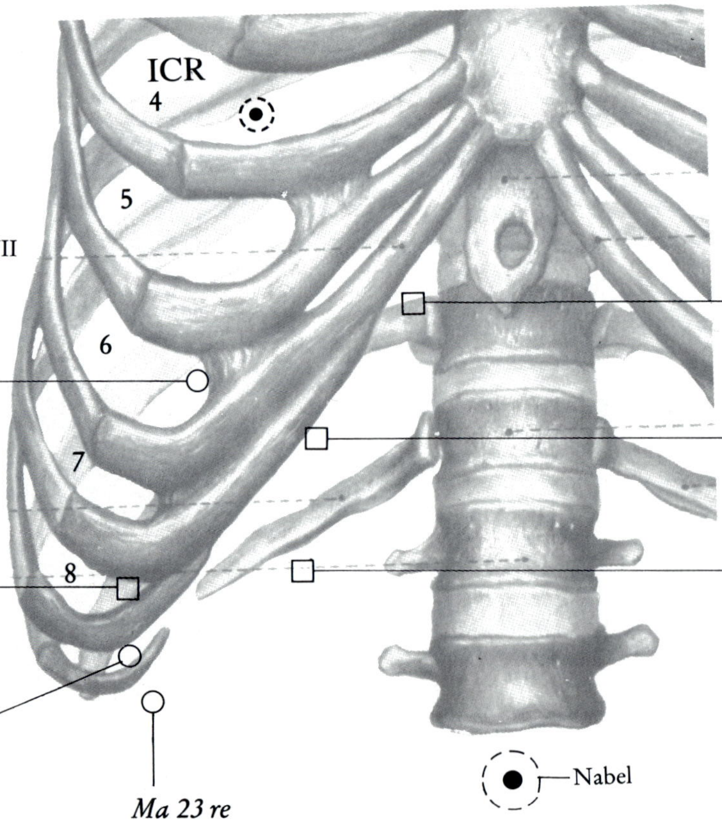

Costa VII

Ni 21
MP Rami hepatici des Vagus

Ni 20
MP Rami coeliaci des Vagus

Ni 19
MP Rami renales des Vagus

Ma 19
MP Plexus phrenicus des Sympathikus

Ma 21
MP Bauchteil des Vagus

Ma 22 li
MP Plexus lienalis

Ma 23 re
MP Plexus pancreaticus

Nabel

Bereich Endokrinium

8

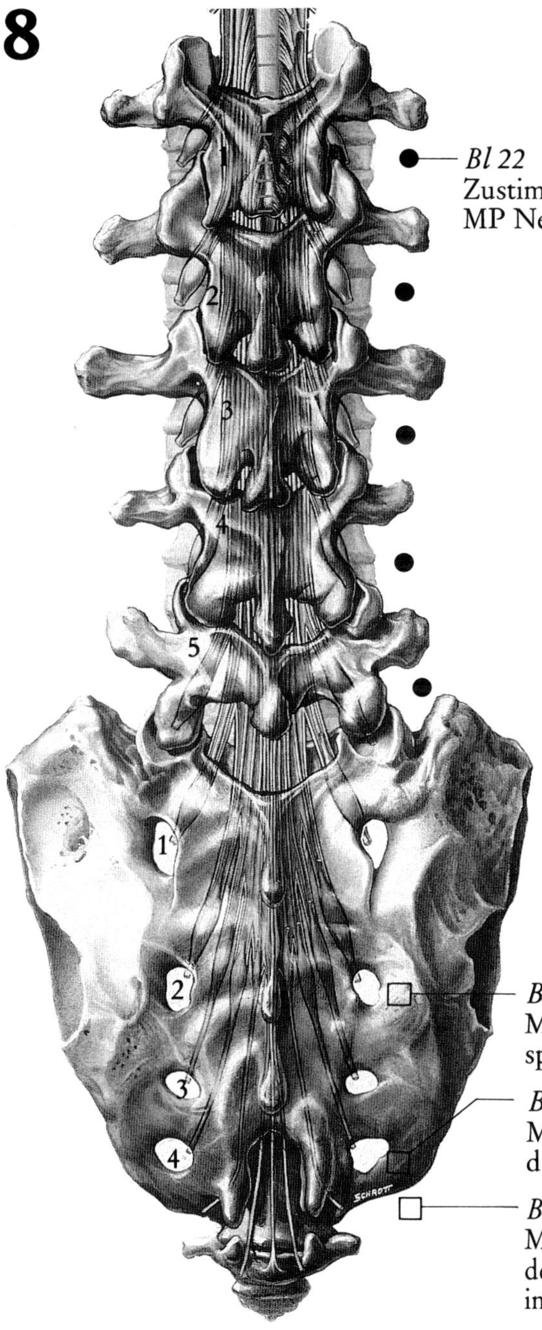

Bereich Endokrinium

9

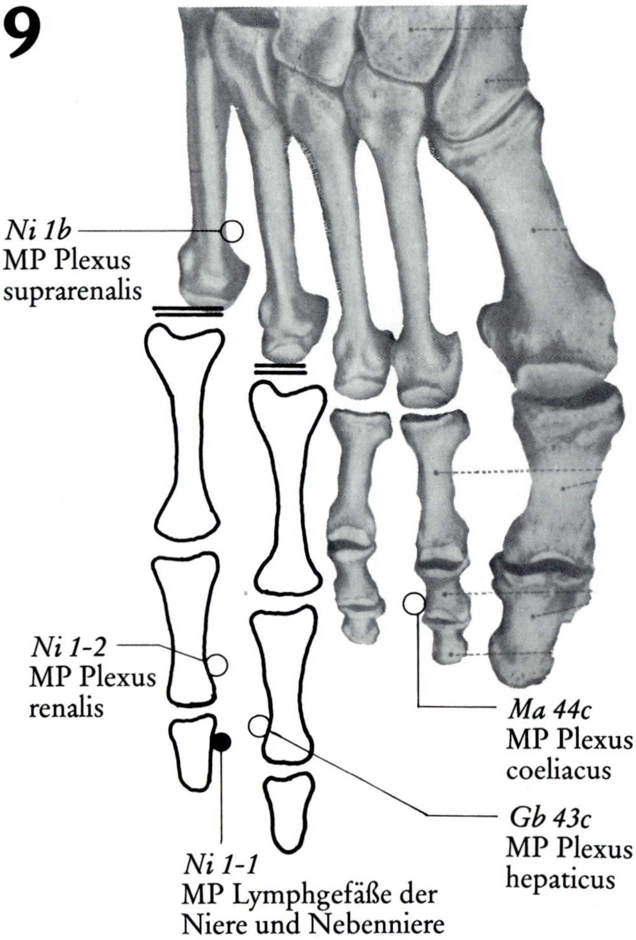

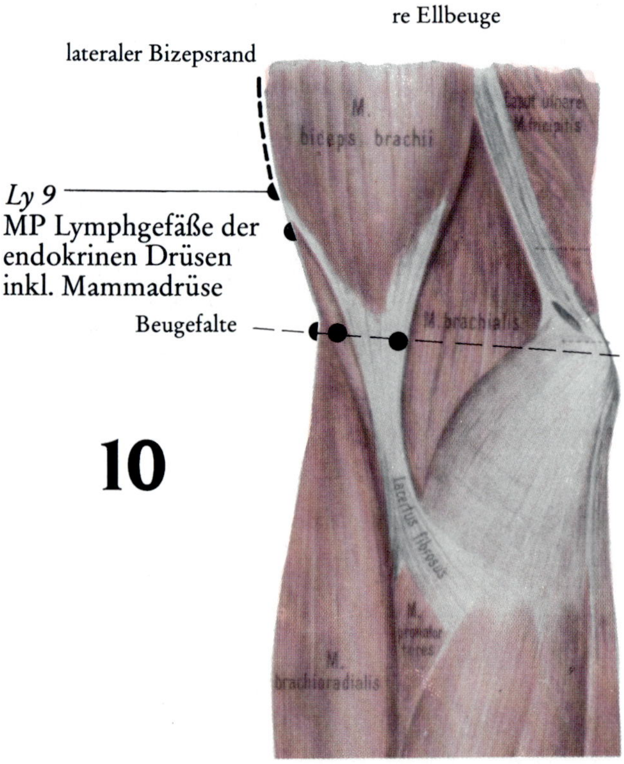

10

Bereich Endokrinium

11

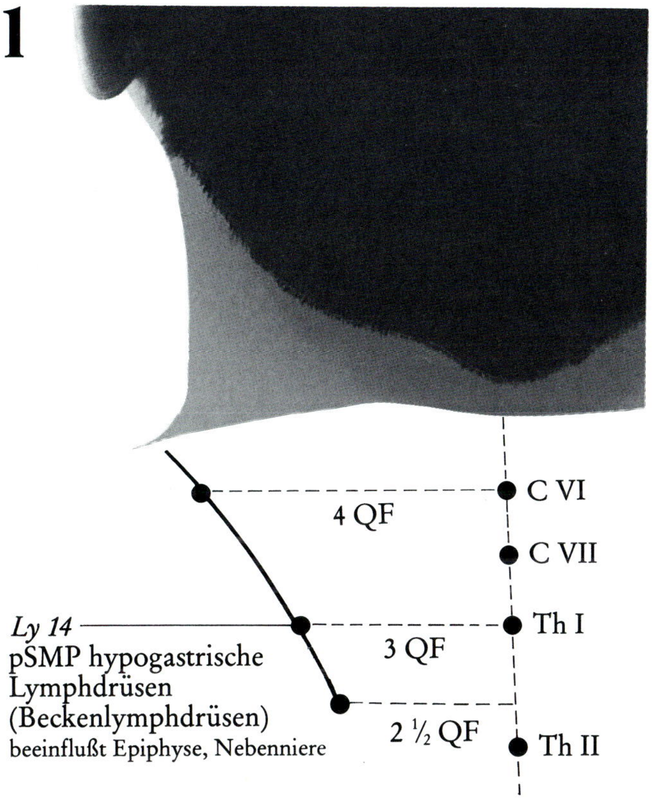

12

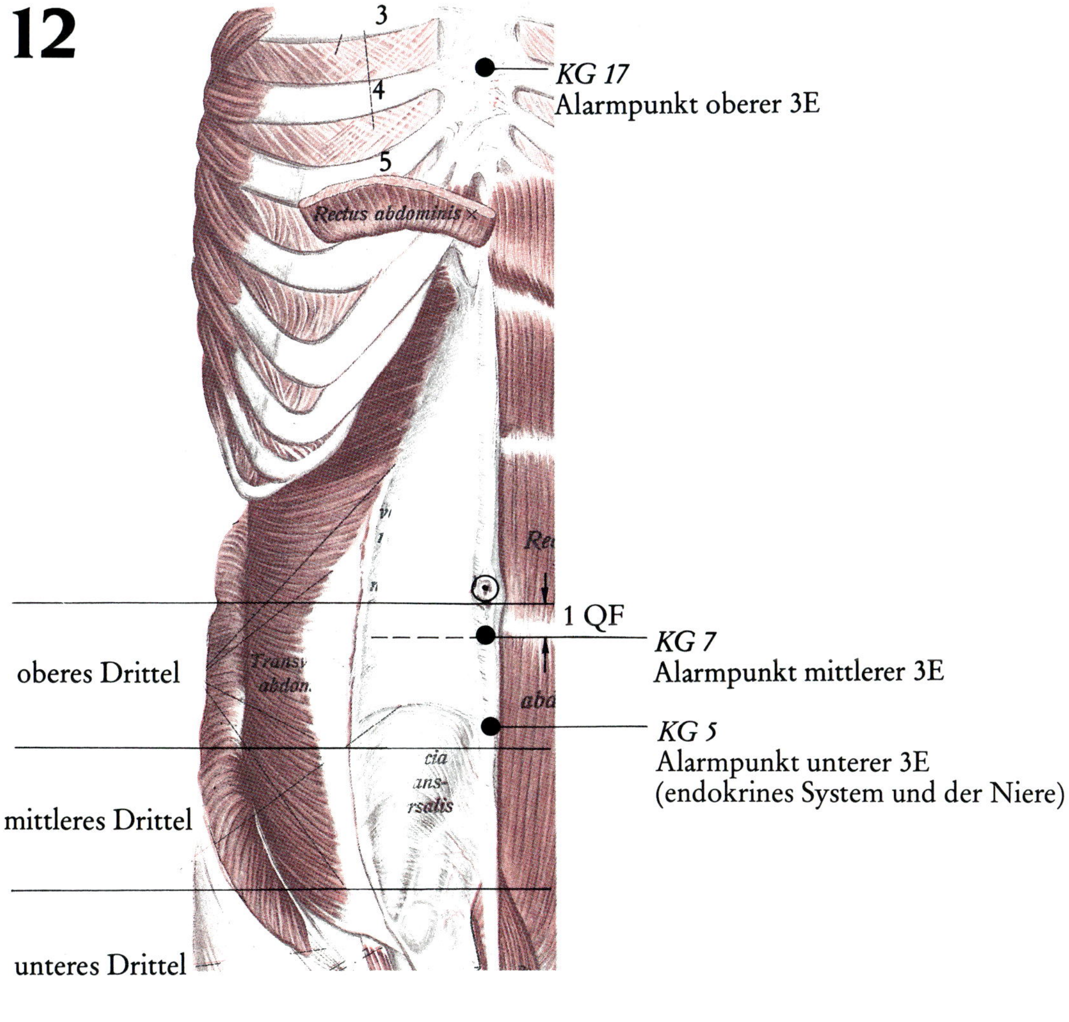

Bereich Endokrinium

13

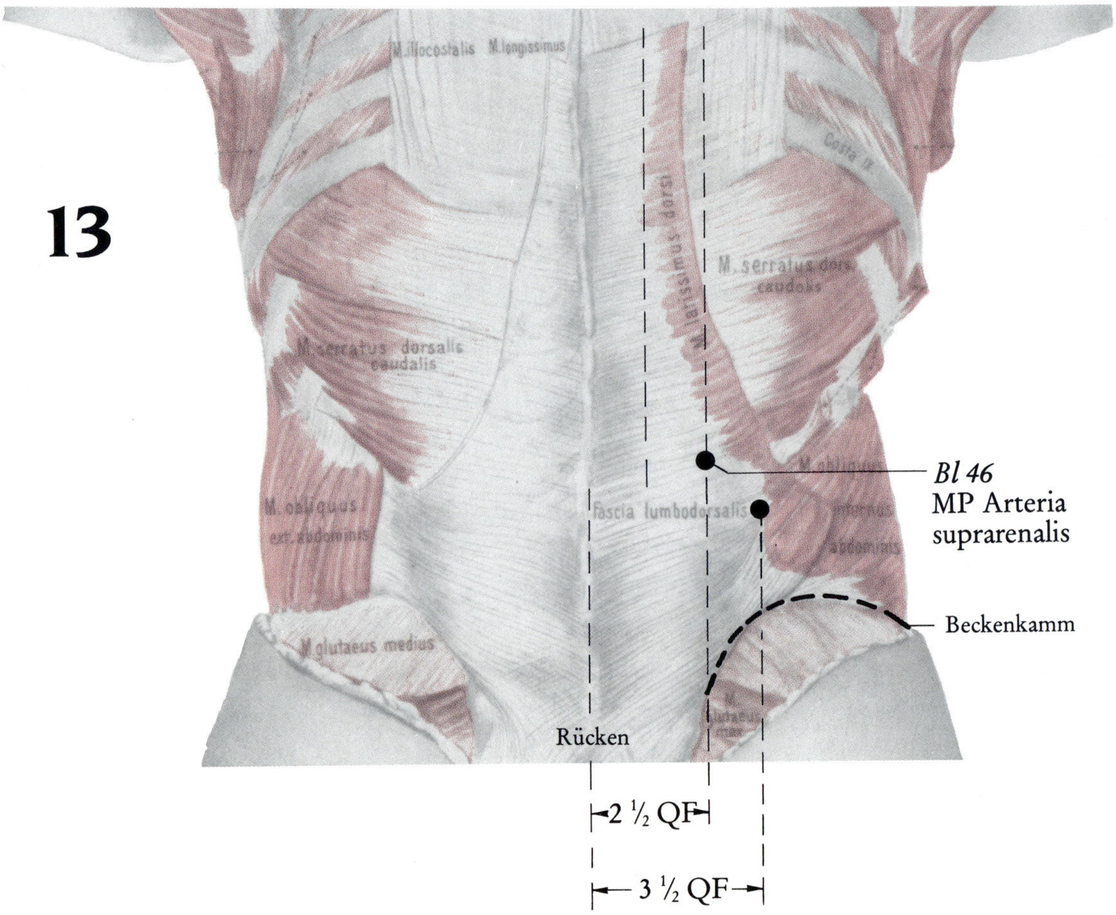

	EPI		HZL	HHL	THY	SCHI	PAR	HVL
Odontone im Oberkiefer	1	2	3	4	5	6	7	8
Odontone im Unterkiefer	1	2	3	4	5	6	7	8
	NNI		GON					NNI

EPI Epiphyse
HZL Hypophysenzwischenlappen
HHL Hypophysenhinterlappen
THY Thymus
SCHI Schilddrüse
PAR Parathyreoidea
HVL Hypophysenvorderlappen
NNI Nebenniere (8 = Dr. *Beisch*)
GON Gonaden

Bereich Mamma

	Punkt-Nr.	EAV-Meßpunkt für	Bild-Nr.
	3E 1d	Mammadrüse	1
◉	Ma 41a	Mammadrüse	3
	Ma 17	Mammadrüse	2
	BD 1b	KMP gutartige Bindegewebsgeschwülste im Körper	3
bene	BD 2	gutartige Bindegewebsgeschwülste Brustraum, Hals	3
	OD 1-1	Lymphbelastung durch Organdegeneration	1
male	OD 1d	Degenerationsgeschehen in Pleura	1
	OD 2	Degenerationsgeschehen der Organe in Brust und Hals	1
◉	Kr 7b	SMP Lymphsystem	4
◉	Ly 11	SMP Lymphsystem	7
	Kr 1a	Plexus lymphaticus axillaris	6
	Ly 10a	Lymphknoten und Lymphabfluß Achselhöhle	6
	Ly 10b li	Ductus thoracicus, zervikaler Anteil	6
	Ly 10b re	Truncus lymphaticus dexter	6
	Ma 10b	Truncus lymphaticus jugularis	7
	M/P 19	Lymphonodi phrenici und mediastinales posteriores	2
Ly	Ly 12	SMP epigastrische Lymphdrüsen	7
	Ly 6	Lymphgefäße von Armen und Brustraum	5
	Ly 9	Lymphgefäße der endokrinen Drüsen inkl. Mamma	5
	3E 1-1	Lymphgefäße der endokrinen Drüsen inkl. Mammadrüse	1
	Ma 12a	Lymphonodi sternales, parasternales und mediastinales anteriores	6
	Ma 12b	Truncus lymphaticus bronchialis	6
	Ma 11	Thymusdrüse	7
	Ma 12	Sinus caroticus und Arteria carotis communis	7

Bereich Mamma

re Hand dorsal

1

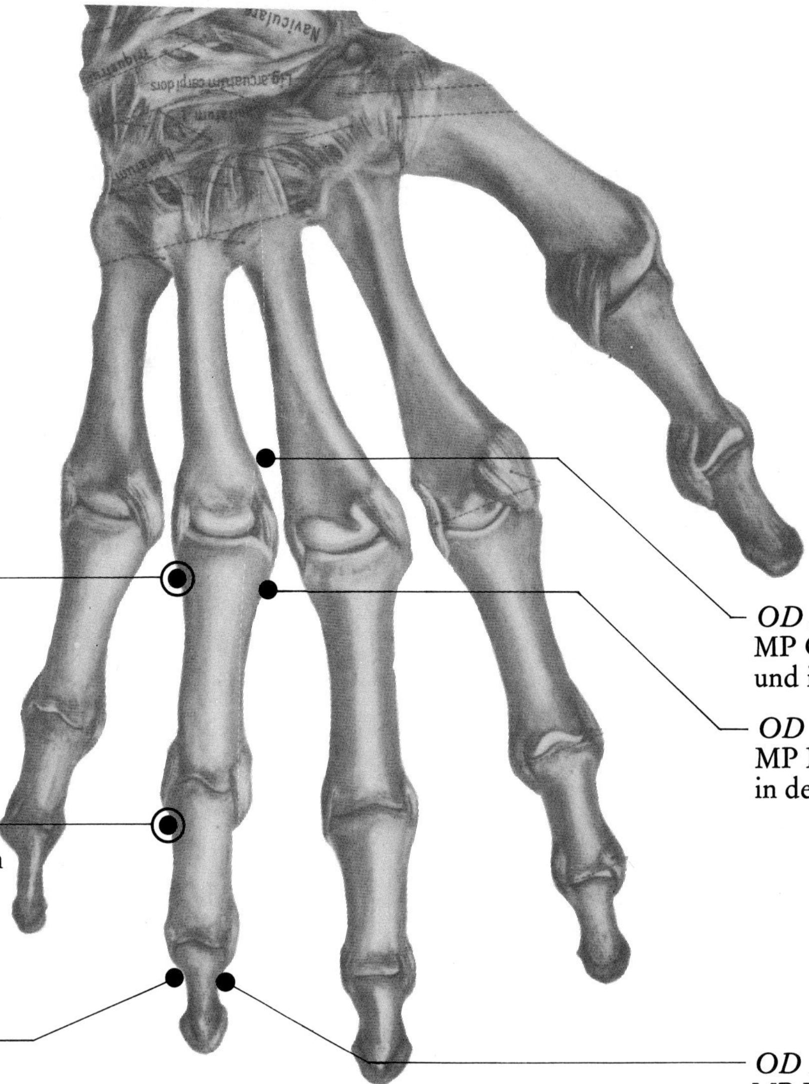

3E 1d
MP Mammadrüse

OD 2
MP Organe im Brustkorb
und im Hals

OD 1d
MP Degenerationsgeschehen
in der gesamten Pleura

3E 1b
KMP 3E einschließlich
innerer Sekretion des
Pankreas und
der Mammadrüse

3E 1-1
MP Lymphgefäße der
endokrinen Drüsen
inkl. Mammadrüse

OD 1-1
MP Lymphbelastung
durch Organdegeneration

2

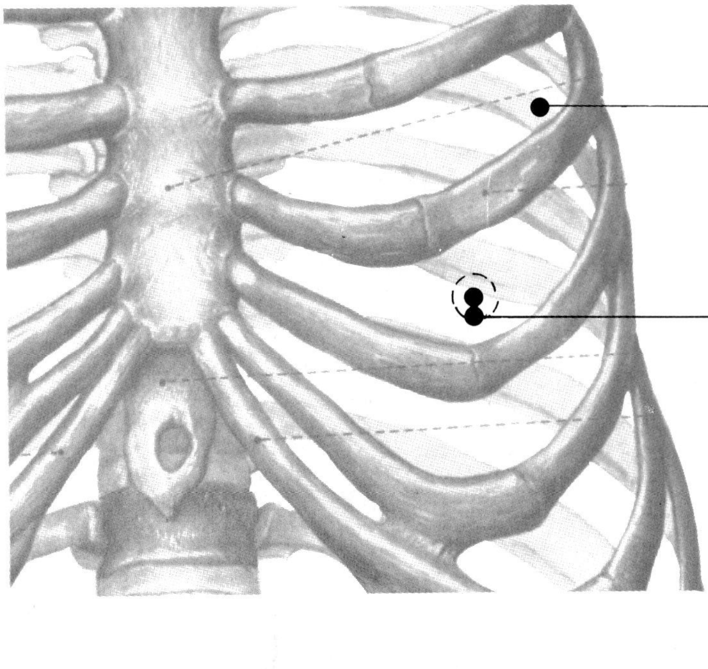

M/P 19
MP Lymphonodi phrenici
und mediastinales posteriores

Ma 17
MP Mammadrüse
(wie Ma 41a und 3E 1d)

Bereich Mamma

3

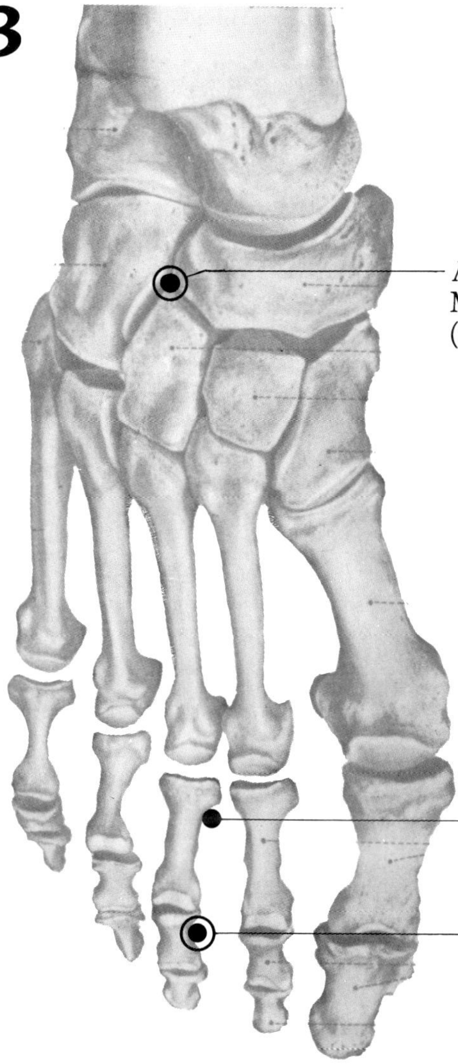

re Hand volar

4

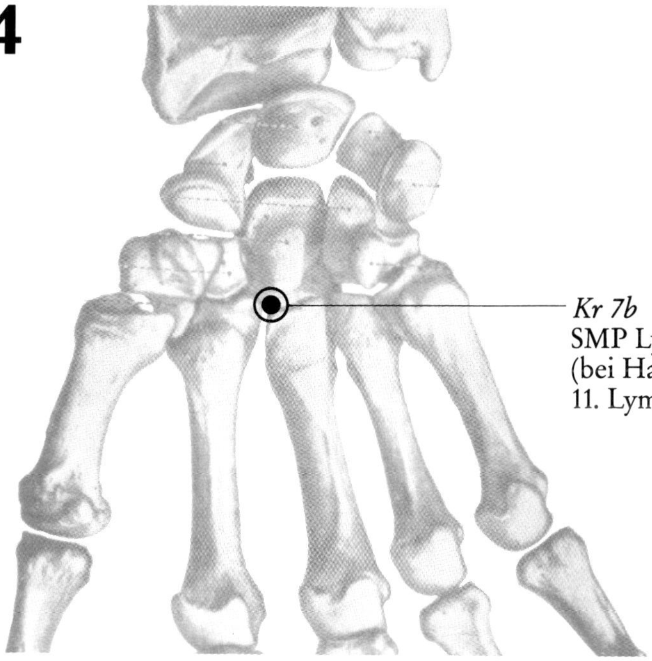

Bereich Mamma

5

re Arm Innenseite

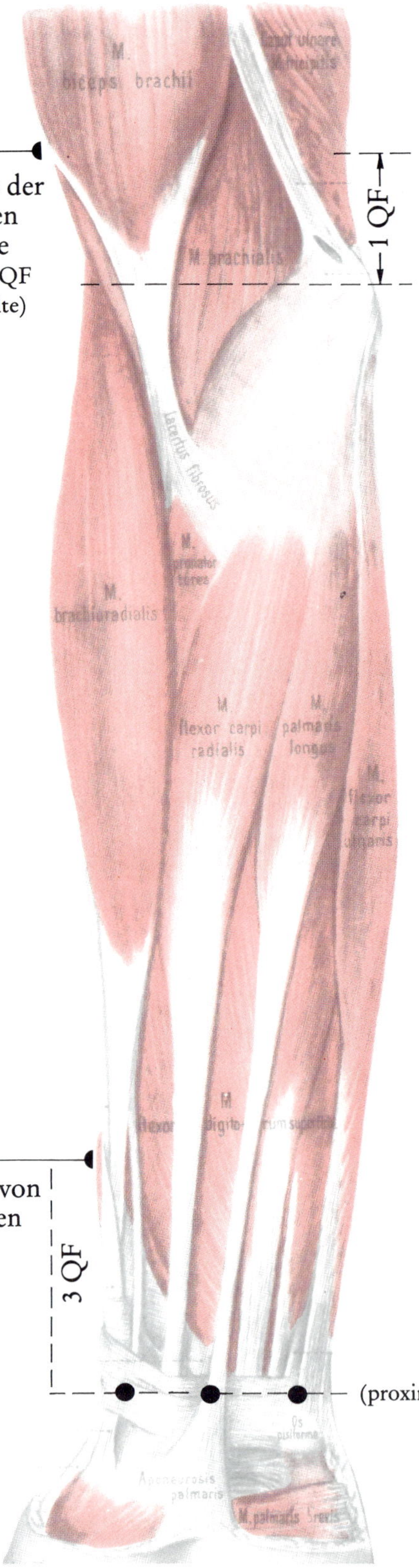

Ly 9
MP Lymphgefäße der endokrinen Drüsen inkl. Mammadrüse
(Bizeps Außenrand 1 QF oberhalb Ellbeugenfalte)

Ly 6
MP Lymphgefäße von oberen Extremitäten und Brustraum

(proximale Handgelenkslinie)

Bereich Mamma

6

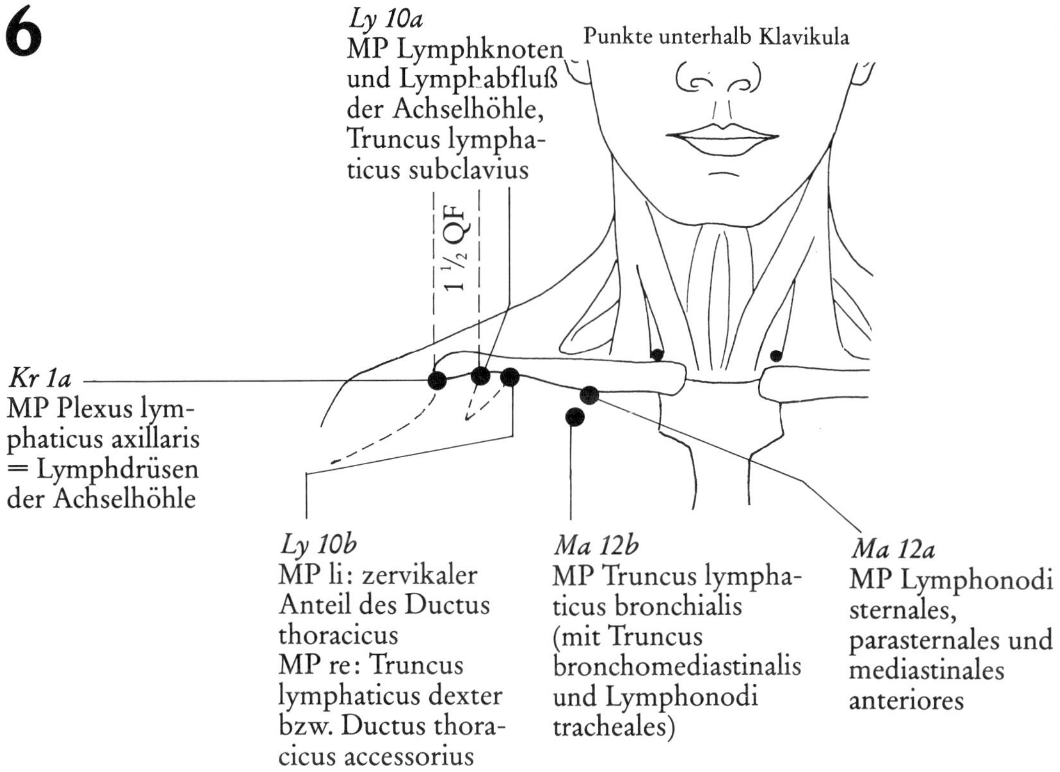

7

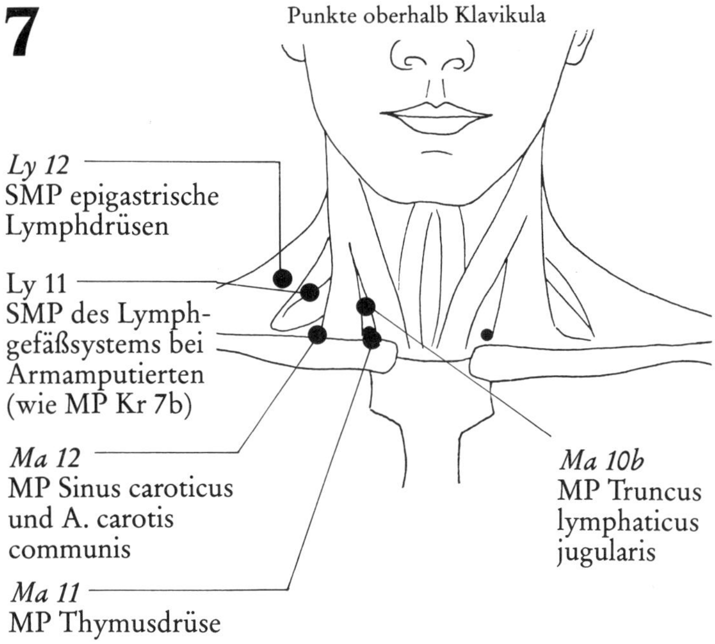

Odontone im Oberkiefer	1	2	3	4)	⑤	⑥	⑦	8
Odontone im Unterkiefer	1	2	3	④	⑤	6	7	8

Bereich Herz

	Punkt-Nr.	EAV-Meßpunkt für	Bild-Nr.
◉	He 8c	KMP Herzmeridian	1
Muskel	He 6	Herzmuskel	4
Reizleitung	He 7	Reizleitungssystem	4
	He 6a re	Sinusknoten	4
	He 6a li	Sinuaurikuläres Bündel, li Anteil	4
	He 7a re	AV-Knoten	4
	He 7a li	His-Bündel, li Anteil	4
Klappen	He 8b	Endokard	1
	He 8 re	Trikuspidalklappe	4
	He 8 li	Mitralklappe	4
	He 9 re	Pulmonalklappe	1
	He 9 li	Aortenklappe	1
Arterien	Kr 9	SMP Arterien	1
	Kr 7	Arteria coronaria	4
	Kr 8e re	Arcus aortae mit Ganglia cardiaca	1
Venen	He 8b-1	Vena cava superior	1
	He 8-1	Vena cava inferior	4
Lymphgefäße	Ly 5	pSMP Herzlymphgefäße	4
	Ly 6	Lymphgefäße, Brustraum	8
	Ly 9a	Plexus lymphaticus aorticus mit Lymphonodi aortici	7
	He 8a	Perikard und subperikardiales Lymphgefäßnetz	4
	He 8a-1	Lymphgefäßnetz des Perikards	4
	He 8d	myokardiales Lymphgefäßnetz	1
	He 8f	subendokardiales Lymphgefäßnetz	1
	Kr 8f	Vasa lymphatica vasorum	1
○	Bl 16	SMP Sympathikus, Brustteil	9
	He 8e	symp. Plexus cardiacus	1
	Kr 7a	symp. Plexus coronarius cordis	4
	Kr 8e re	symp. Ganglia cardiaca mit Arcus aortae	1
	3E 1a	symp. pSMP Halsganglien	1
	Bl 10a/b/c	symp. Ganglion cervicale superius/medium/inferius	2

Bereich Herz

	Punkt-Nr.	EAV-Meßpunkt für	Bild-Nr.
□	Ma 8c	Halsteil des Vagus	3
	Ma 16	Brustteil des Vagus	5
	Ma 15	parasymp. Plexus oesophageus	5
	Ma 18	parasymp. Plexus pulmonalis	5
	KG 14	Alarmpunkt Herz	5+6
	Bl 15	Zustimmungspunkt Herz	9

re Hand dorsal

1

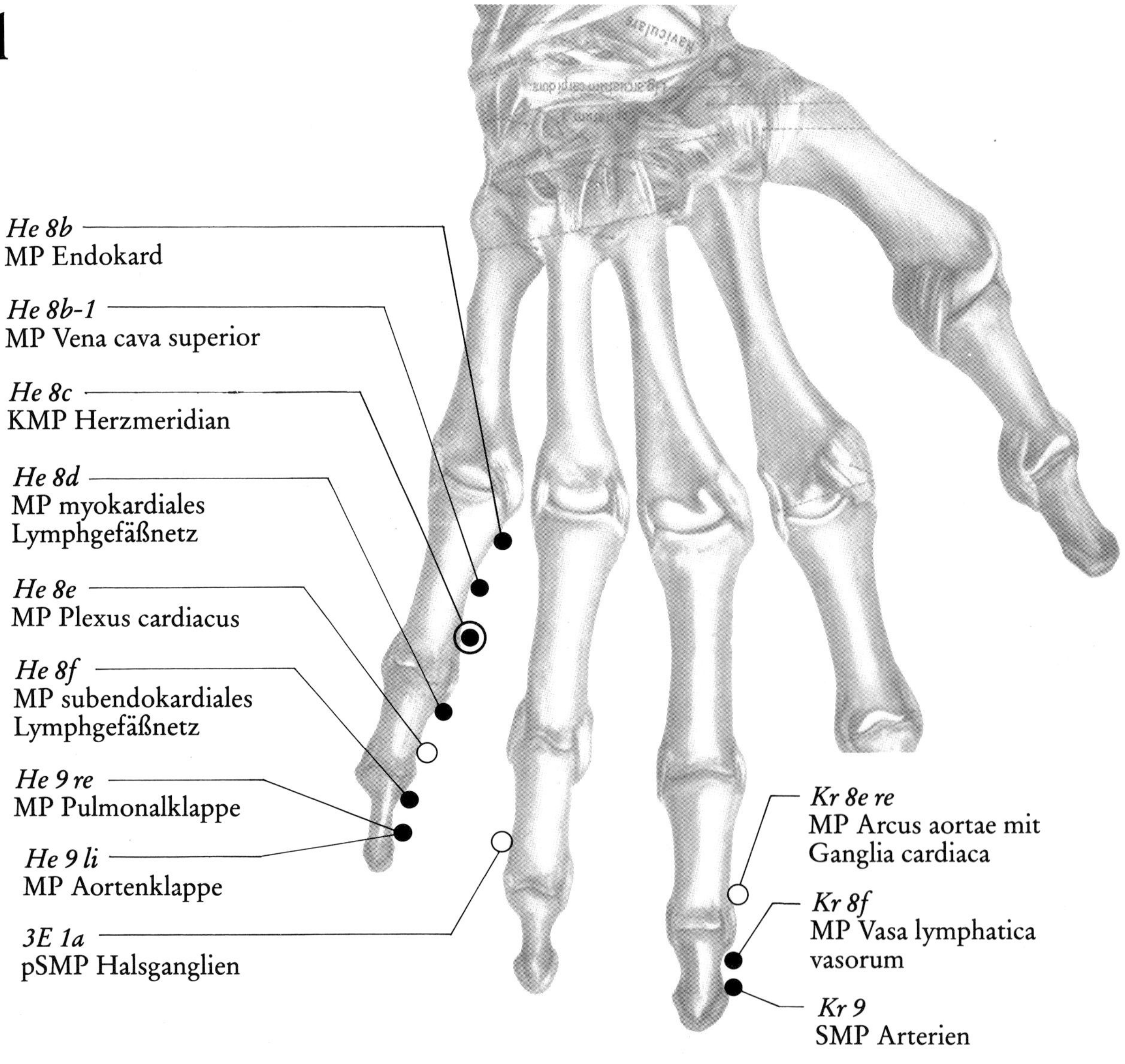

Bereich Herz

2

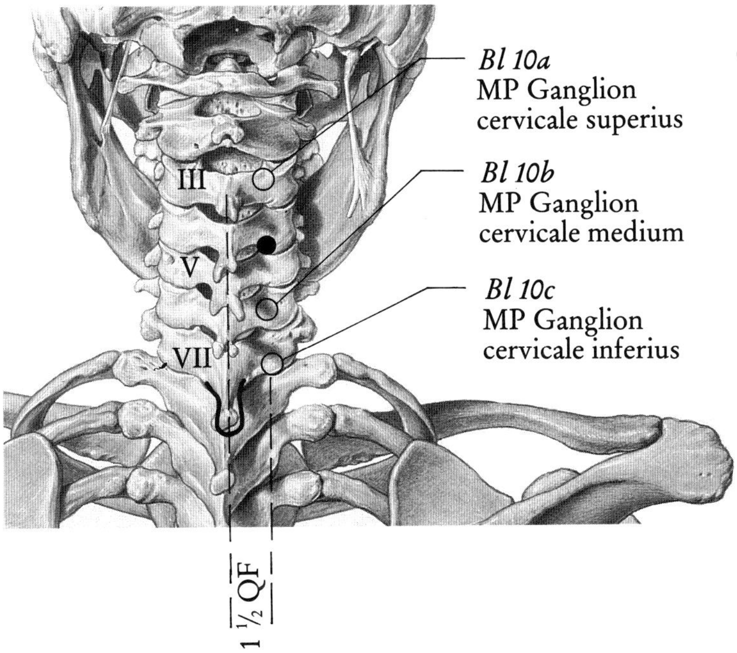

3

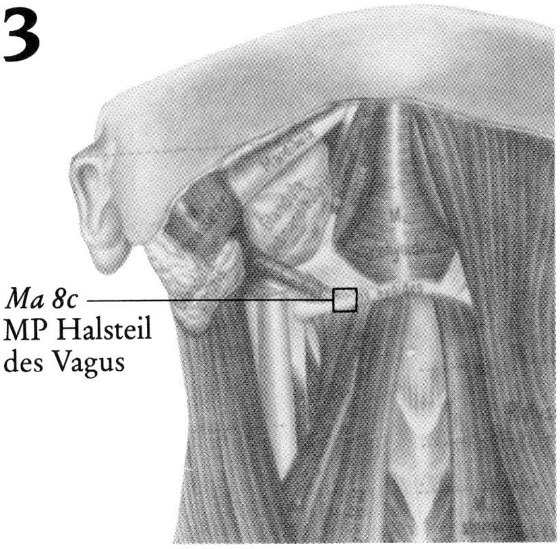

4

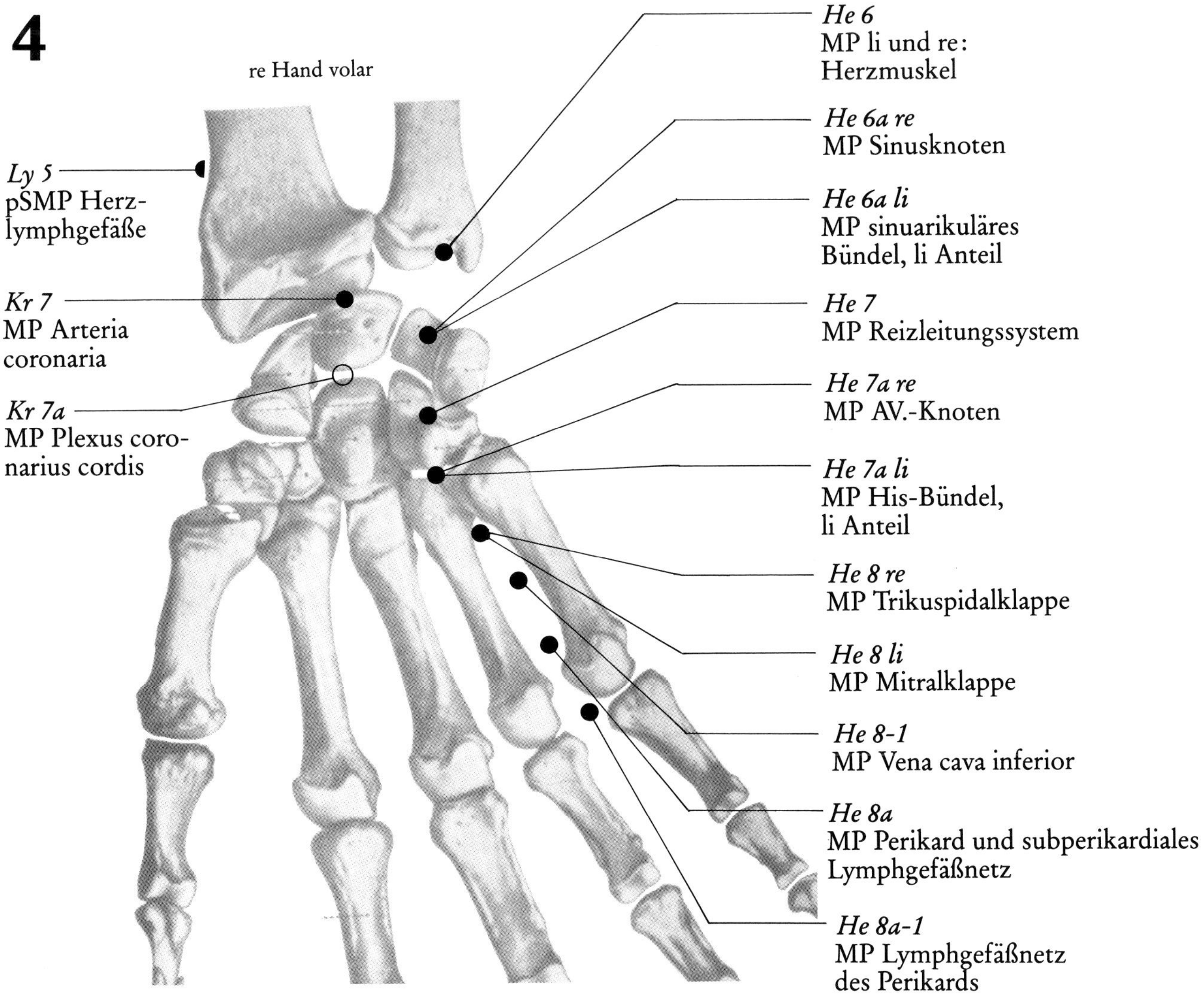

Bereich Herz

5

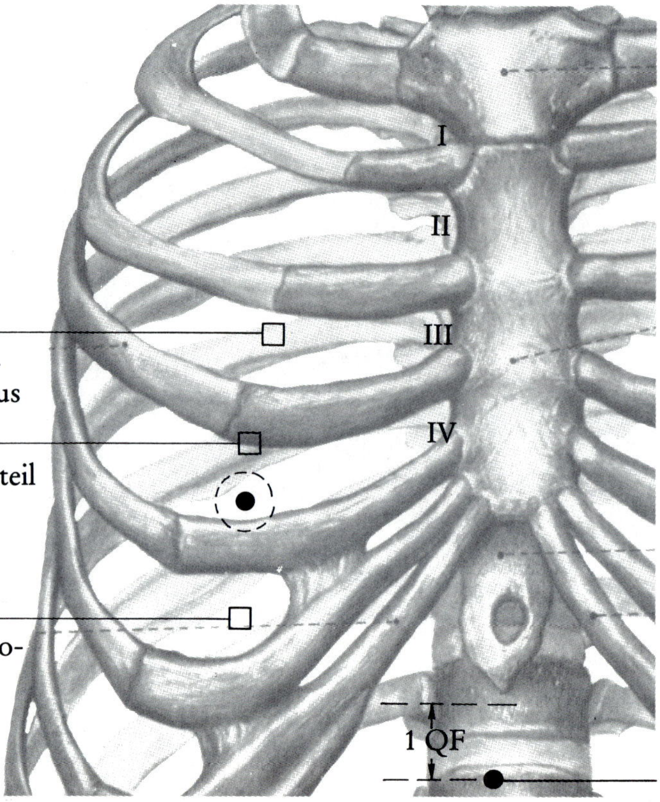

6

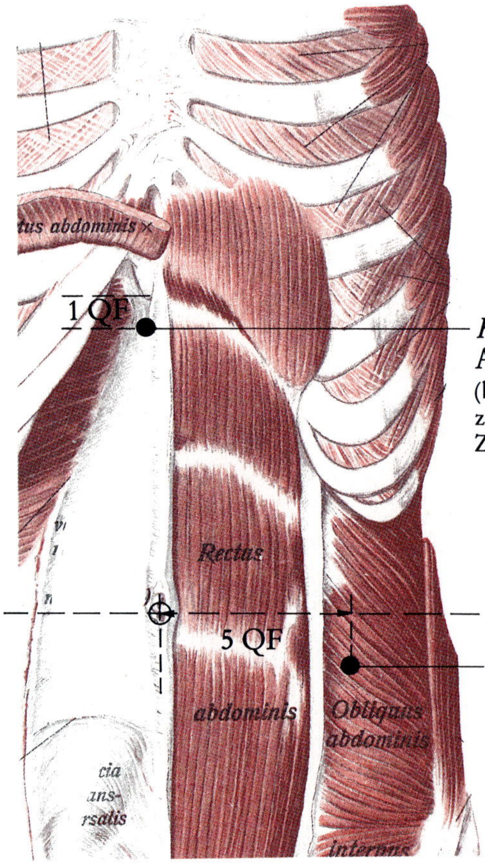

Bereich Herz

7

li Oberarm Außenseite

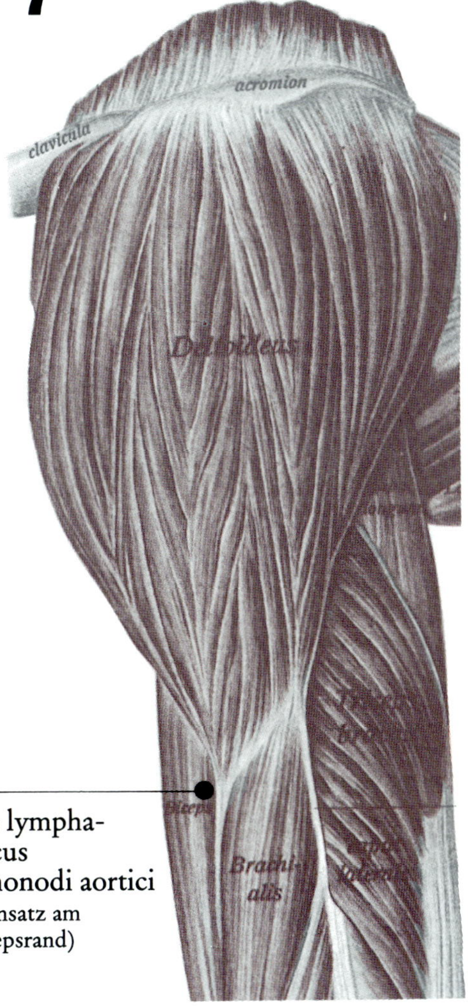

Ly 9a
MP Plexus lymphaticus aorticus mit Lymphonodi aortici
(Deltoideusansatz am lateralen Bizepsrand)

8

re Hand volar

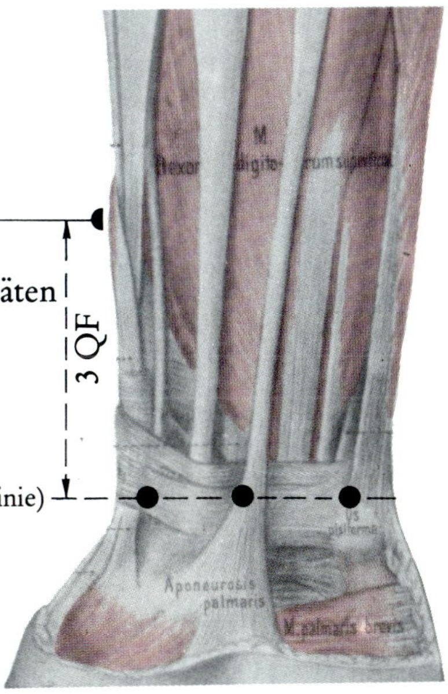

Ly 6
MP Lymphgefäße von oberen Extremitäten und Brustraum

(proximale Handgelenkslinie)

Bereich Herz

9

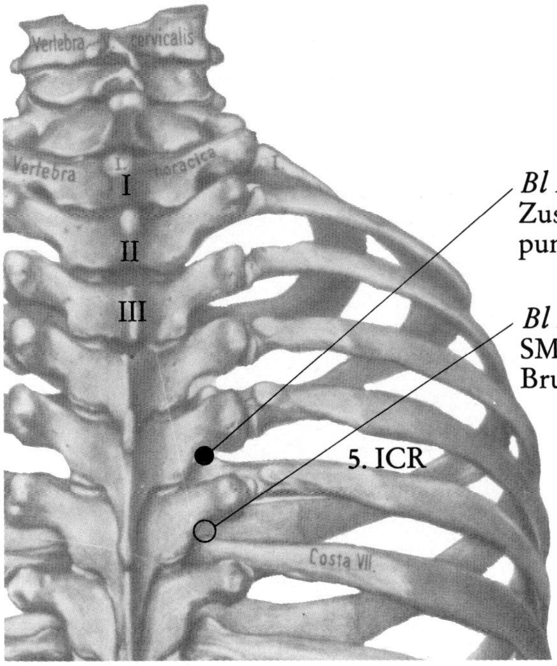

Odontone im Oberkiefer	1	2	3	4	5	6	7	⑧
Odontone im Unterkiefer	1	2	3	4	5	6	7	⑧

Bereich Dünndarm und Duodenum

	Punkt-Nr.	EAV-Meßpunkt für	Bild-Nr.
◉	Dü 1b	KMP Dünndarm und Duodenum	1
Organ	Dü 4 re	Duodenum, Pars horizontalis superior	1
	Dü 3 re	Duodenum, Pars descendens	1
	Dü 2 re	Duodenum, Pars horizontalis inferior	1
	Dü 4 li	Duodenum, Pars ascendens	1
	Dü 3 li	Flexura duodenojejunalis	1
	Dü 2 li	Jejunum	1
	Dü 1 li	Ileum	1
	Dü 1 re	Ileum terminale	1
Ductus	Dü 3a re	Papilla *Vateri*	1
	Pa 3a re	Ductus pancreaticus	3
	Pa 1a	KMP Pankreas	3
Serosa	Dü 1c re	Peritoneum von Duodenum und Ileum terminale	1
	Dü 1c li	Peritoneum von Duodenum, Ileum und Jejunum	1
	OD 1c	Degeneration im gesamten Peritoneum	1
Lymphgefäße	Dü 1b-1	Lymphgefäße des Peritoneums von Dünndarm und Duodenum	1
	Dü 1-1 re	Lymphgefäße von Duodenum und Ileum terminale	1
	Dü 1-1 li	Lymphgefäße von Duodenum, Ileum und Jejunum	1
	Dü 4a li	Chylusgefäße des Dünndarms	1
	Dü 3a li	*Peyer*sche Plaques (Teil des Immunsystems)	1
	M/P 15 re	Lymphonodi pancreaticoduodenales	5
	Ly 7	Truncus intestinalis mit Gekröselymphdrüsen	2
Vasa	Kr 8c	Arteria abdominalis mit Plexus	1
	Dü 1d re	Vena mesenterica superior	1
○	Dü 1a re	Plexus mesentericus superior (Duodenum, Dünndarm)	1
	Ma 44c	Plexus coeliacus	3
□	Ma 21	Vagus, Bauchteil	4
	Ni 20	Rami coeliaci des Vagus (Duodenum, Dünndarm)	4
	KG 4	Alarmpunkt Dünndarm und Duodenum	5
	Bl 27	Zustimmungspunkt Dünndarm und Duodenum	6

Bereich Dünndarm und Duodenum

re Hand dorsal

1

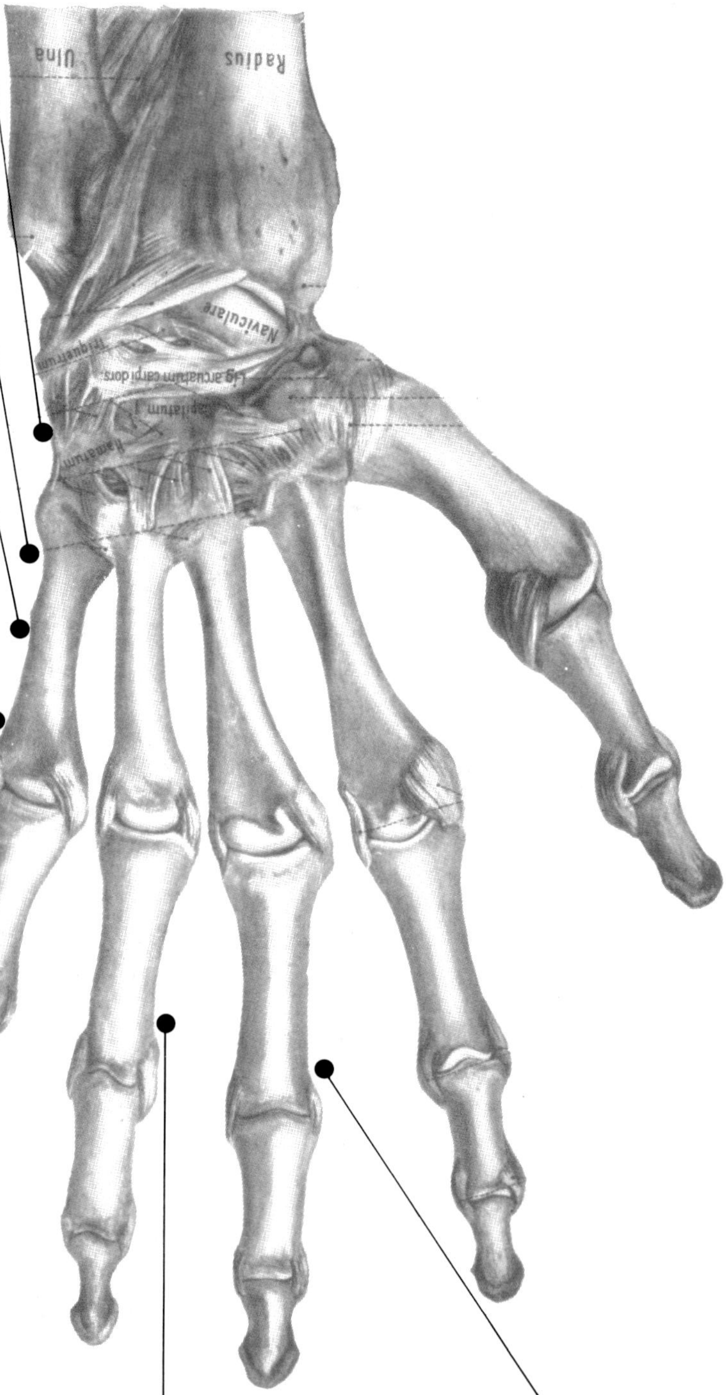

Dü 4a li
MP Chylusgefäße des Dünndarms

Dü 4 re
MP Duodenum, Pars horizontalis superior

Dü 4 li
MP Duodenum, Pars ascendens

Dü 3a re
MP Papilla duodeni

Dü 3a li
MP *Peyer*sche Plaques

Dü 3 re
MP Duodenum, Pars descendens

Dü 3 li
MP Duodenum, Flexura duodeno-jejunalis

Dü 2 re
MP Duodenum, unterer horizontaler Anteil

Dü 2 li
MP Jejunum

Dü 1d re
MP Vena mesenterica superior

Dü 1c re
MP Peritoneum von Duodenum und Ileum terminale

Dü 1c li
MP Peritoneum von Duodenum, Ileum und Jejunum

Dü 1b-1
MP Lymphgefäße des Peritoneums von Duodenum und Dünndarm

Dü 1b
KMP Dünndarmmeridian

Dü 1a re
MP Plexus mesentericus superior

Dü 1-1 re
MP Lymphgefäße des Duodenums und Ileum terminale

Dü 1-1 li
MP Lymphgefäße Duodenum, Ileum und Jejunum

Dü 1 re
MP Ileum, terminales Ende

Dü 1 li
MP Ileum, li Anteil

OD 1c
MP Degenerationsgeschehen im gesamten Peritoneum

Kr 8c
MP Aorta abdominalis mit Plexus aorticus abdominalis

Bereich Dünndarm und Duodenum

2

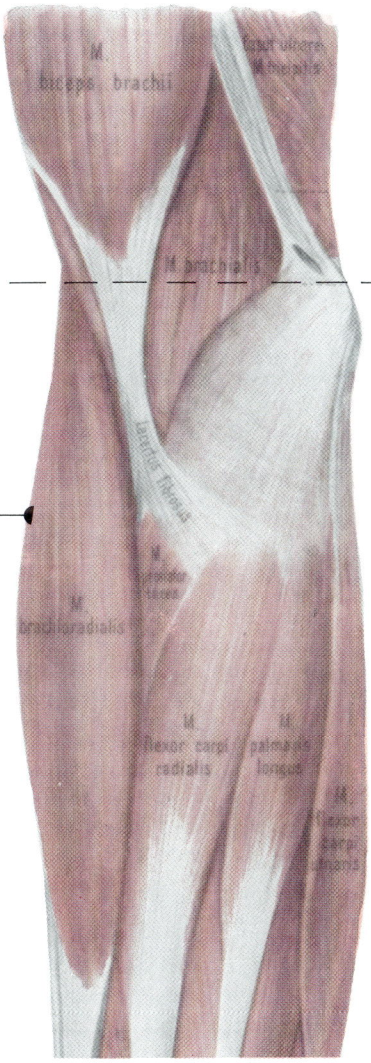

3

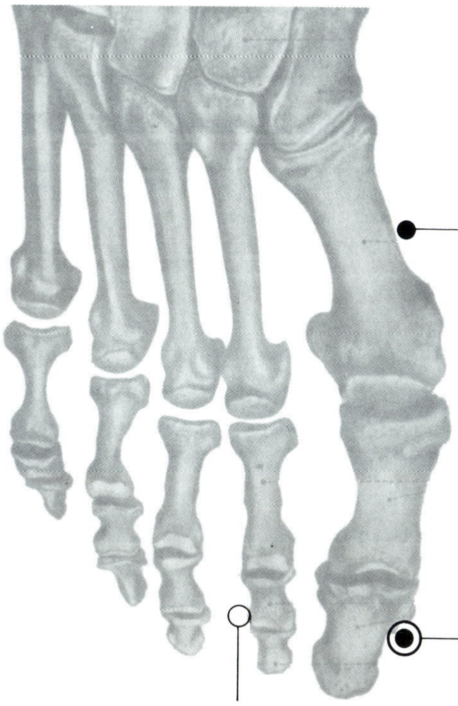

Bereich Dünndarm und Duodenum

4

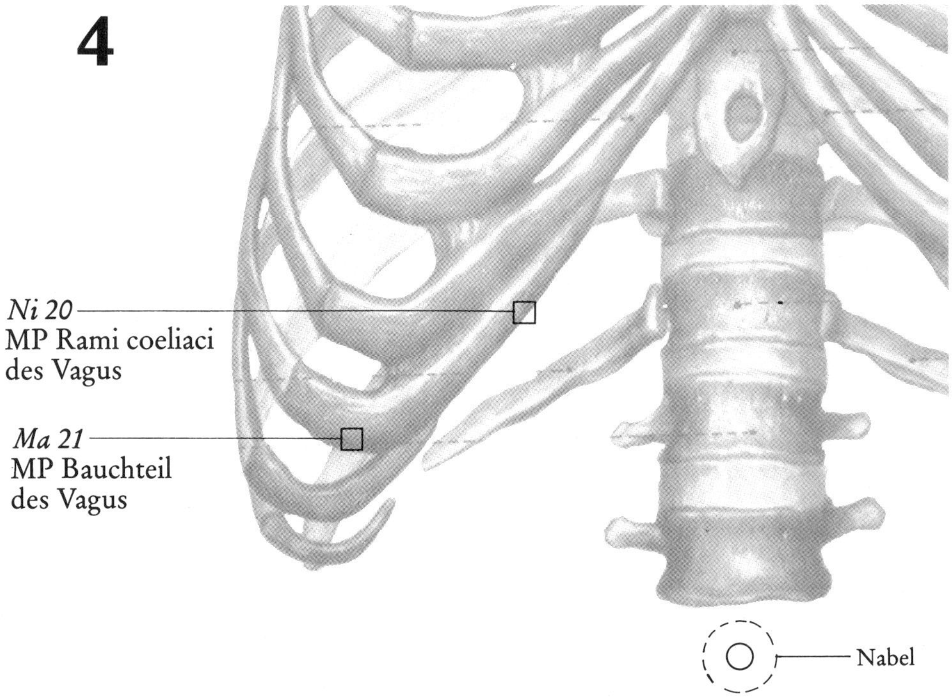

5

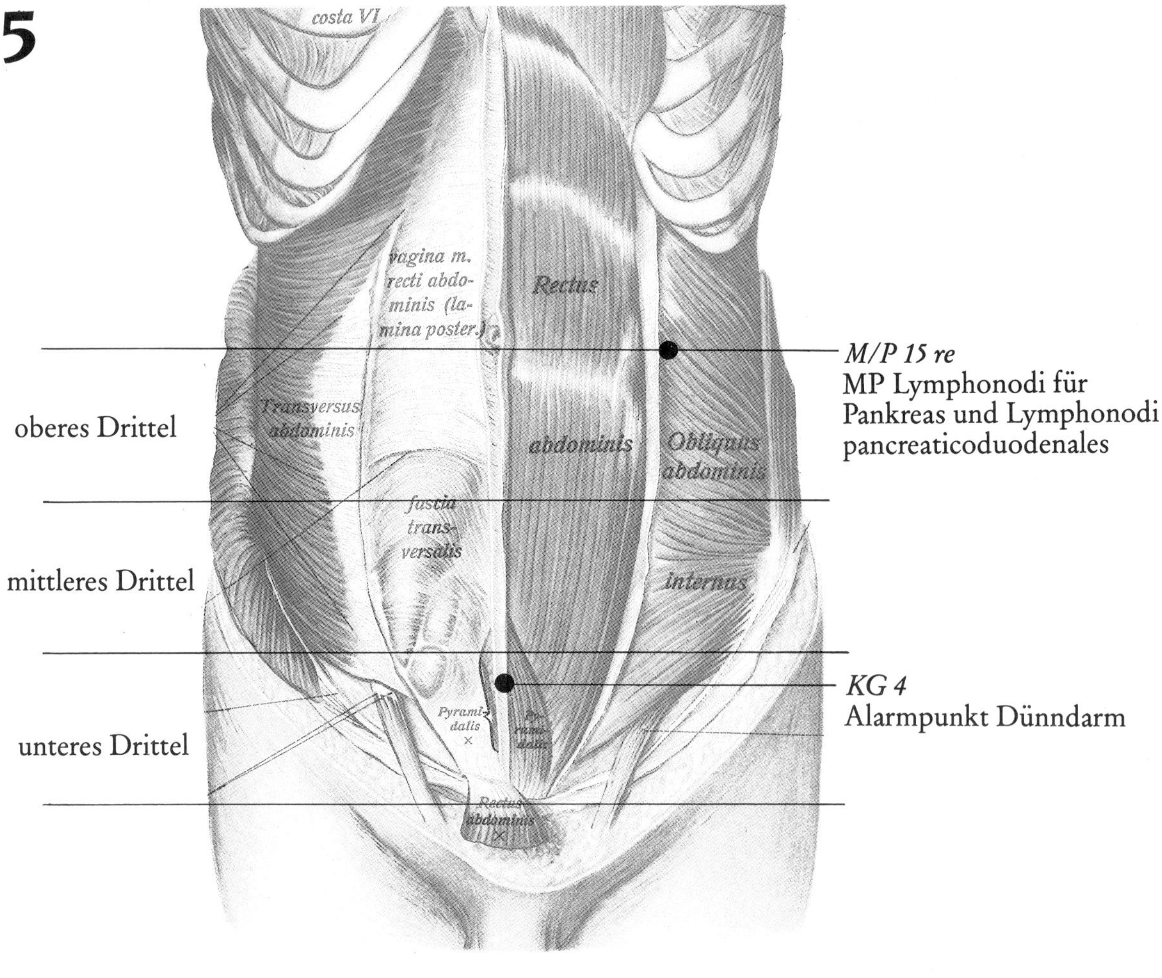

Bereich Dünndarm und Duodenum

6

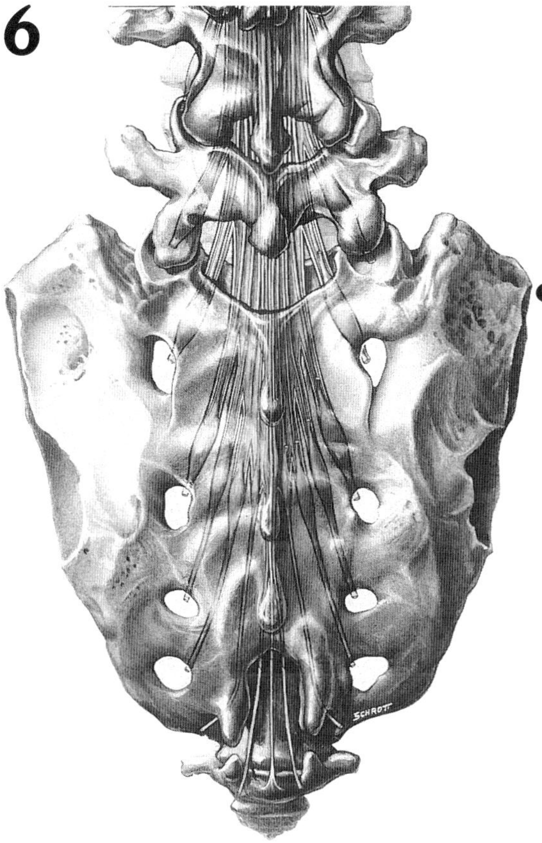

Bl 27
Zustimmungspunkt Dünndarm,
MP Kreuz-Darmbein-Gelenk

Odontone im Oberkiefer	1	2	3	4	5	6	7	(8)
Odontone im Unterkiefer	1	2	3	4	5	6	7	(8)

Bereich exokrines Pankreas

	Punkt-Nr.	EAV-Meßpunkt für	Bild-Nr.
◉	Pa 1a	KMP des exokrinen Pankreas	1
Organ	Pa 1	Eiweißstoffwechsel	1
	Pa 2	Harnsäurestoffwechsel	1
	Pa 3	Kohlenhydratstoffwechsel	1
	Pa 4	Fettstoffwechsel	1
Ductus	Pa 3a	Ductus pancreaticus	1
	Dü 3a re	Papilla *Vateri* (= duodeni)	2
Serosa	Pa 1b	Peritoneum Pankreas	1
	Le 10 re	Bursa omentalis Hinterwand	7
Ly	Pa 1a-1	Lymphgefäße des Peritoneums des Pankreas	1
	Pa 4-1	innere Lymphgefäße des Pankreas	1
	M/P 15 re	Lymphonodi Pankreas und pancreaticoduodenales	3
	M/P 15 li	Lymphonodi Pankreasschwanz	3
	M/P 17 re	Lymphonodi pancreaticoduodenales	3
	M/P 21 re	Lymphonodi pancreatici caudales	5
	Ly 12	SMP epigastrische Lymphdrüsen (beeinflußt: Pa)	6
○	Ma 44c	Plexus coeliacus	1
	Gb 43c re	Plexus hepaticus für Pankreaskopf und -körper	1
	Gb 43c li	Plexus hepaticus für Pankreasschwanz	1
	Dü 1a re	Plexus mesentericus superior	2
	Ma 23 re	Plexus pancreaticus	3
□	Ma 21	Vagus, Bauchteil	5
	Ni 21	Rami hepatici des Bauchvagus	5
	Ni 20	Rami coeliaci des Bauchvagus	5
	Le 13 re	Alarmpunkt Pankreas	5
	Bl 20 re	Zustimmungspunkt Pankreas	4

inkretorisches Pankreas: Bereich Endokrinium

Bereich exokrines Pankreas

1

nur re Fuß

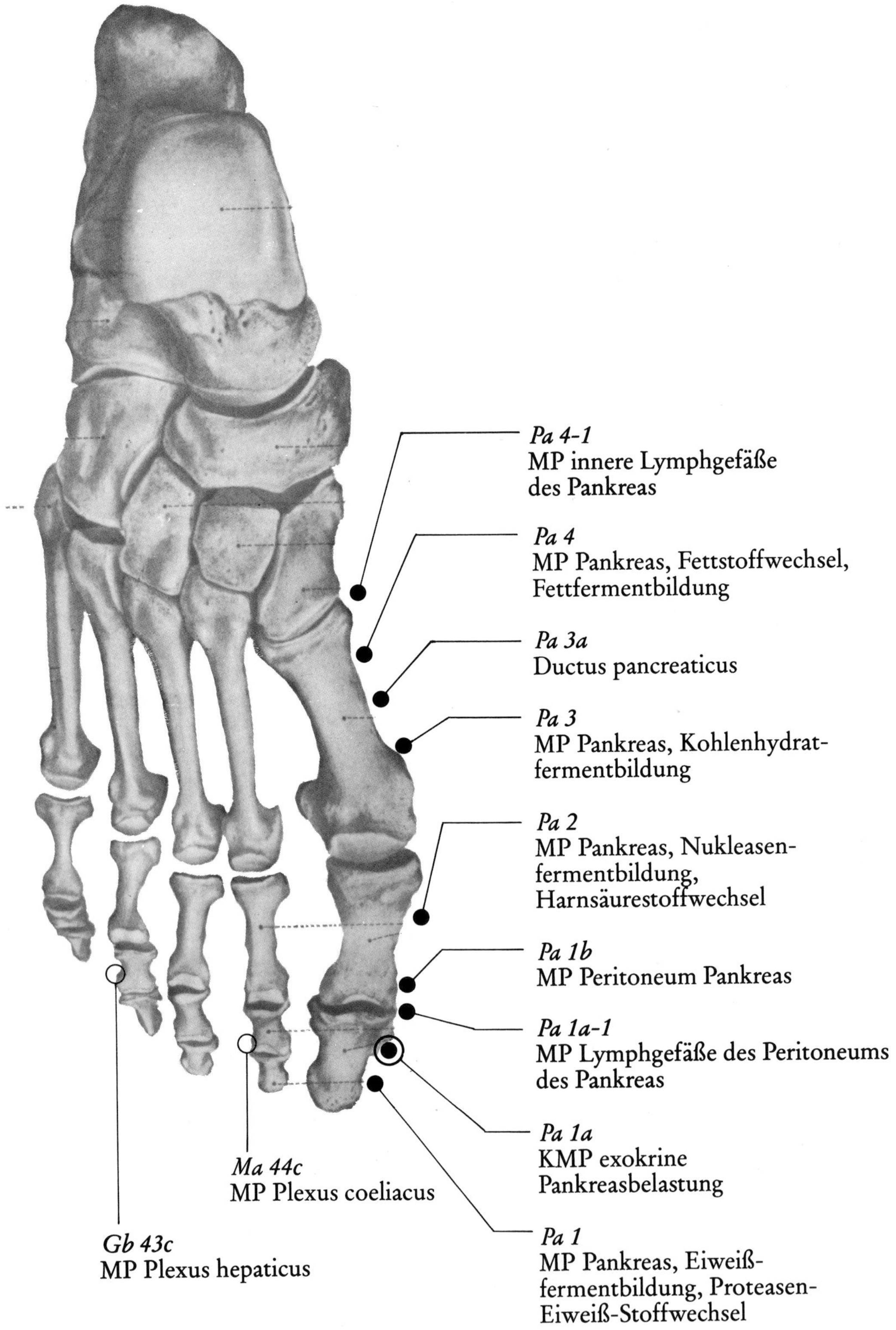

Bereich exokrines Pankreas

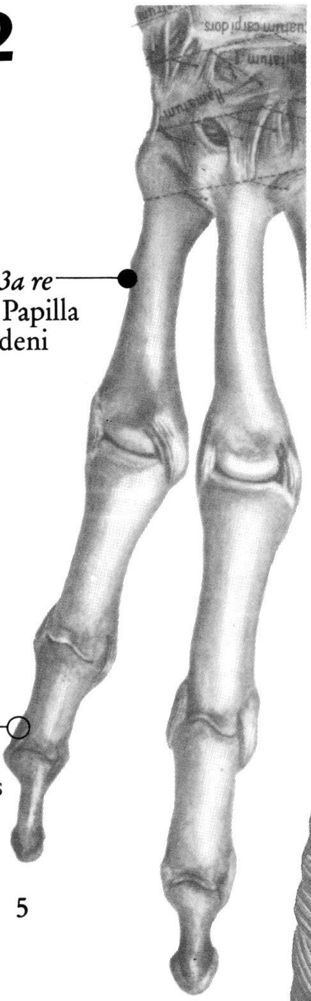

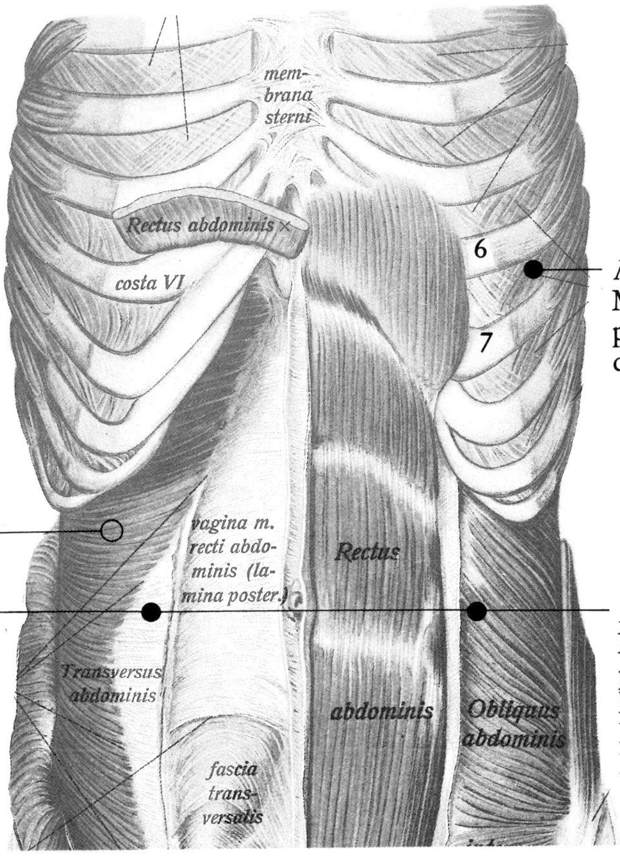

Bereich exokrines Pankreas

4

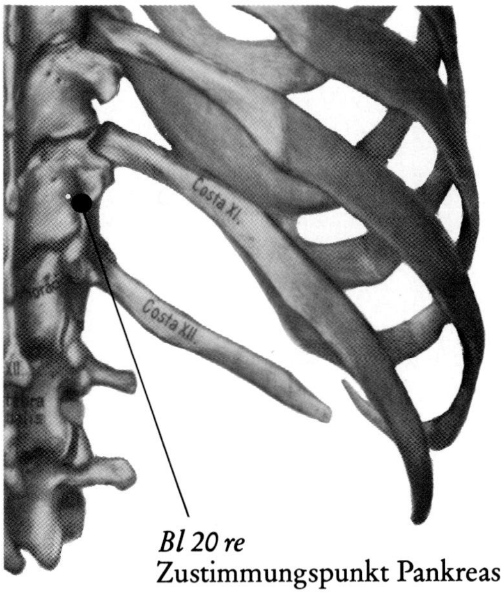

5

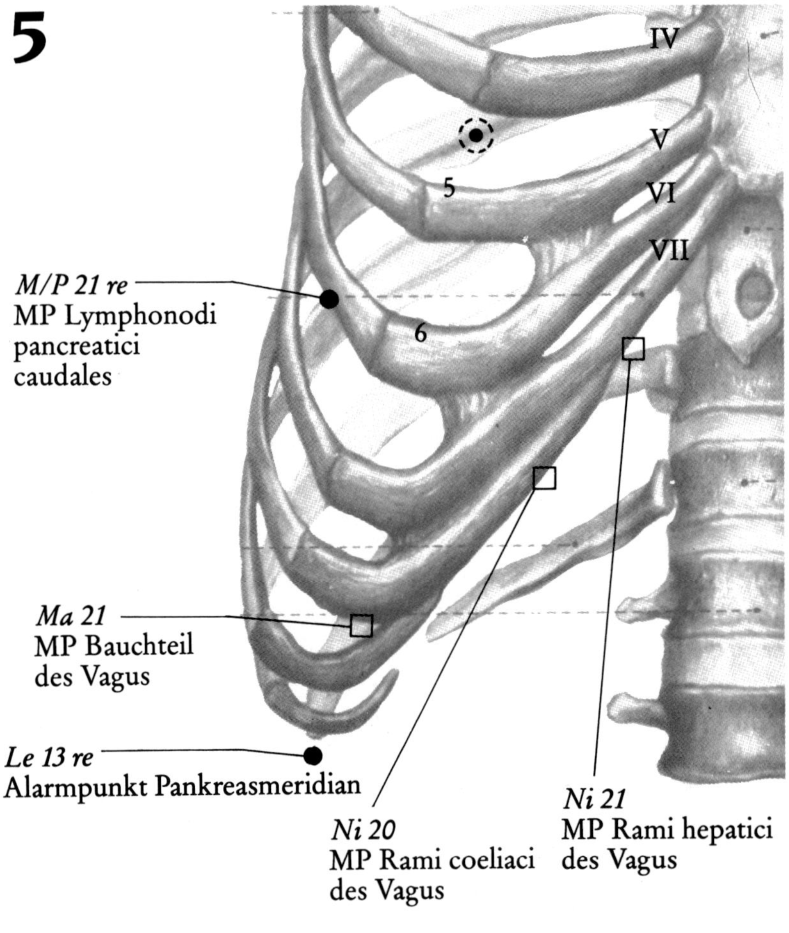

Bereich exokrines Pankreas

6

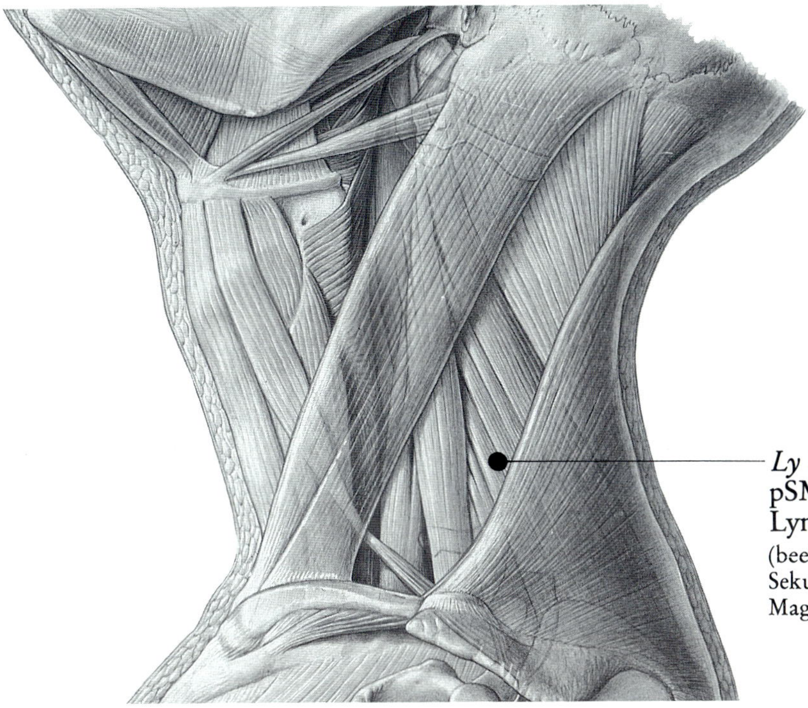

Ly 12
pSMP epigastrische Lymphdrüsen
(beeinflußt durch Sekundärgefäße: Niere, Magen, Milz, Pankreas)

7

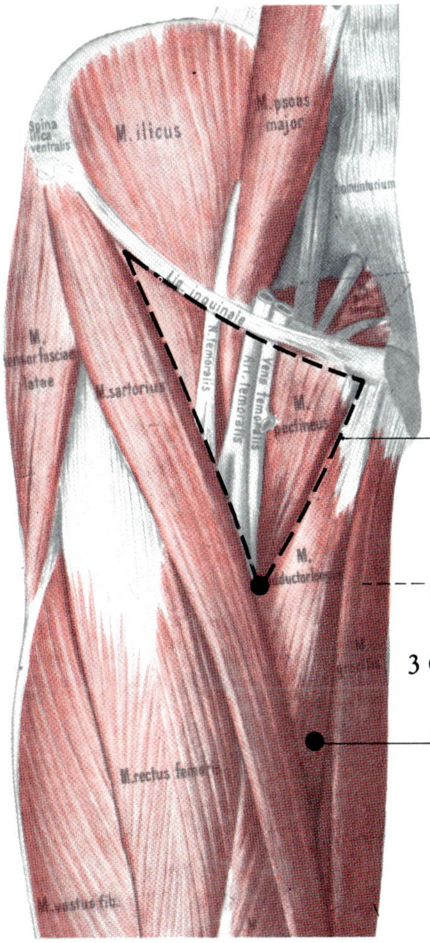

Scarpa-Dreieck

3 QF

Le 10 re
MP Bursa omentalis, Hinterwand

Bereich exokrines Pankreas

8	⑦	⑥	5	nur re 4	3	2	1	Odontone im Oberkiefer
8	7	6	⑤	④	3	2	1	Odontone im Unterkiefer

Bereich Milz und Blut

	Punkt-Nr.	EAV-Meßpunkt für	Bild-Nr.
◉	Mi 1a	KMP Milz	1
Organ	Mi 1	weiße Pulpa, Lymphfollikel oberer Körperabschnitt (Herd?!)	1
	Mi 2	weiße Pulpa, Lymphfollikel unterer Körperabschnitt (Herd?!)	1
	Mi 3	rote Pulpa (Blutzellmauserung, O_2-Transport)	1
	Mi 4	RES = retikuloendotheliales System (Abwehr) = retikulohistiozytäres System (RHS)	1
	Mi 3a	„Quickpunkt“ (Gerinnungsstörung) (Dr. *Mücke*)	1
	Mi 4a	„geopathische Belastung“ (Dr. *Mücke*)	1
Serosa	Mi 1b	Peritoneum Milz	1
	Le 10 li	Bursa omentalis, Hinterwand	2
Ly	Mi 1a-1	Lymphgefäße des Peritoneums der Milz	1
	Mi 4-1	innere Lymphgefäße der Milz	1
	Mi 15	Lymphonodi lienales	6
	Mi 16	Lymphonodi lienales	7
	Mi 21	Vasa lymphatica lienales und Lymphonodi	7
	Ly 11	beeinflußt Milz	8
	Ly 12	beeinflußt Milz	8
○	Bl 24	Sympathikus, Bauchteil	4
	Ma 44c	Plexus coeliacus	1
	Ma 22 li	Plexus lienalis	7
	Gb 43c li	Plexus hepaticus li	1
□	Ma 21	Vagus, Bauchteil	7
	Ni 20	Rami coeliaci des Vagus	7
	Ni 21	Rami hepatici des Vagus	7
Blut	Gb 39	Knochenmark	3
	M/P 6 = Le 5 = Ni 8	Blut. ZA bei jeder pathologischen Mikro- oder Makroblutung	9
	Le 13 li	Alarmpunkt Milz	5
	Bl 20 li	Zustimmungspunkt Milz	5
	Bl 16	Zustimmungspunkt Blut	5

Bereich Milz und Blut

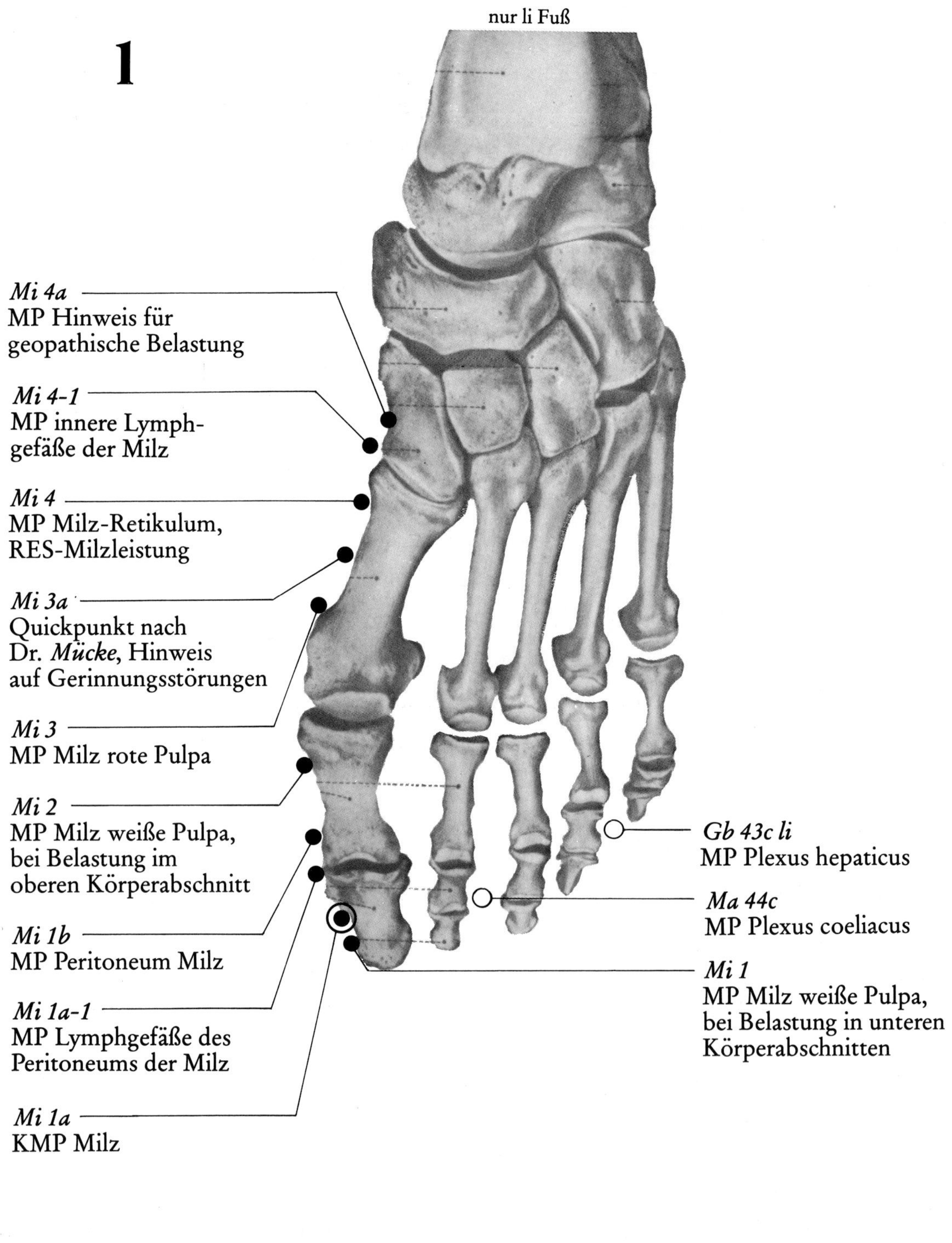

Bereich Milz und Blut

2

gilt für li

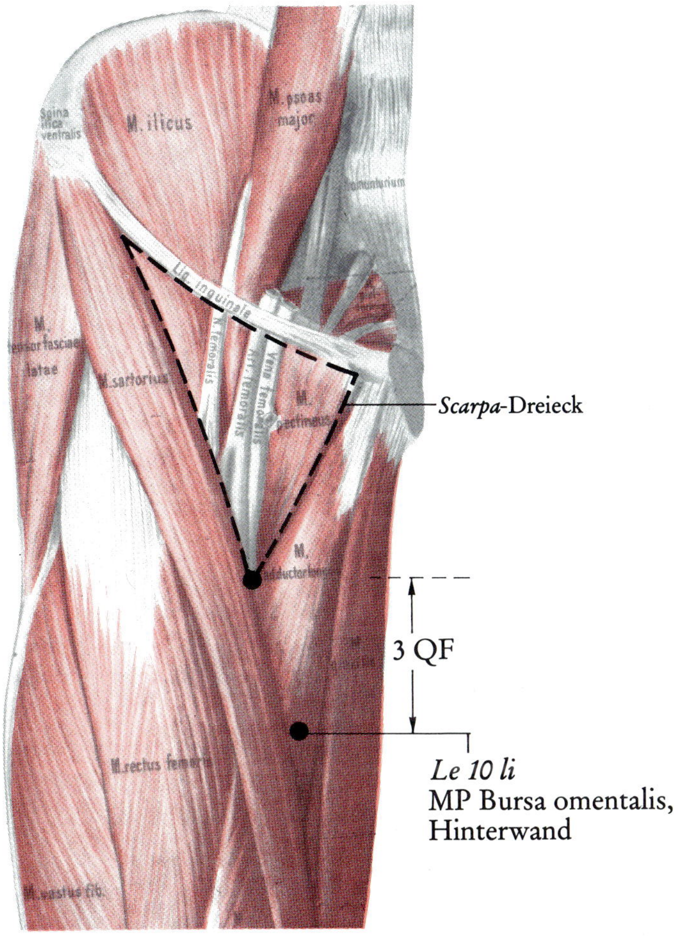

3

re Fuß außen

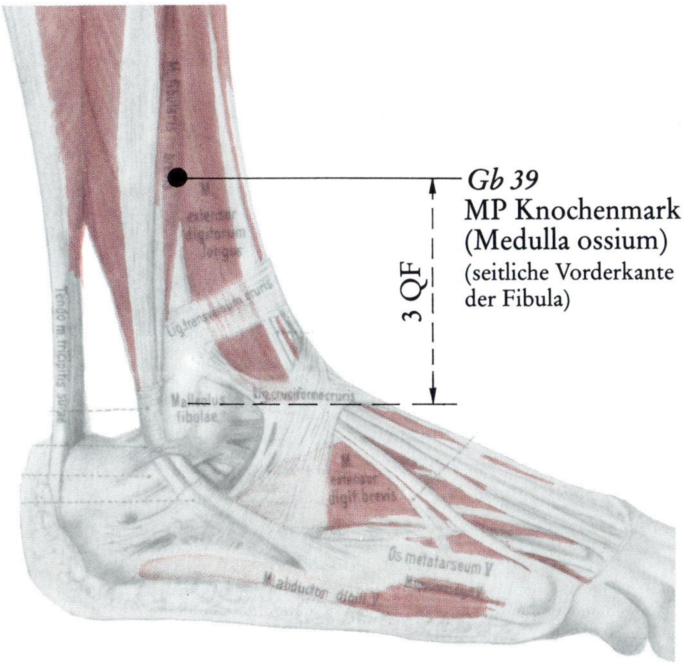

Bereich Milz und Blut

4

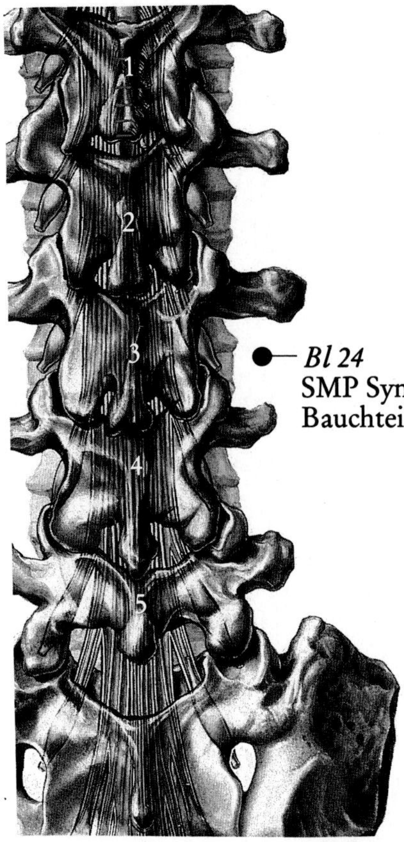

5

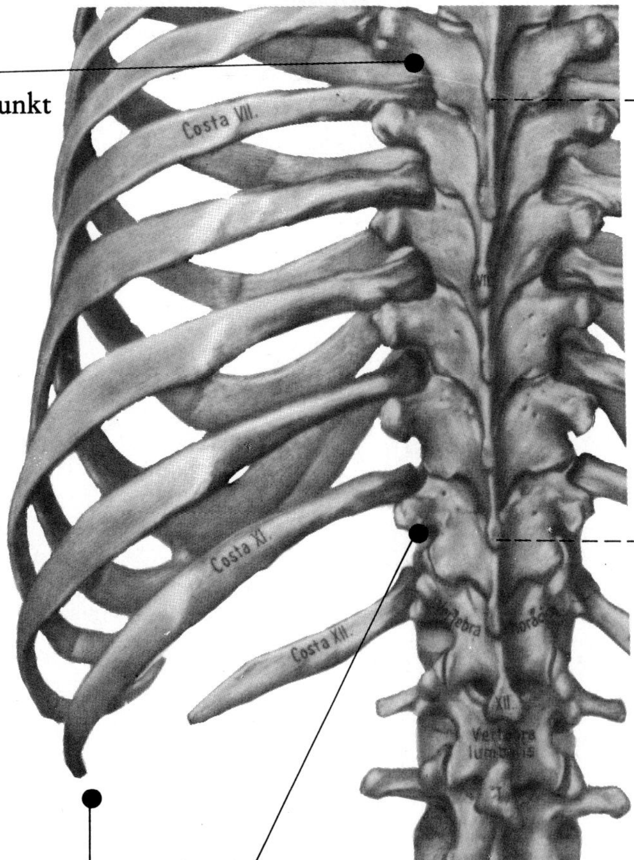

Bereich Milz und Blut

6

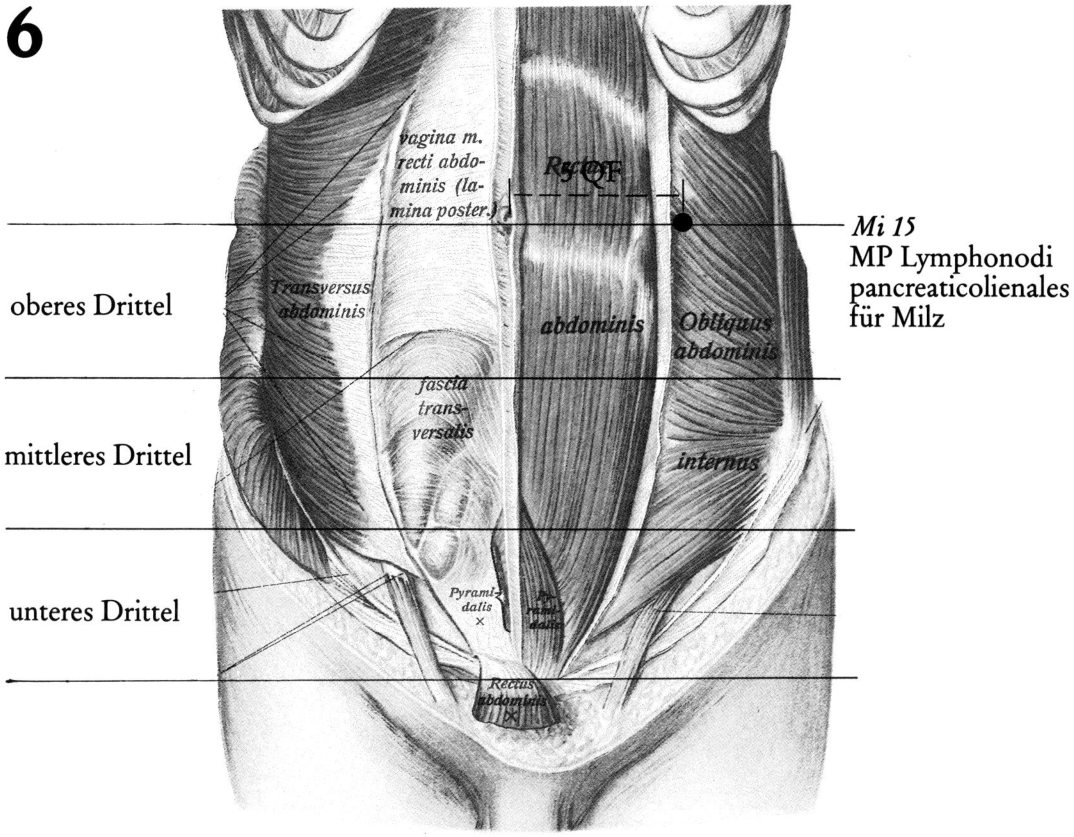

7

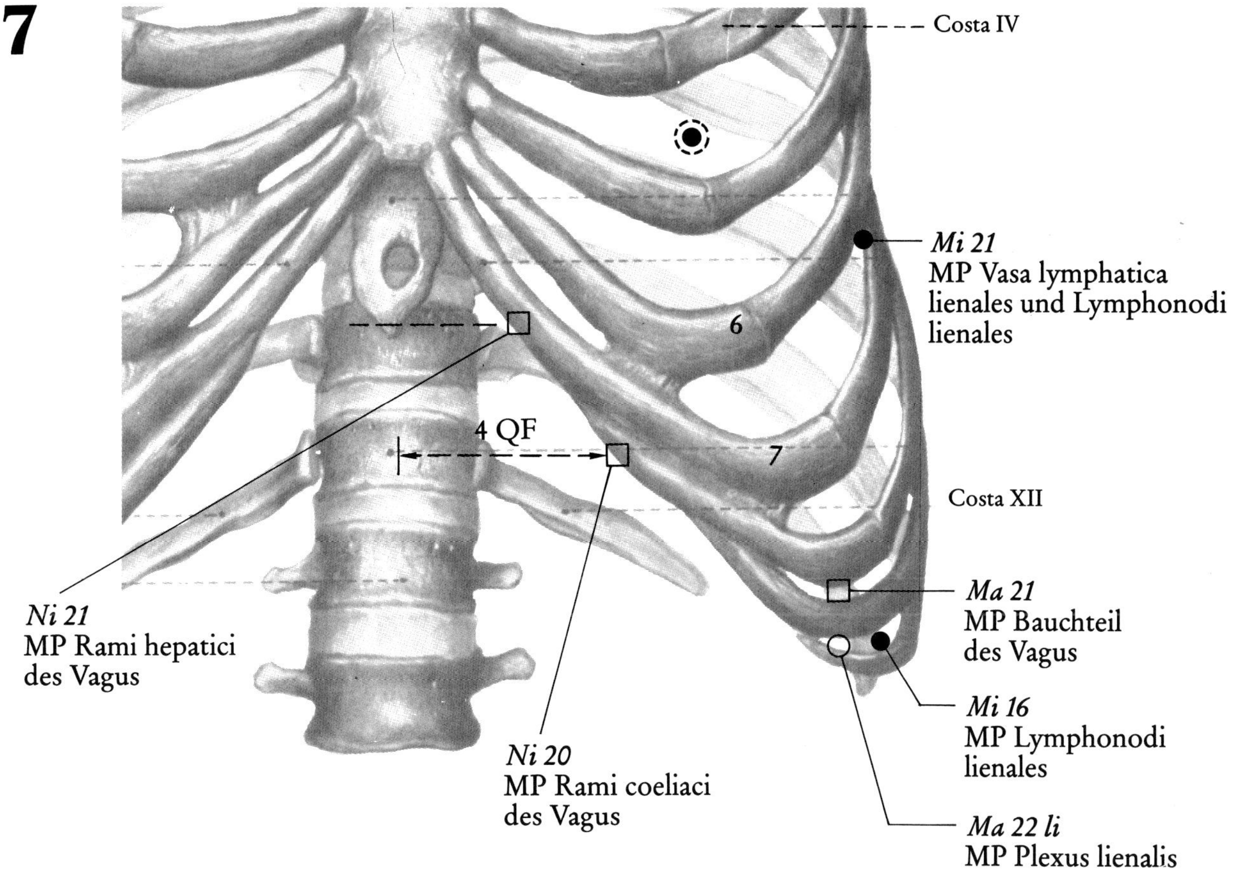

Bereich Milz und Blut

8

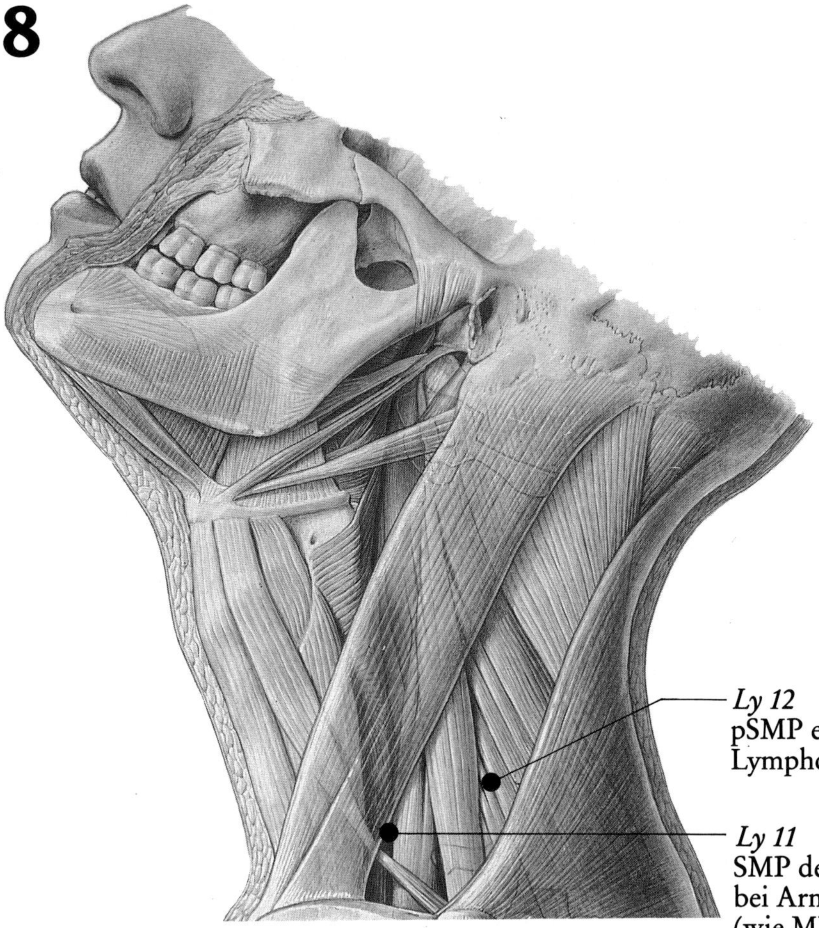

Ly 12
pSMP epigastrische Lymphdrüsen

Ly 11
SMP des Lymphgefäßsystems bei Armamputierten (wie MP Kr 7b)

(beide beeinflussen Milz)

re Unterschenkel

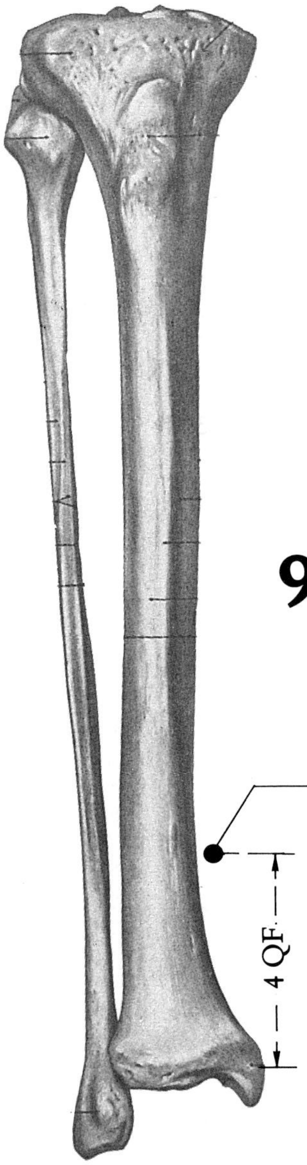

9

M/P 6 = Le 5 = Ni 8
MP Blut
(hintere Tibiakante)

4 QF

Malleolus tibiae

				nur li				
Odontone im Oberkiefer	1	2	3	4	5	⑥	⑦	8
Odontone im Unterkiefer	1	2	3	④	⑤	6	7	8

Bereich Leber

	Punkt-Nr.	EAV-Meßpunkt für	Bild-Nr.
◉	Le 1a	KMP Lebermeridian (nicht für Le 2a = Gallengänge!)	1
Organ	Le 1	Zentralvenensystem (abführende Venen im Leberläppchen-Zentrum) .	1
	Le 2	Leberzellen, Leberläppchen	1
	Le 3	perivaskuläres und periportales Feld der Leber	1
Ductus	Le 2a	Ductuli biliferi interlobulares	1
	Gb 41 re/li	Ductuli biliferi re/li Leberlappen	1
Serosa	Le 1b	Peritoneum der Leber	1
	Le 10 re	Bursa omentalis Hinterwand	4
Vasa	Le 1c	Venae hepaticae (die kurzen Leberinnenvenen)	1
	Le 2b	Vena portae (bringt Blut aus Eingeweiden)	1
Ly	Le 1a-1	Lymphgefäße des Peritoneums der Leber	1
	Le 3a	innere Lymphgefäße der Leber	1
	Le 14	Vasa lymphatica der Leber	3
	M/P 18	Lymphonodi hepatici und portae	3
	Ly 11	SMP Lymphgefäßsystem (beeinflußt Leber)	2
○	Ma 44c	Plexus coeliacus	1
	Gb 43c re	Plexus hepaticus	1
	Ma 22 re	Plexus gastricus superior	3
□	Ma 21	Vagus, Bauchteil	3
	Ni 21	Rami hepatici des Vagus	3
	Ni 20	Rami coeliaci	3
	Le 14	Alarmpunkt der Leber	3
	Bl 18	Zustimmungspunkt der Leber	5

Bereich Leber

1

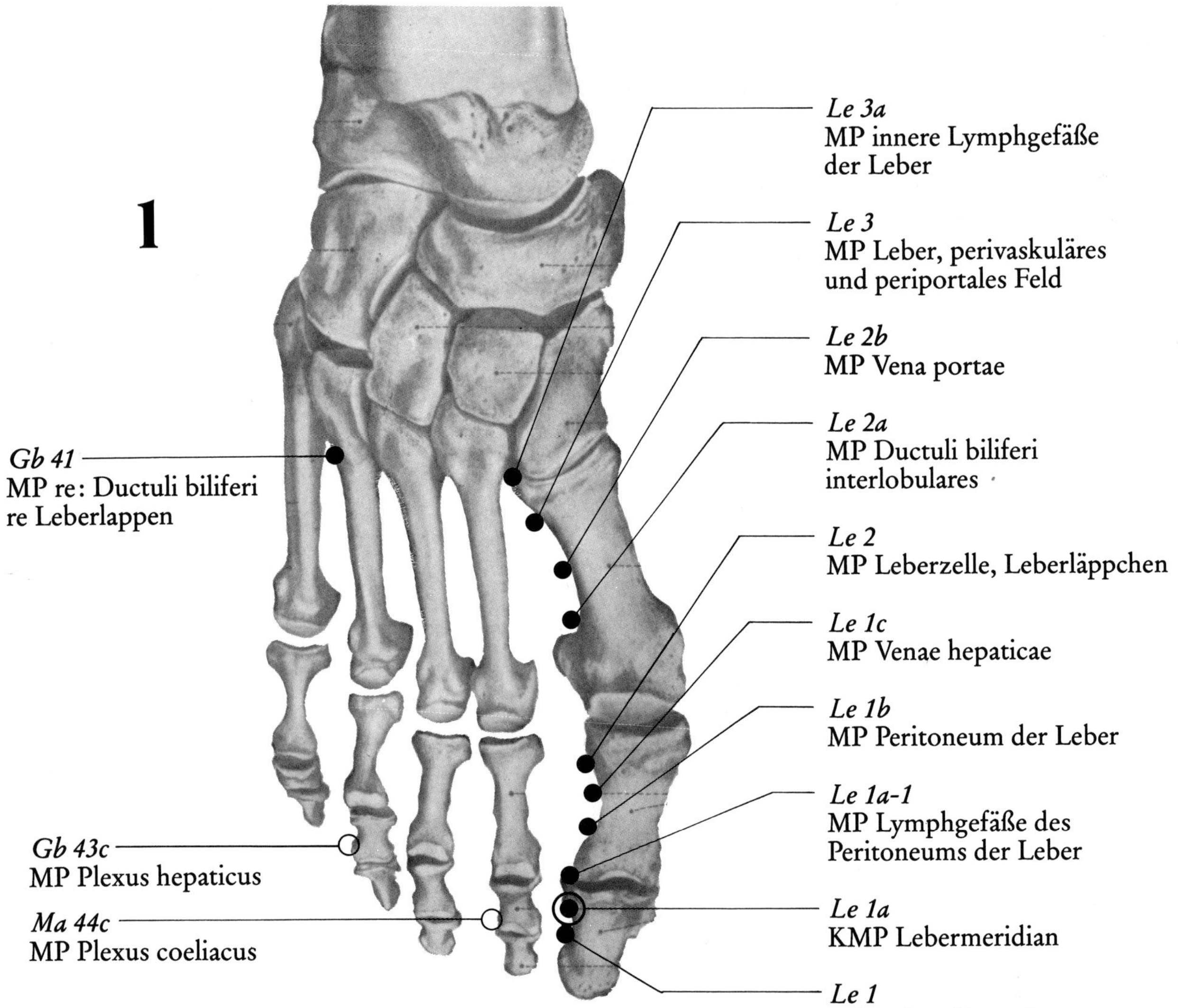

Bereich Leber

2

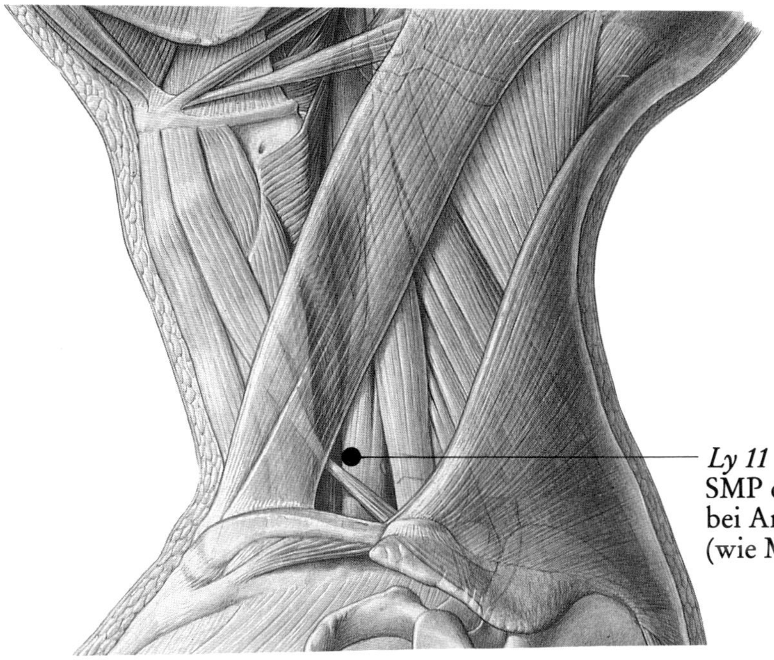

3

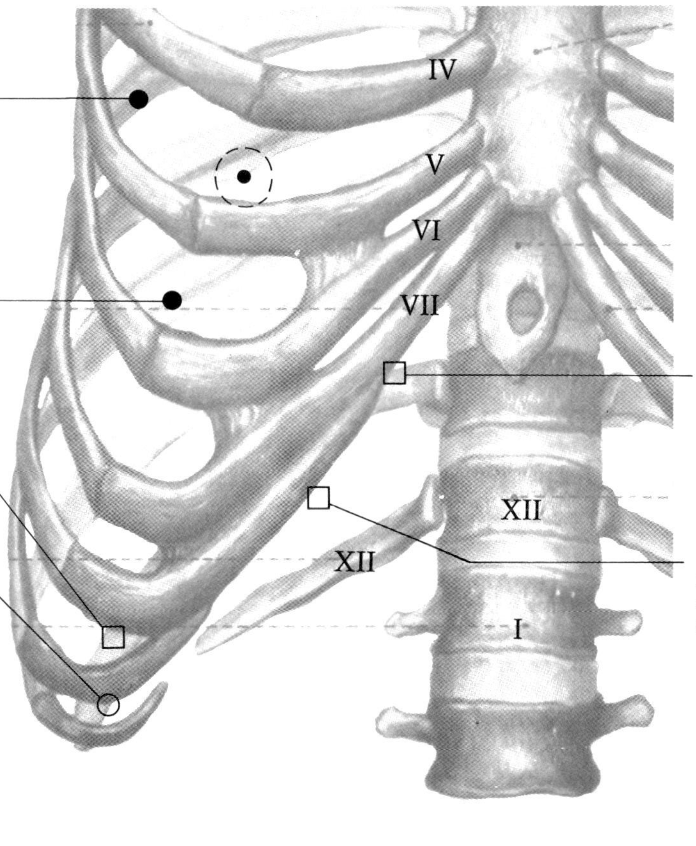

Bereich Leber

4

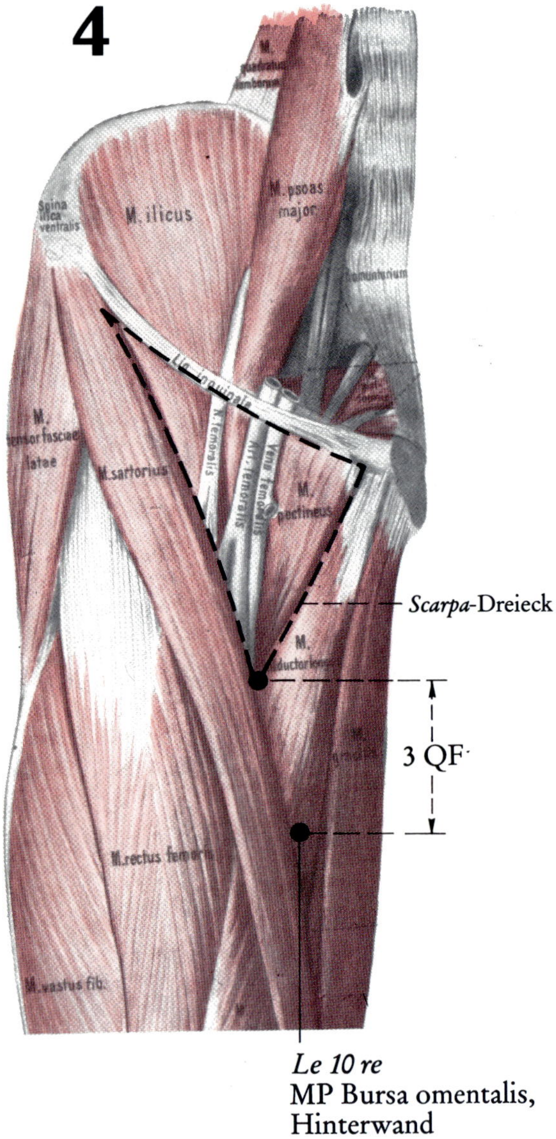

5

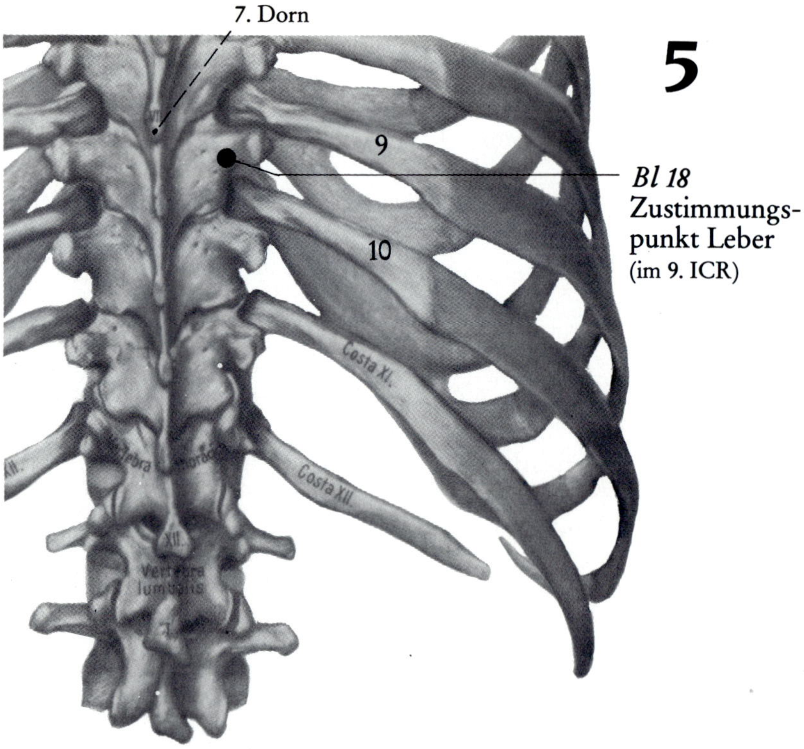

Odontone im Oberkiefer	1	2	(3)	4	5	6	7	8
Odontone im Unterkiefer	1	2	(3)	4	5	6	7	8

Bereich Gelenkdegeneration

	Punkt-Nr.	EAV-Meßpunkt für	Bild-Nr.
◉	GD 1b	KMP alle Gelenke, auch die der Wirbelsäule	1
	GD 1c	SMP Gelenkinnenhaut (Synovialis) für alle Gelenke	1
	GD 1-1	fokaltoxische Belastung der Gelenke	1
	GD 1a	allergische Belastung der Gelenke	1
◉ obere Extremität	3E 15	SMP Gelenke der oberen Extremitäten	2
	GD 2	pSMP Gelenke Schultergürtel und obere Extremitäten	1
	3E 14	Schultereckgelenk (Articulatio acromioclavicularis)	2
	Di 15	1. MP Schultergelenk, vorderer Abschnitt	3
	Kr 2	2. MP Schultergelenk, innere Anteile	4
	Dü 10	3. MP Schultergelenk, hinterer Abschnitt	2
	Dü 8	1. MP Ellbogengelenk (Articulatio humeroulnaris)	5
	Kr 3	2. MP Ellbogengelenk (Articulatio radioulnaris proximalis)	6
	Di 11	3. MP Ellbogengelenk (Articulatio humeroradialis)	6
	Di 5	1. MP proximales Handgelenk (Articulatio radiocarpea)	7
	Dü 5	2. MP proximales Handgelenk (ulnarer Abschnitt, Diskus)	7
	3E 4	3. MP distales Handgelenk (Articulatio intercarpea)	7
◉ untere Extremität	Gb 33	SMP Gelenke der unteren Extremitäten	9
	GD 1	pSMP Gelenke Beckengürtel und untere Extremitäten	1
	Ma 30	1. MP Hüftgelenk (Pfanne)	8
	M/P 11a	2. MP Hüftgelenk (Kapsel)	8
	Gb 29	3. MP Hüftgelenk (Femurkopf)	9
	Le 8	1. MP Knie (medialer Abschnitt)	10
	Ma 35	2. MP Knie (lateraler Abschnitt)	10
	Bl 54	3. MP Knie (dorsaler Abschnitt)	11
	M/P 5	1. MP oberes Sprunggelenk (innerer medialer Abschnitt)	13
	Ma 41	2. MP oberes Sprunggelenk (unterer Abschnitt)	13
	Gb 39a	3. MP oberes Sprunggelenk (lateraler Abschnitt)	13
	Bl 62	hinteres Sprunggelenk	12
	Le 4	vorderes Sprunggelenk	13
Schädel	GD 3	pSMP Atlas-Axis-Gelenk und Kiefergelenk	1
	3E 23	obere Kiefergelenkkammer } *Costen*-Syndrom	16
	Ma 2	untere Kiefergelenkkammer } *Costen*-Syndrom	16
	Ni 27	Sternoklavikulargelenk	15
	Bl 27	Kreuz-Darmbein-Gelenk (Iliosakralgelenk)	14

Bereich Gelenkdegeneration

1

re Fuß dorsal

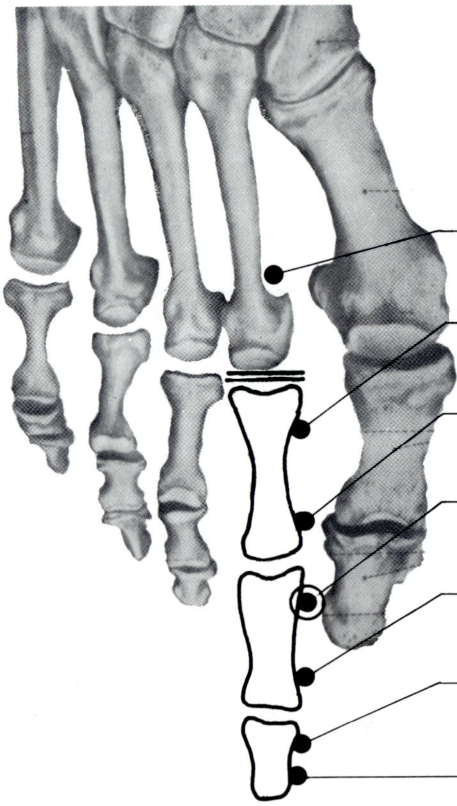

GD 3
MP Atlas-Axis-Gelenk und Kiefergelenk

GD 2
MP Gelenke von Schultergürtel und oberen Extremitäten

GD 1c
MP Gelenkinnenhaut (Synovialis) für alle Gelenke

GD 1b
KMP für alle Gelenke, auch die der Wirbelsäule

GD 1a
MP allergische Belastung der Gelenke

GD 1-1
MP fokaltoxische Belastung der Gelenke

GD 1
MP Gelenke des Beckengürtels und der unteren Extremitäten

2

3E 14
MP Schulter-Schlüsselbein-Gelenk = Schultereckgelenk

Dü 10
3. MP Schultergelenk, hinterer Abschnitt

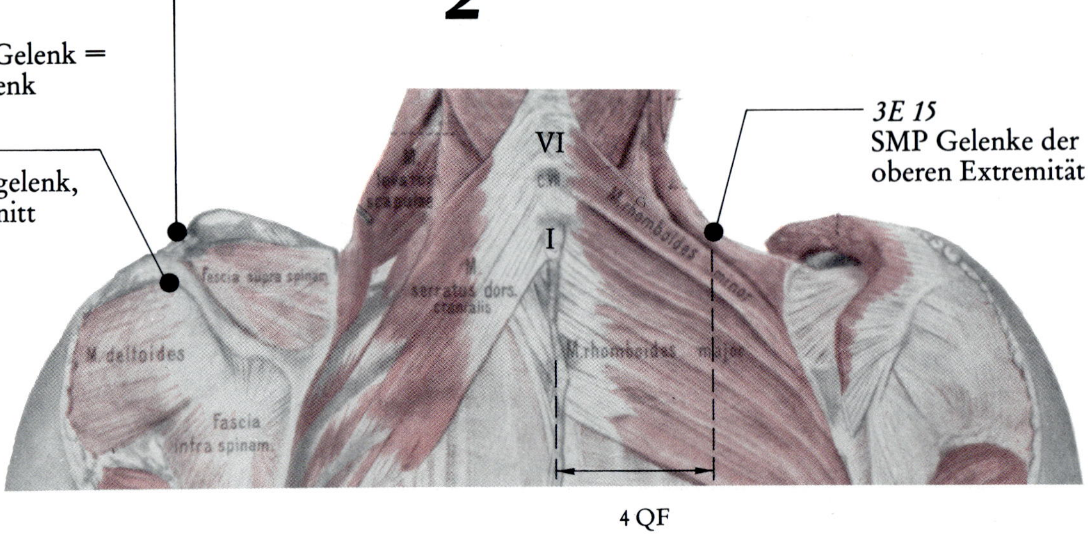

3E 15
SMP Gelenke der oberen Extremität

4 QF

Bereich Gelenkdegeneration

3

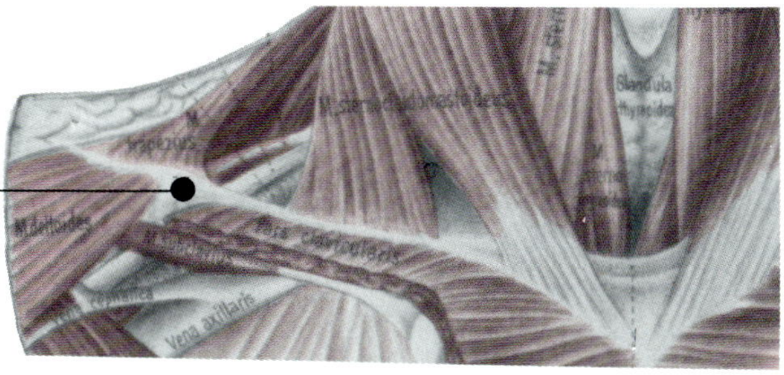

Di 15
1. MP Schultergelenk
Unterrand Klavikula / Deltoideus-kante (*Mohrenheim*-Grube)

4

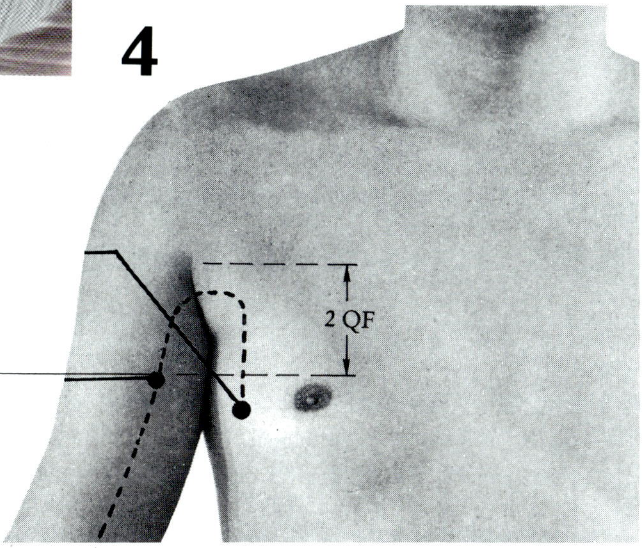

Kr 2
2. MP Schultergelenk
Arm horizontal!
medialer Bizepsrand /
2 QF distal Achselfalte

re Arm außen

5

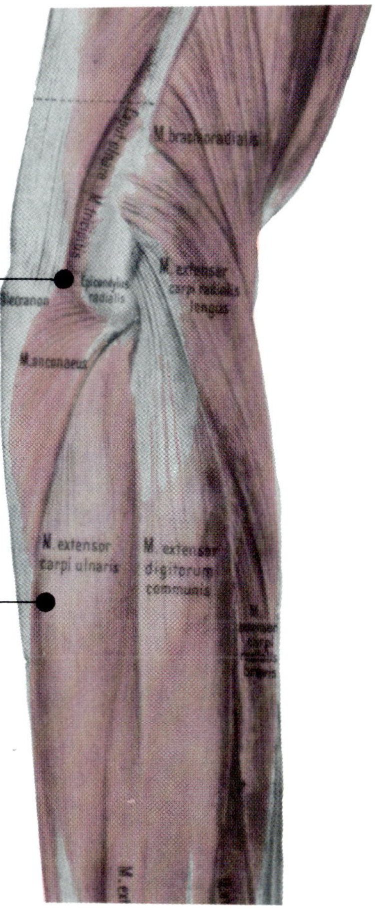

Dü 8
1. MP Humeroulnargelenk
(Ellbogengelenk)

Bereich Gelenkdegeneration

6

re Ellbeuge

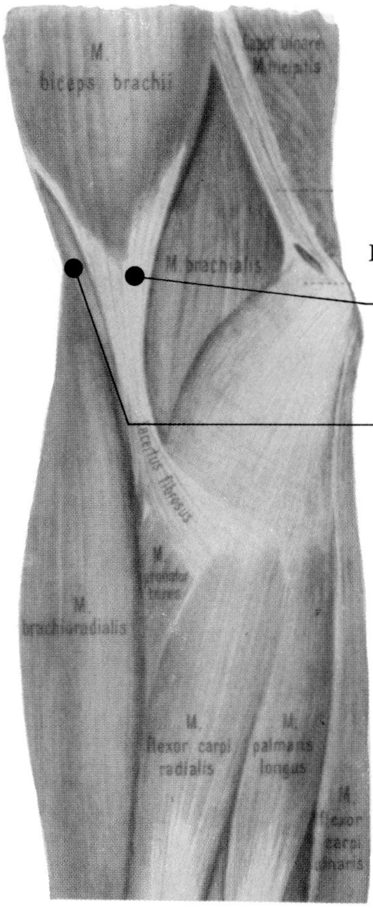

7

re Hand dorsal (3 Grübchen)

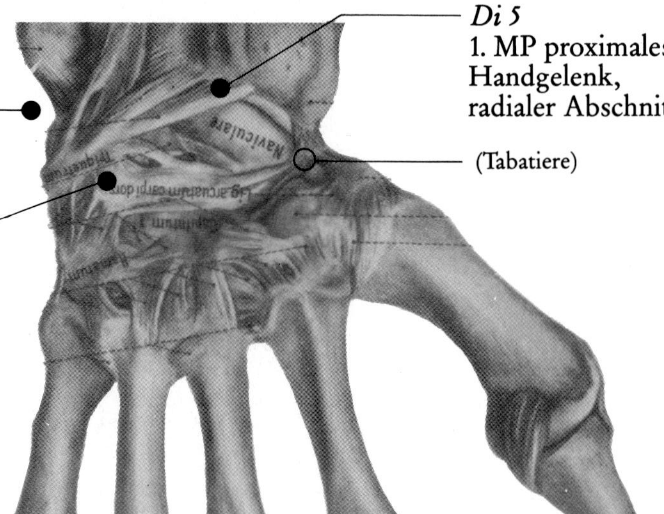

Bereich Gelenkdegeneration

9 Außenseite re Oberschenkel

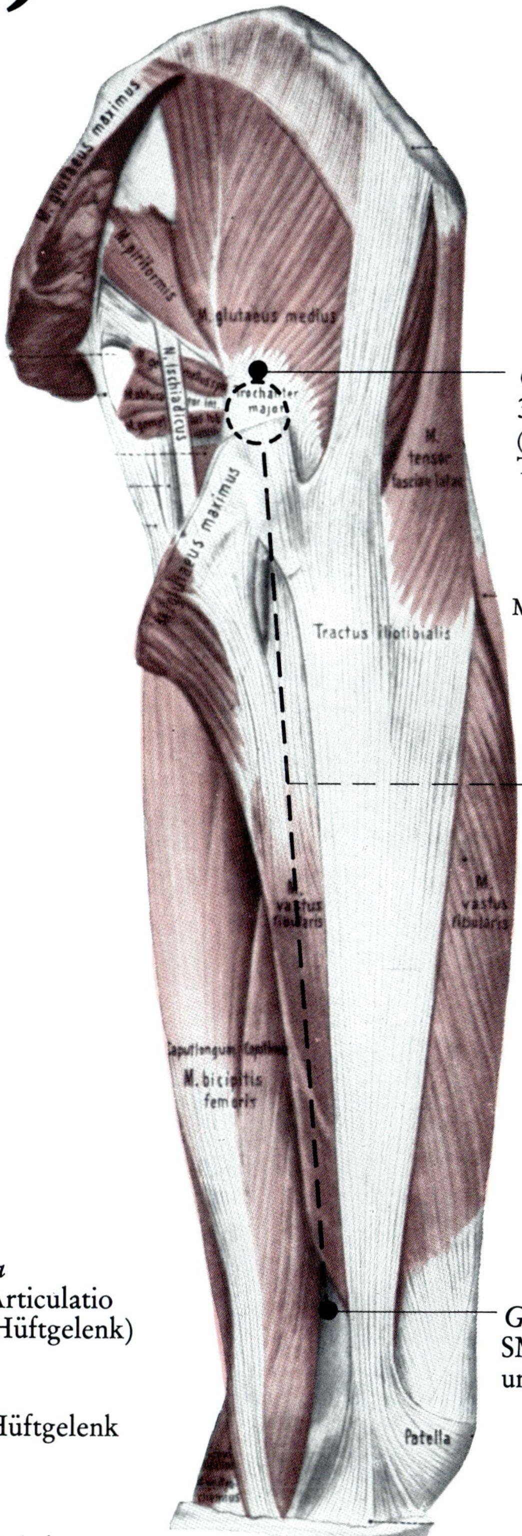

Gb 29
3. MP Hüftgelenk
(Grube oberhalb Trochanterspitze)

M. rectus femoris

Hosennaht-Linie

Gb 33
SMP Gelenke der unteren Extremität

8

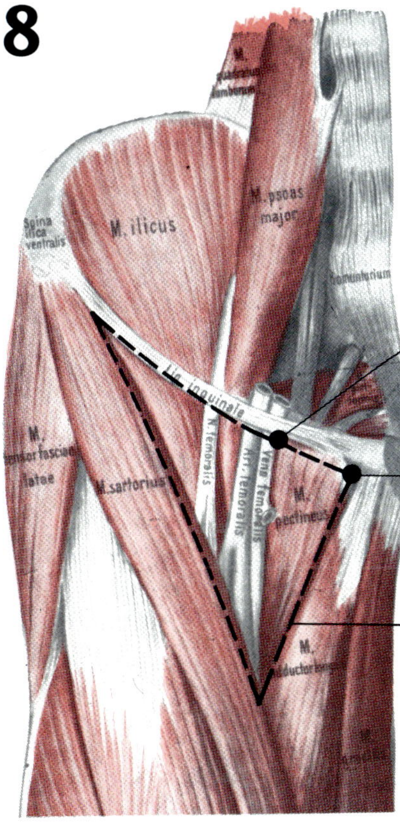

M/P 11a
2. MP Articulatio coxae (Hüftgelenk)

Ma 30
1. MP Hüftgelenk

Scarpa-Dreieck

Bereich Gelenkdegeneration

10

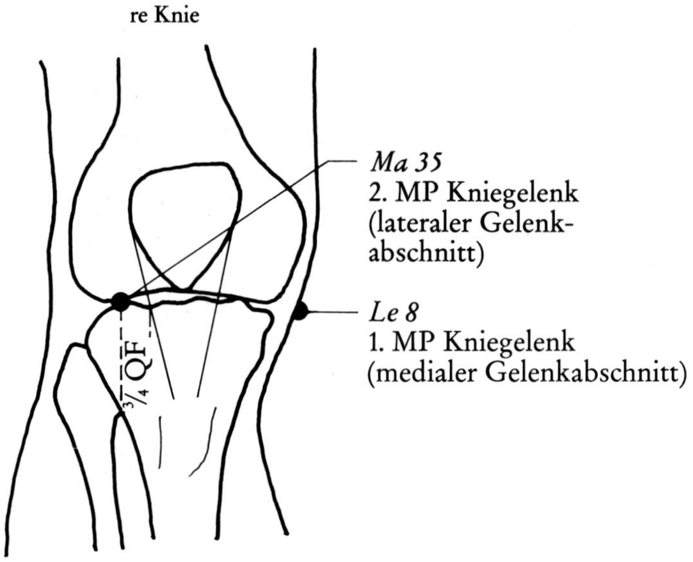

11

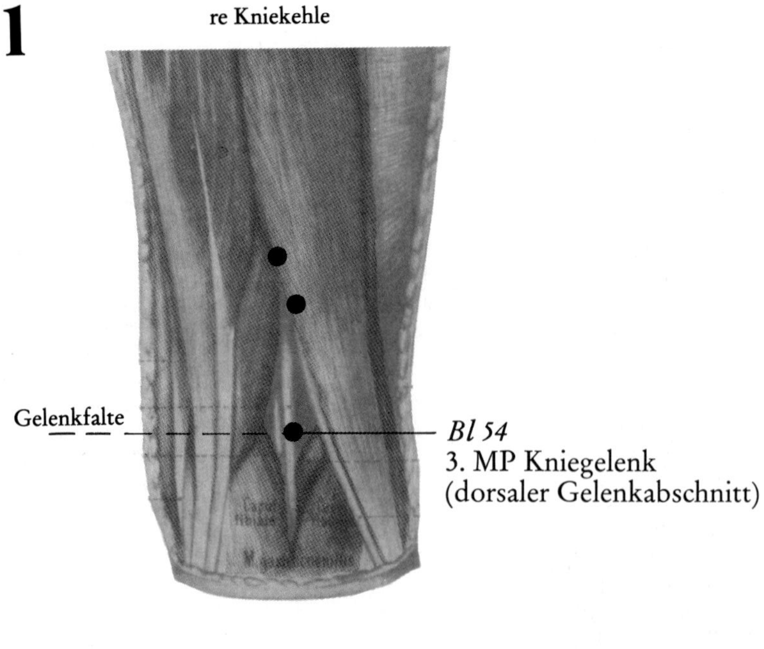

Bereich Gelenkdegeneration

12 re Fuß außen

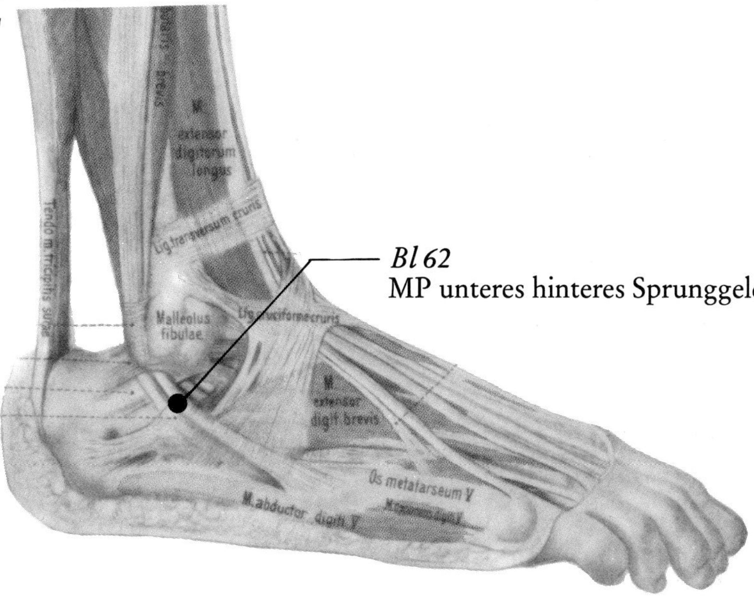

13 re Fuß

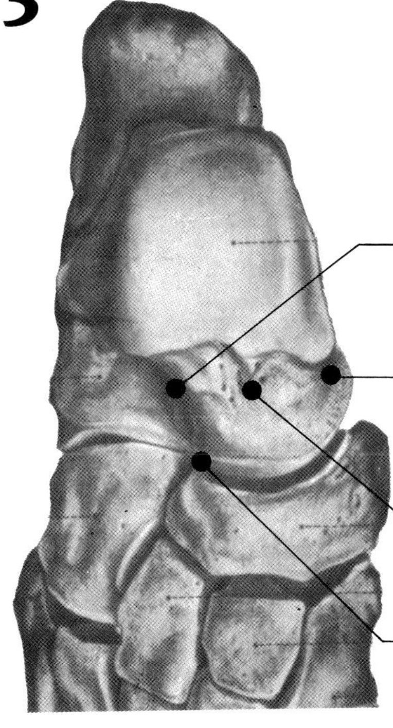

Bereich Gelenkdegeneration

14

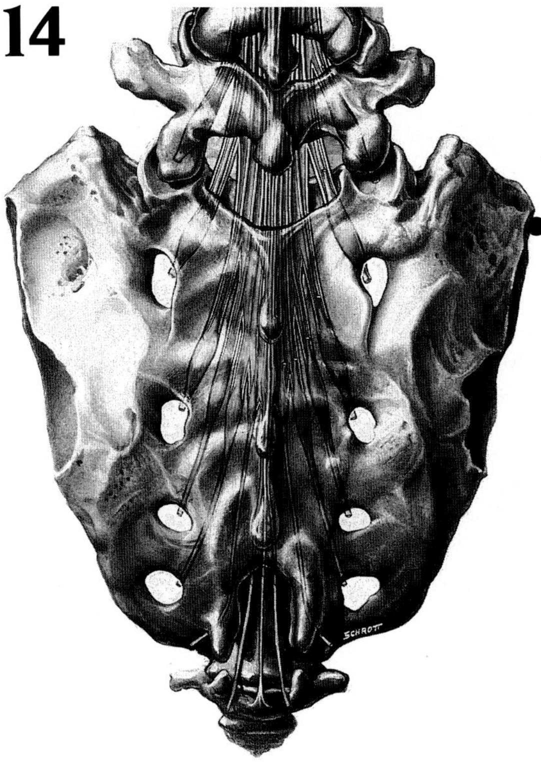

15

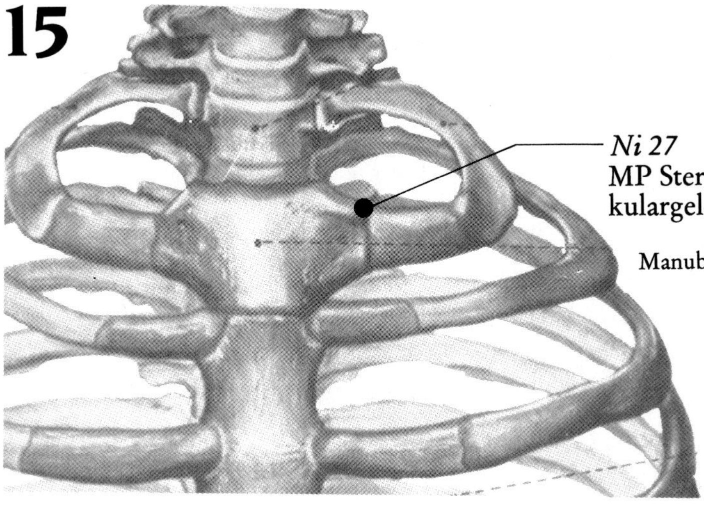

Bereich Gelenkdegeneration

16

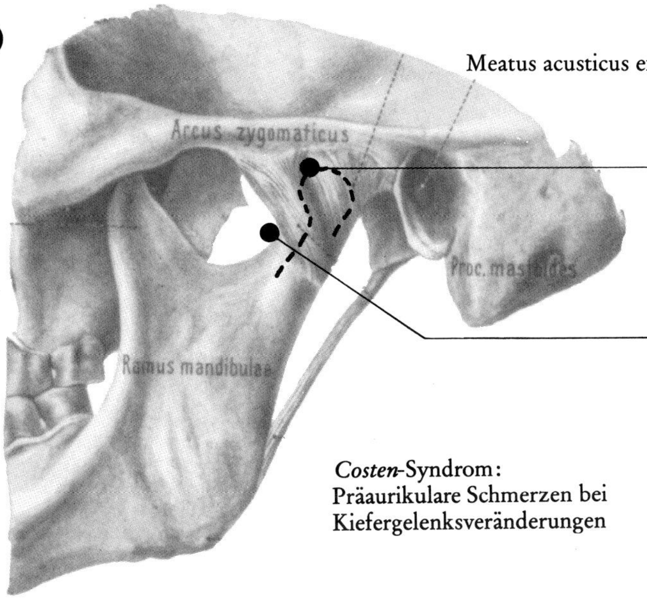

Bereich Gelenkdegeneration

Odonton-Gebiete

				4	3	②	①
				4	3	②	①

Knie hinten
hinteres Sprunggelenk (außen)
Kreuz-Steißbein

8	7	6	⑤	④	3		
8	⑦	⑥	5	4	3		

Schulter vorn
Ellbogen radial
Hand radial
Finger radial
Mittelfuß tibial
Zehe 1 und 2

				4	③	2	1
				4	③	2	1

Hüfte seitlich
Knie lateral
oberes Sprunggelenk lateral
vorderes Sprunggelenk (innen)

8	⑦	⑥	5	4	3		
8	7	6	⑤	④	3		

Kiefer
Hüfte vorn
Knie vorn
oberes Sprunggelenk medial

⑧	7	6	5	4	3	2	1
⑧	7	6	5	4	3	2	1

Schulter hinten
Ellbogen ulnar
Hand ulnar
Finger ulnar
Kreuz-Darmbein
Mittelfuß fibular
Zehen 3 bis 5

Bereich Knochen und Wirbelsäule

	Punkt-Nr.	EAV-Meßpunkt für	Bild-Nr.
◉	Bl 12	SMP Knochensystem	1
Extremit.	Kr 2a	pSMP Knochen der oberen Extremitäten	3
	Ni 10-1	pSMP Knochen der unteren Extremitäten und Beckengürtel	2
Blut	Gb 39	Knochenmark	4
◉ Wirbelsäule	Bl 11	SMP Wirbelsäule	1
	Dü 6	Halswirbelsäule	5
	Bl 29	Brustwirbelsäule	6
	Bl 61	Lendenwirbelsäule, Kreuzbein und Steißbein	4
◉	GD 1b	KMP alle Gelenke, auch die der Wirbelsäule	8
Ly	Ly 14	pSMP hypogastrische Lymphdrüsen (beeinflußt WS)	7

Bereich Rückenmark mitbeachten!

1

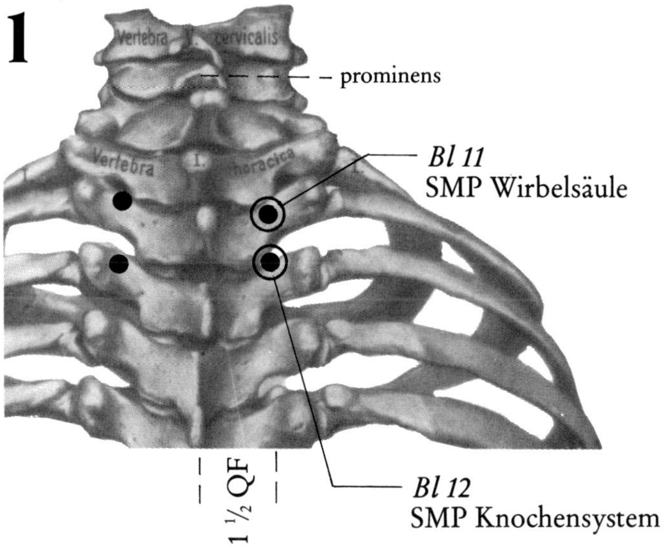

Bereich Knochen und Wirbelsäule

2

re Oberschenkel

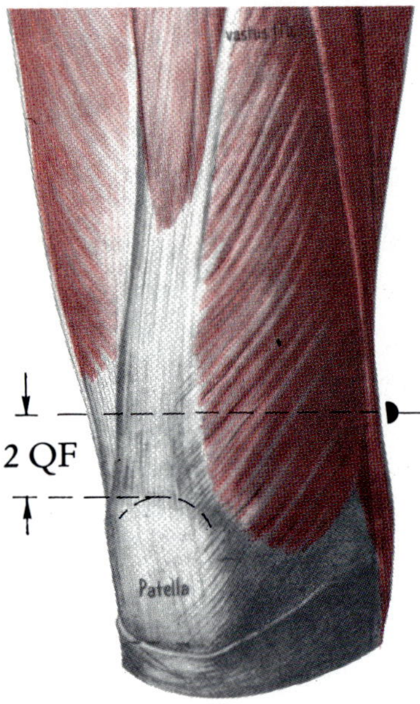

2 QF

Ni 10-1
pSMP Knochen
untere Extremitäten
(Mitte Innenseite)

3

re Ellbeuge

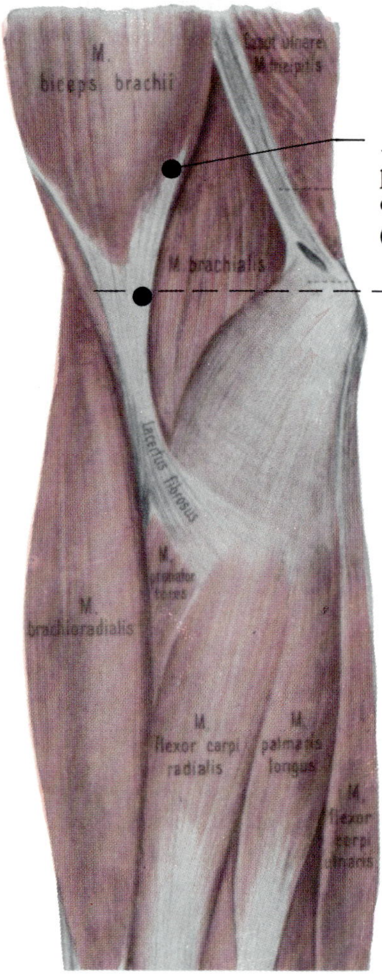

Kr 2a
pSMP Knochen
obere Extremitäten
(Innenrand Bizepssehne)

Beugefalte

4

re Fuß außen

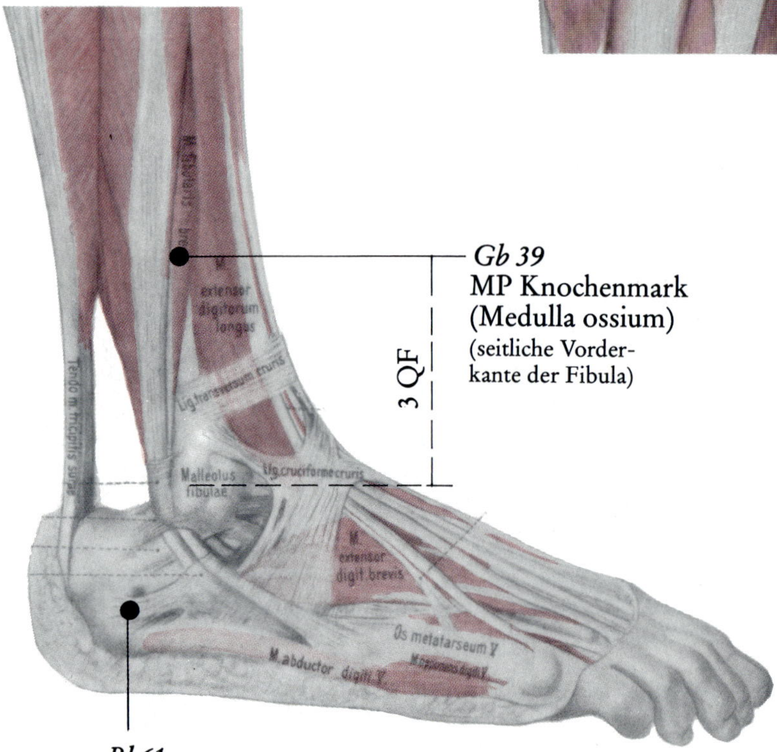

Gb 39
MP Knochenmark
(Medulla ossium)
(seitliche Vorderkante der Fibula)

3 QF

Bl 61
MP Lendenwirbelsäule,
Kreuzbein und Steißbein

Bereich Knochen und Wirbelsäule

5

re Unterarm dorsal

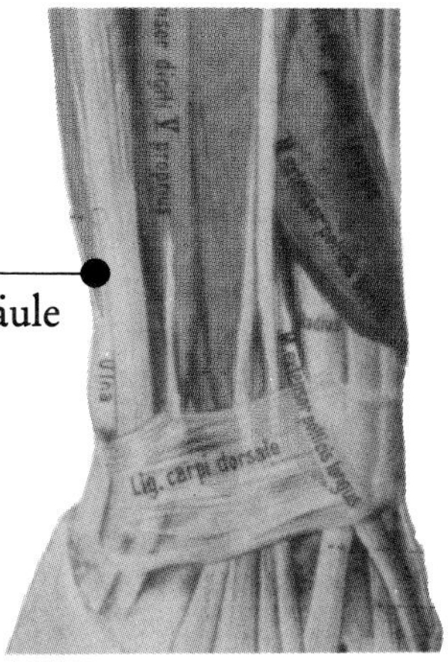

Dü 6
MP Halswirbelsäule

6

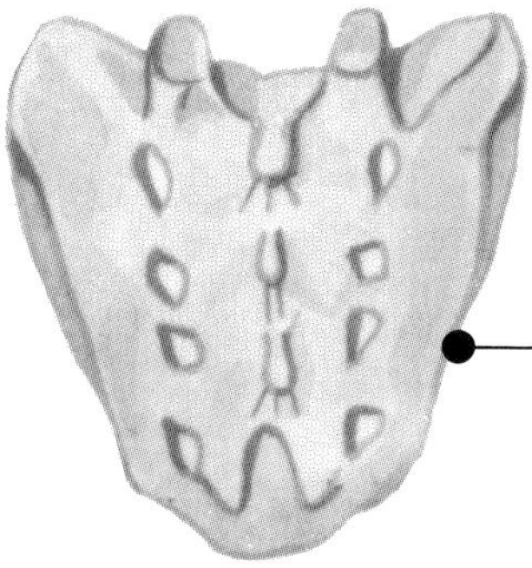

Bl 29
MP Brustwirbelsäule

7

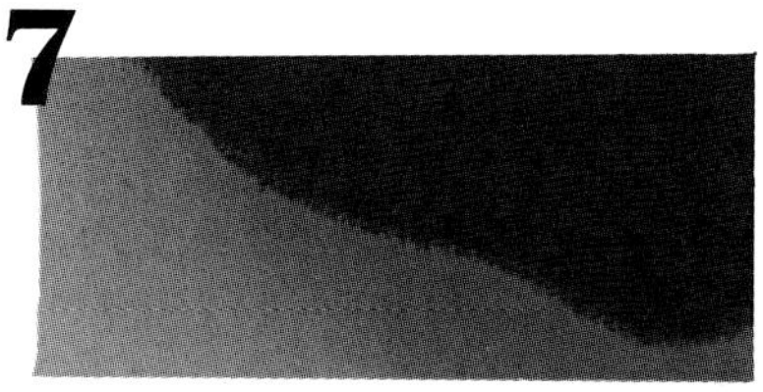

Ly 14
pSMP hypogastrische Lymphdrüsen (Beckenlymphdrüsen)

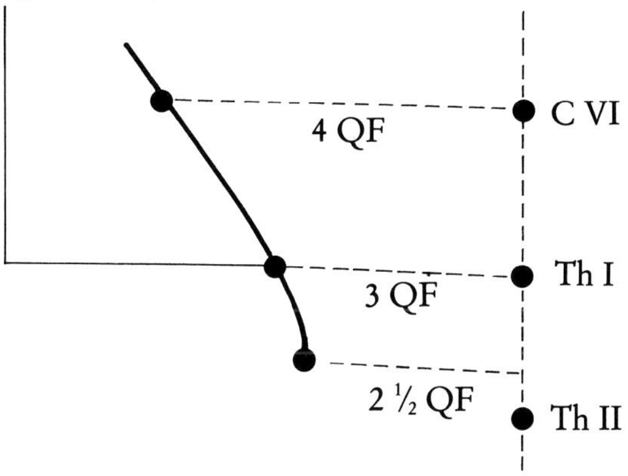

Bereich Knochen und Wirbelsäule

8

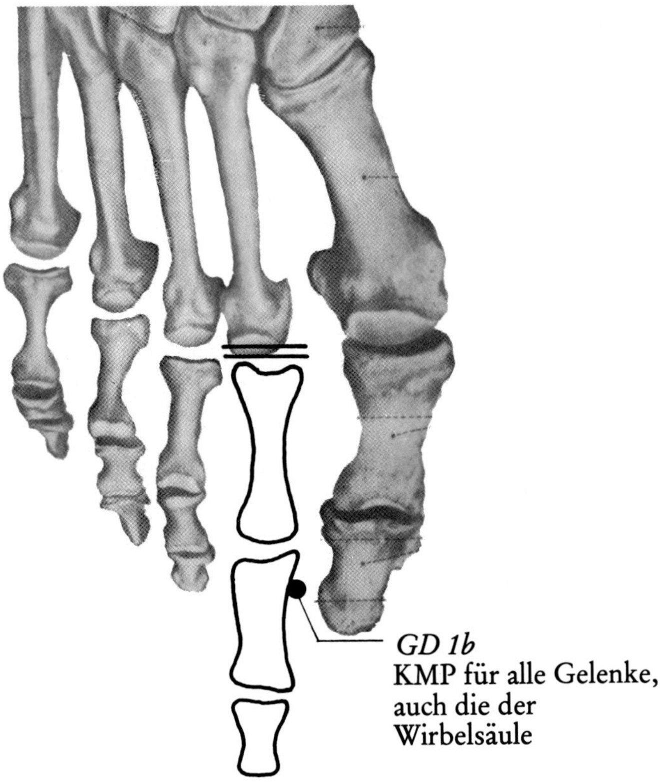

Odonton-Gebiete

8	7	6	5	4	3	②	①	Lendenwirbel: L 2, L 3 Sakralwirbel: S 3, S 4, S 5 Steißbein: Co
8	7	6	5	4	3	②	①	

8	7	6	5	4	③	2	1	Brustwirbel: B 8, B 9, B 10
8	7	6	5	4	③	2	1	

8	7	6	⑤	④	3	2	1	Halswirbel: H 5, H 6, H 7 Brustwirbel: B 2, B 3, B 4 Lendenwirbel: L 4, L 5
8	⑦	⑥	5	4	3	2	1	

8	⑦	⑥	5	4	3	2	1	Brustwirbel: B 11, B 12 Lendenwirbel: L 1
8	7	6	⑤	④	3	2	1	

⑧	7	6	5	4	3	2	1	Halswirbel: H 7 Brustwirbel: B 1, B 5, B 6, B 7 Sakralwirbel: S 1, S 2
⑧	7	6	5	4	3	2	1	

Bereich Magen

	Punkt-Nr.	EAV-Meßpunkt für	Bild-Nr.
◉	Ma 44b	KMP Magen (nicht Speiseröhre!)	1
Organ	Ma 45 re/li	Pylorus / Magenkörper li Anteil	1
	Ma 44 re/li	Antrum / Fundus	1
	Ma 43a re/li	Magenstraße, Curvatura minor / major	1
	Ma 43 re/li	Magenkörper re Anteil / Magenmund (Kardia)	1
Ly	Ma 44d	Lymphgefäße des Magens	1
	Ma 44a-1	Lymphgefäße des Peritoneums des Magens	1
	M/P 15 li	Lymphonodi für Magenfundus	3
	M/P 16 re	Lymphonodi gastrici dextri und pylorici	2
	M/P 17 li	Lymphonodi gastrici sinistri	2
	M/P 14 li	Lymphonodi paracardiales (Magenmund!)	3
	Kr 8b	Cisterna chyli	4
	Ly 11	SMP Lymphgefäßsystem (beeinflußt Ma)	5
	Ly 12	SMP epigastrische Lymphdrüsen (beeinflußt Ma)	5
Serosa	Ma 44a	Peritoneum in Magengegend	1
	Di 3a	Omentum majus	4
	Ma 31a	Bursa omentalis Vorderwand (für Magenhinterwand)	7
Vasa	Ma 44-1	Vena gastrica	1
○	Ma 44c	Plexus coeliacus	1
	Ma 22 re/li	Plexus gastricus superior / lienalis	2
	Gb 43c	Plexus hepaticus	1
□	Ma 21	Vagus, Bauchteil	2
	Ma 20 re	Plexus gastricus posterior (Magenhinterfläche)	2
	Ma 20 li	Plexus gastricus anterior (Magenvorderfläche, Kardia, kleine Kurvatur bis Pylorus)	2
	Ni 20	Rami coeliaci	2
	KG 12	Alarmpunkt Magen	2
	Bl 21	Zustimmungspunkt Magen	6

Bereich Ösophagus evtl. mitbeachten!

Bereich Magen

1

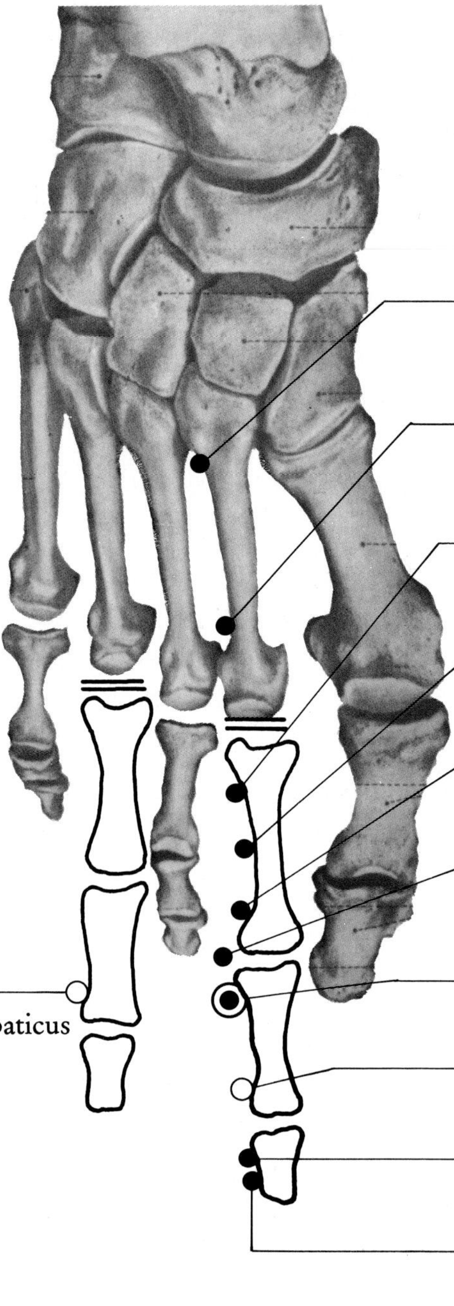

Bereich Magen

2

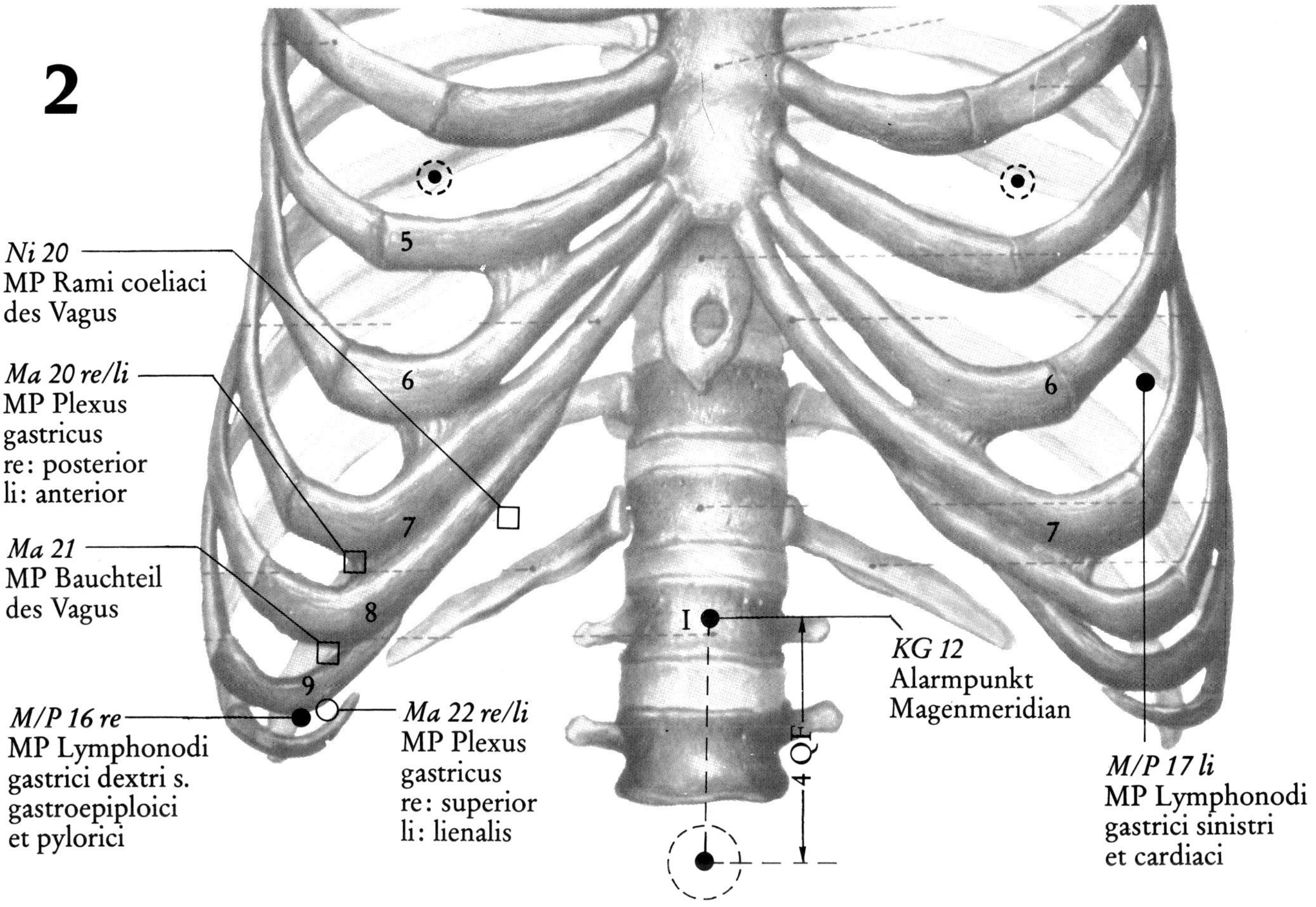

3

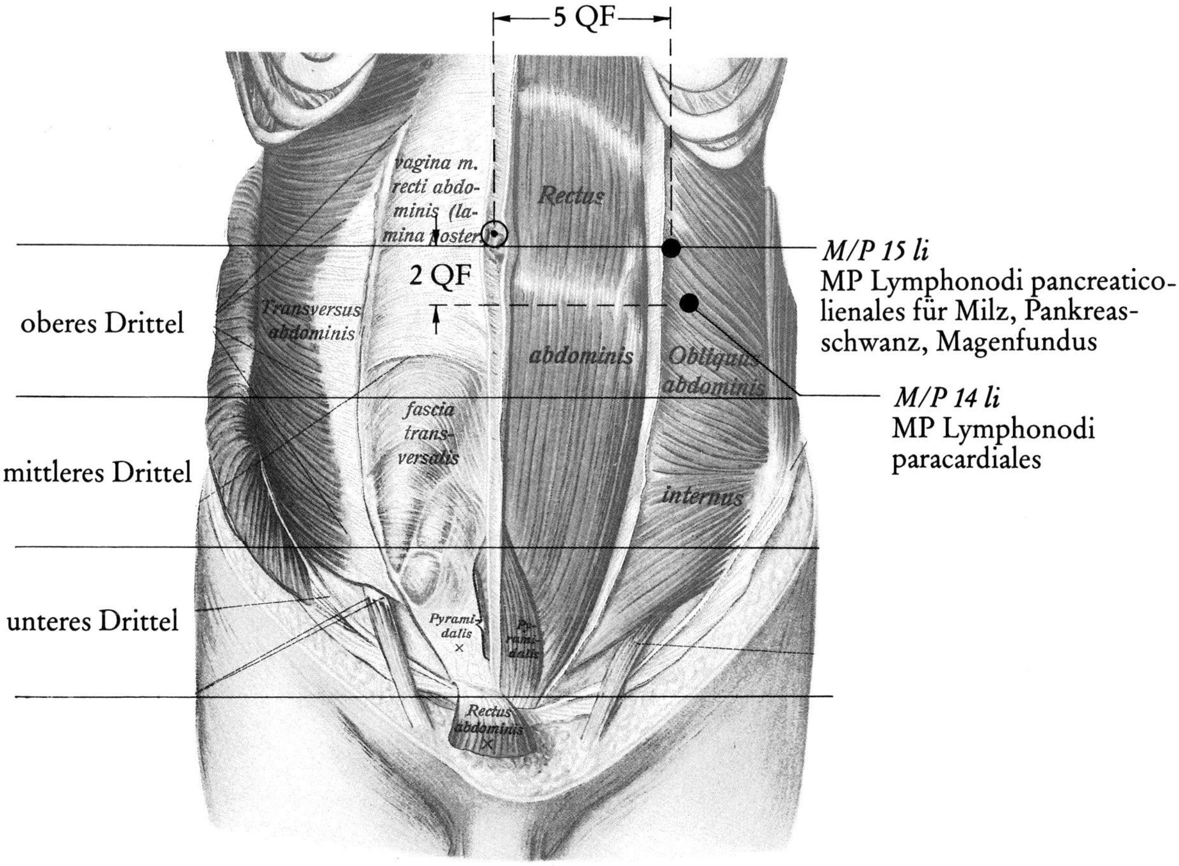

Bereich Magen

4

re Hand dorsal

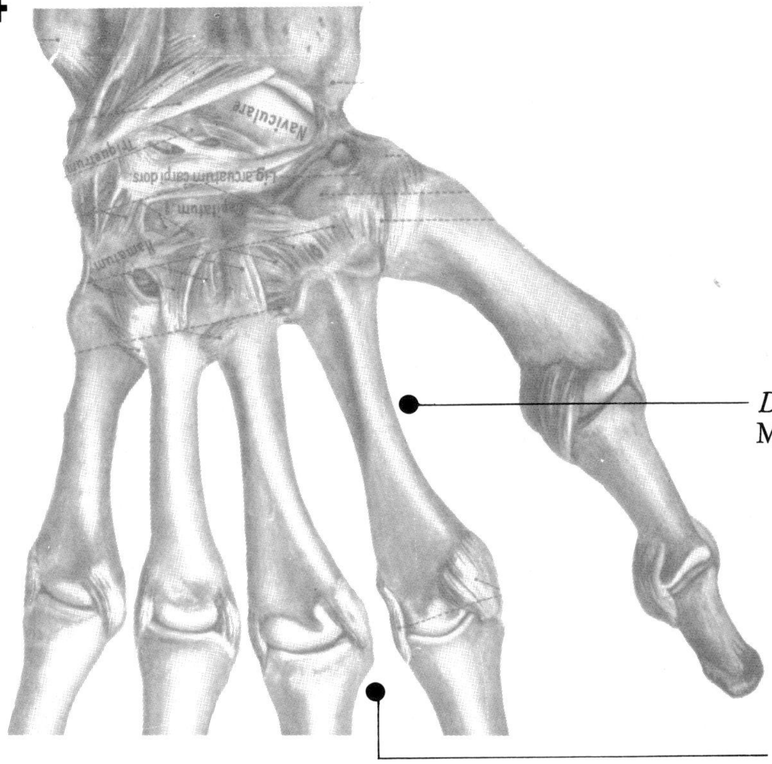

5

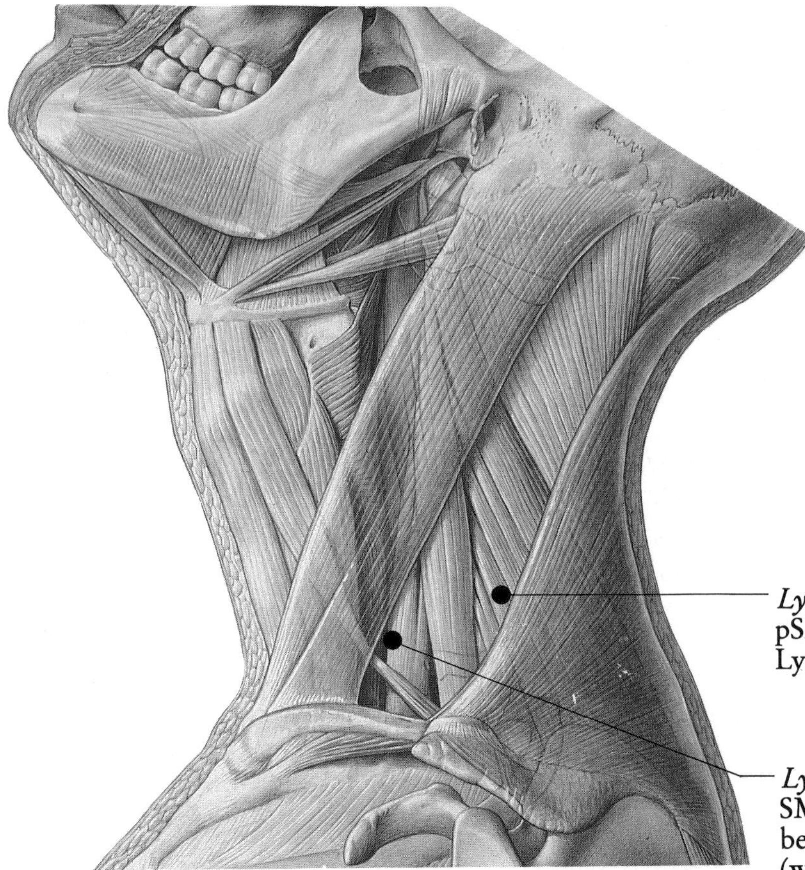

(beide beeinflussen Magen)

Bereich Magen

6

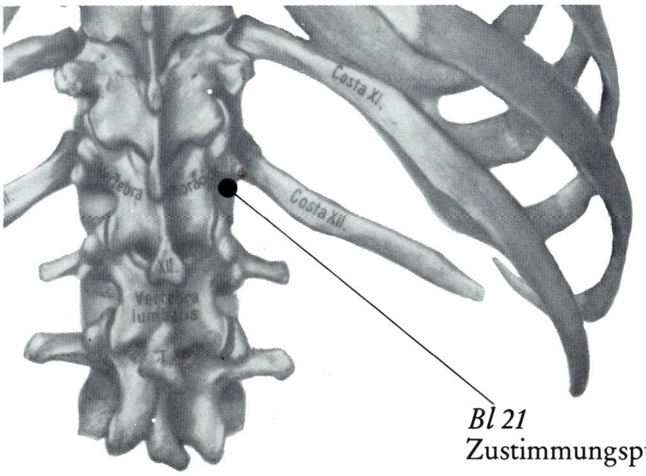

Bl 21
Zustimmungspunkt Magen

7

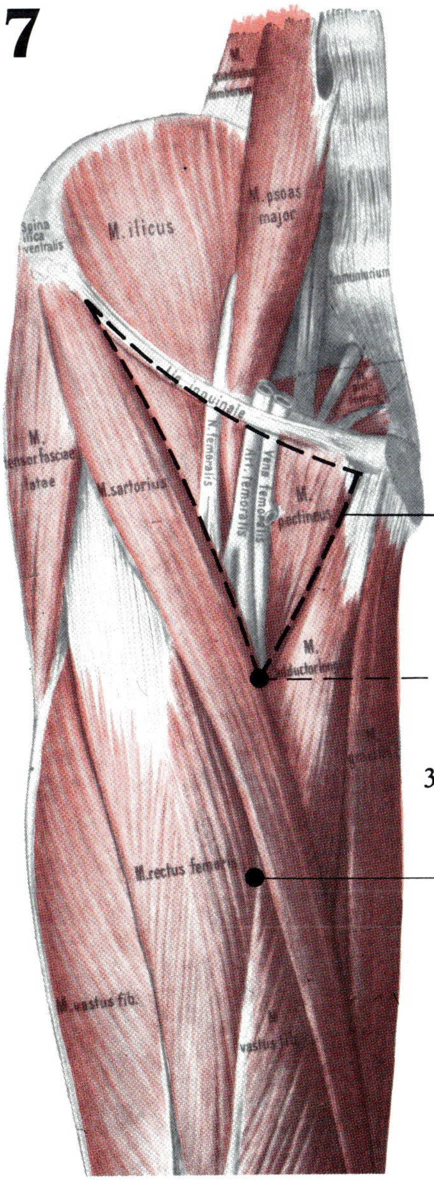

Scarpa-Dreieck

3 QF

Ma 31a
MP Bursa omentalis,
Vorderwand

Bereich Magen

Odontone im Oberkiefer	1	2	3	4	5	⑥	⑦	8
Odontone im Unterkiefer	1	2	3	④	⑤	6	7	8

Bereich Ösophagus

	Punkt-Nr.	EAV-Meßpunkt für	Bild-Nr.
◉	Ly 4a	Lymphabfluß Ösophagus	1+2
Organ	Ma 42	Ösophagus oberer Teil	3
	= Ma 13	Ösophagus oberer Teil	5
	Ma 42a	Ösophagus unterer Teil	3
	= Ma 14	Ösophagus unterer Teil	5
Ly	Ma 12a	Lymphonodi vorderes Mediastinum	5
	3E 16a	Lymphonodi cervicales profundi (aus Ösophagus)	7
	Kr 8a li	Ductus thoracicus, Brustteil	1
Vasa	Ma 42b	Ösophagusvenen	3
	Le 2b	Vena portae (Ösophagusvarizen!)	3
○	Bl 16	Sympathikus, Brustteil	6
	Lu 10d	Plexus mediastinalis	2
□	Ma 16	Vagus, Brustteil	5
	Ma 15	Plexus oesophageus (Ösophagus unterer Teil)	5
	Ma 8c	Vagus, Halsteil — beinhaltet Nervus recurrens mit seinen Zweigen: Rami oesophagei superiores (Ösophagus oberer Teil)	4

Bereich Magen evtl. mitbeachten!

Bereich Ösophagus

1

re Hand volar

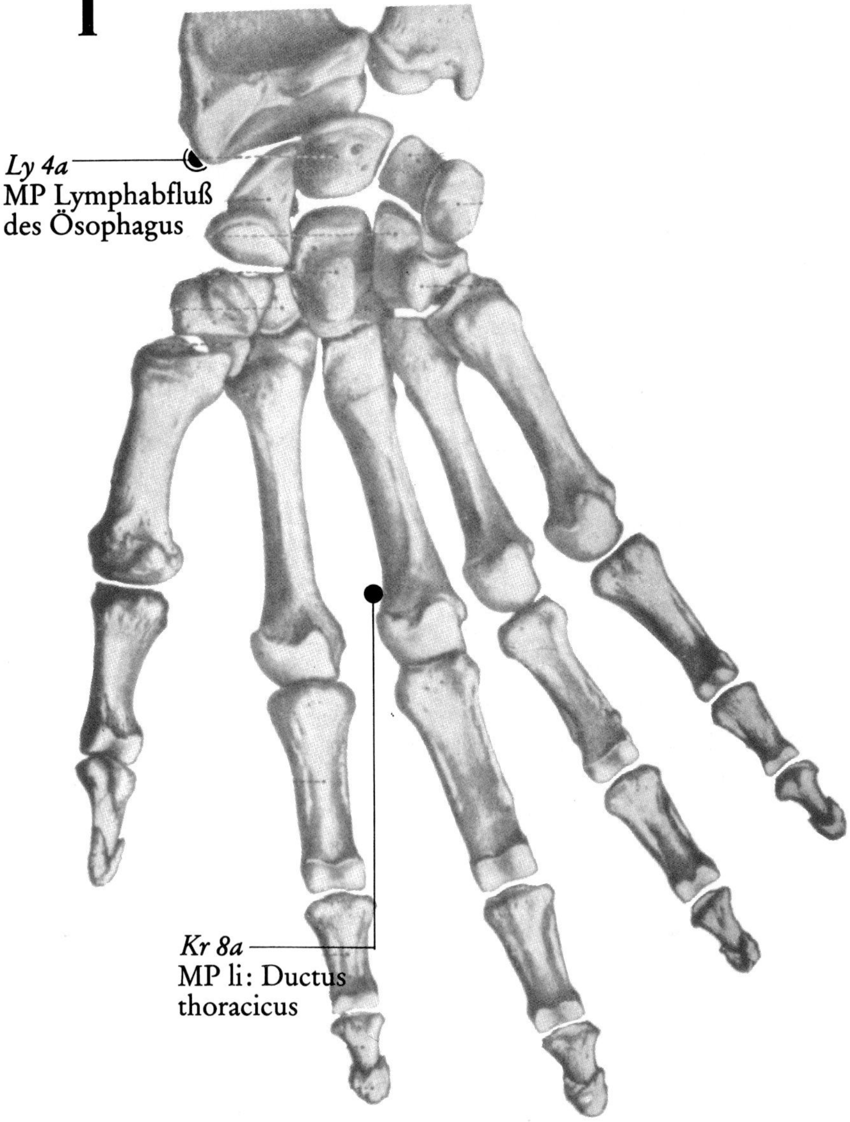

Bereich Ösophagus

2

re Hand dorsal

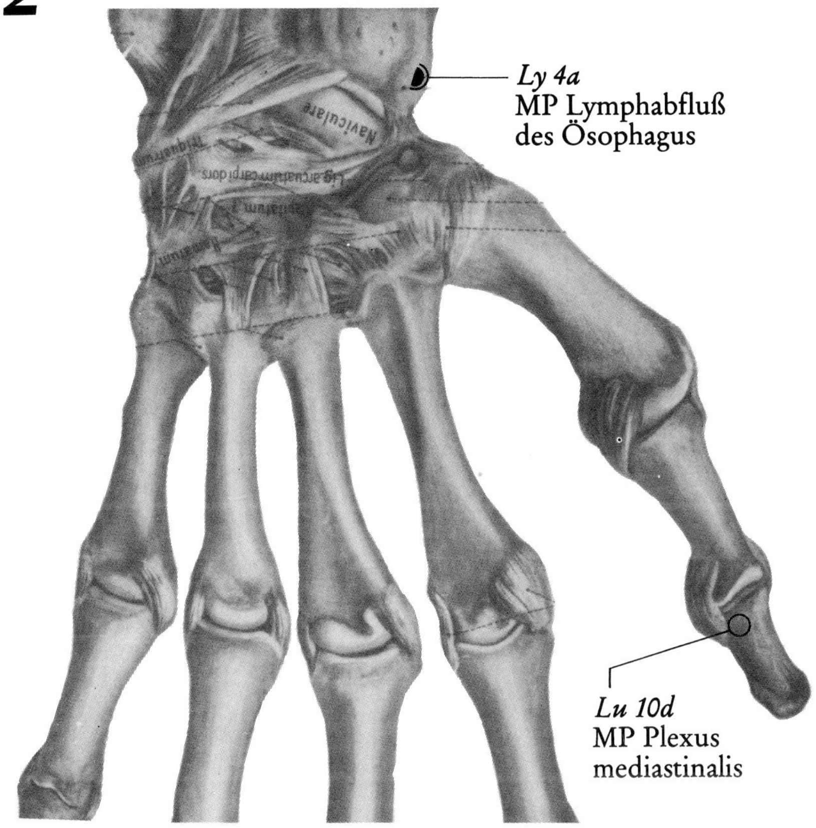

3

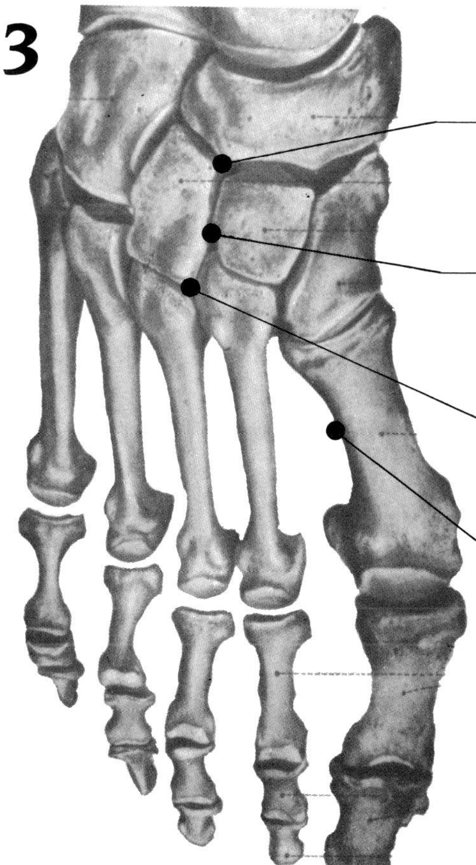

Bereich Ösophagus

4

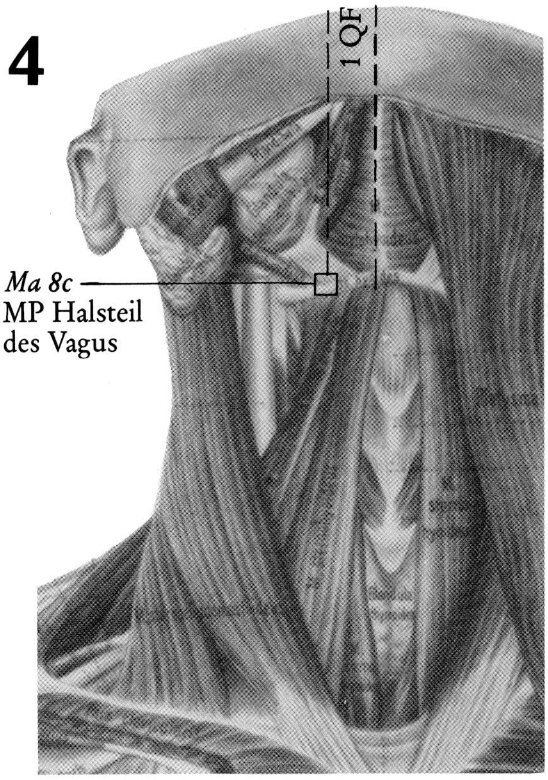

5

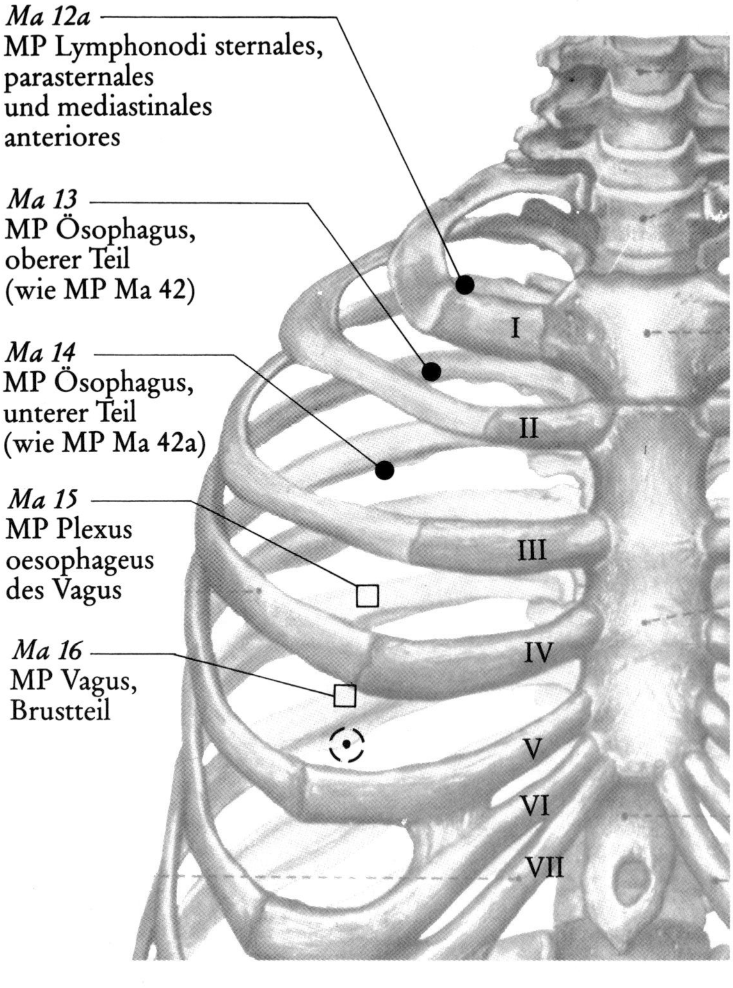

Bereich Ösophagus

6

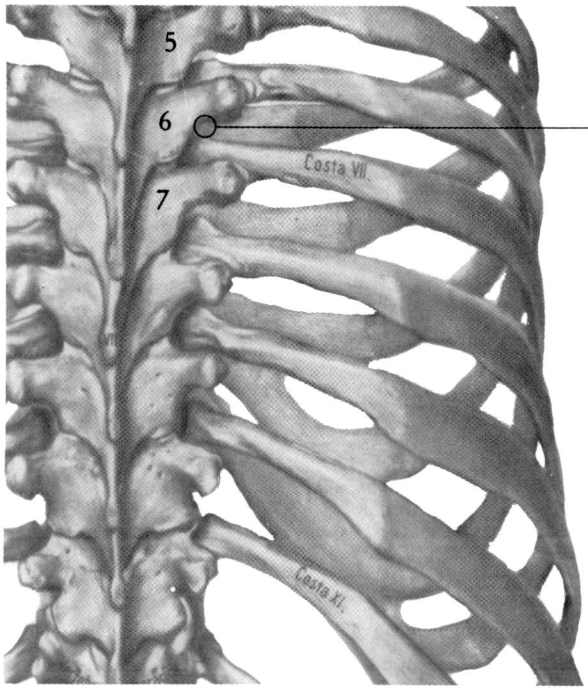

Bl 16
Zustimmungspunkt Blut,
SMP Sympathikus,
Brustteil

7

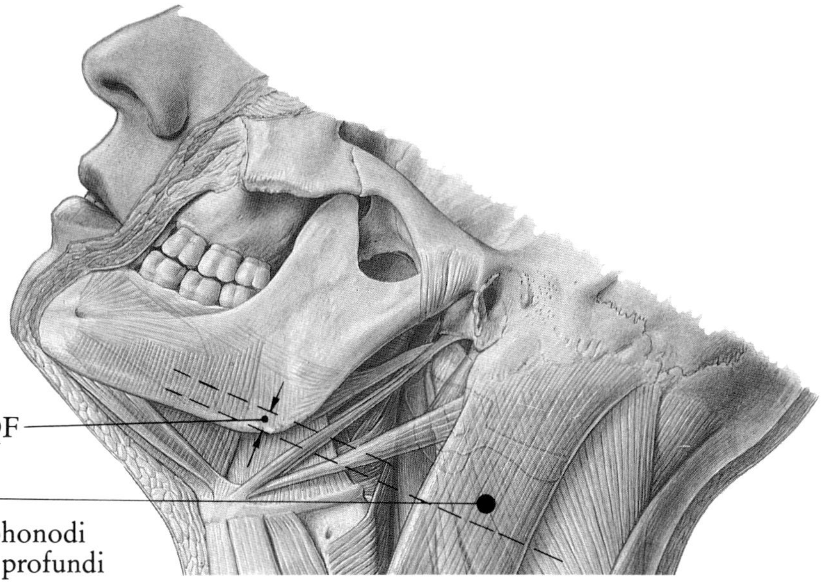

¼ QF

3E 16a
MP Lymphonodi
cervicales profundi

Bereich Bindegewebsdegeneration (BD)

	Punkt-Nr.	EAV-Meßpunkt für	Bild-Nr.
◉	BD 1b	KMP BD im ganzen Körper, gutartige Geschwülste des Bindegewebes	1
	BD 1c	KMP BD der Schleimhäute	1
Organ	BD 1	SMP BD der Organe im Bauchraum und Becken	1
	BD 2	SMP BD der Organe im Brustraum und Hals	1
	BD 3	SMP BD der Organe im Kopf	1

Die bindegewebige Degeneration erfaßt die gutartigen Geschwülste der Bindegewebsreihe, wie Adenom, Angiom, Chondrom, Fibrom, Fibroadenom, Lymphangiom, gutartiges Papillom, Polyp.

1

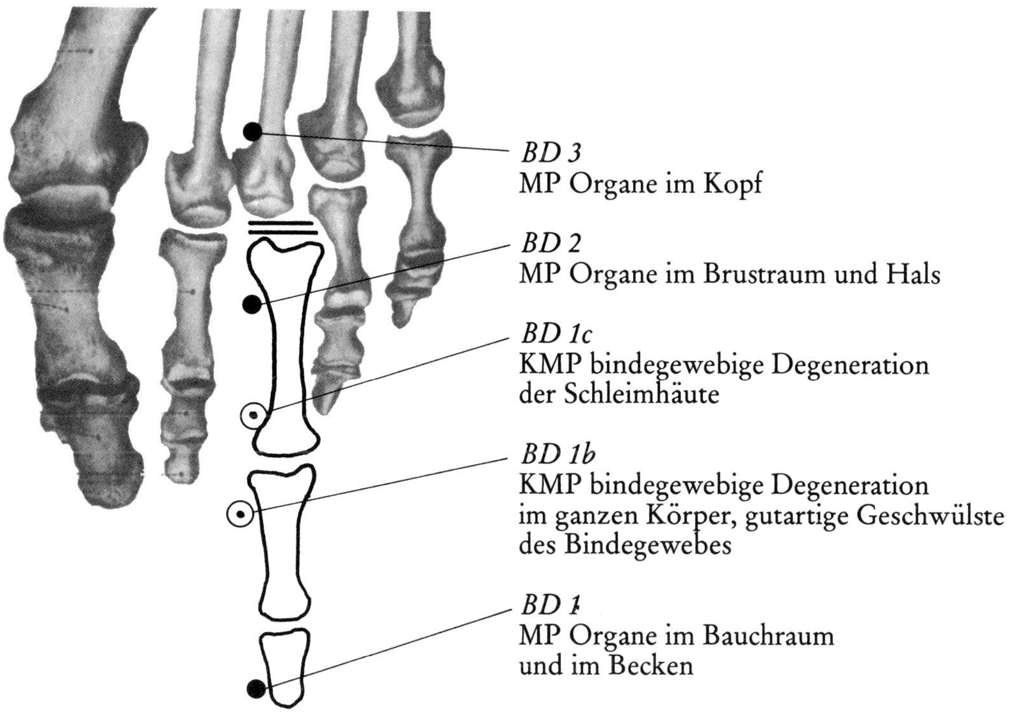

Bereich Haut – Narben

	Punkt-Nr.	EAV-Meßpunkt für	Bild-Nr.
◉	Ha 1-3	KMP des Organes Haut	1
Organ	Ha 1 Ha 2 Ha 3	Haut unterer Körperabschnitt Haut oberer Körperabschnitt mit Hals Haut des Kopfes	1 1 1
Ly	Ha 1-1	Lymphgefäße der Haut	1
Al	Ha 1-2	allergische Belastung der Haut	1
	Ha 1a	Hautnarben	1
◉	Al 1b	KMP Allergie	2
Organ	Al 1 Al 2 Al 3 Al 4	Allergie für Haut unterer Körperabschnitt Allergie für Haut oberer Körperabschnitt mit Hals Allergie für Haut des Kopfes allergische Belastung der Kopfhautbehaarung	2 2 2 2
Ly	Al 1-1	fokaltoxische allergische Hautbelastung	2
○□	Al 1a	vegetative allergische Steuerung der Haut	2

1

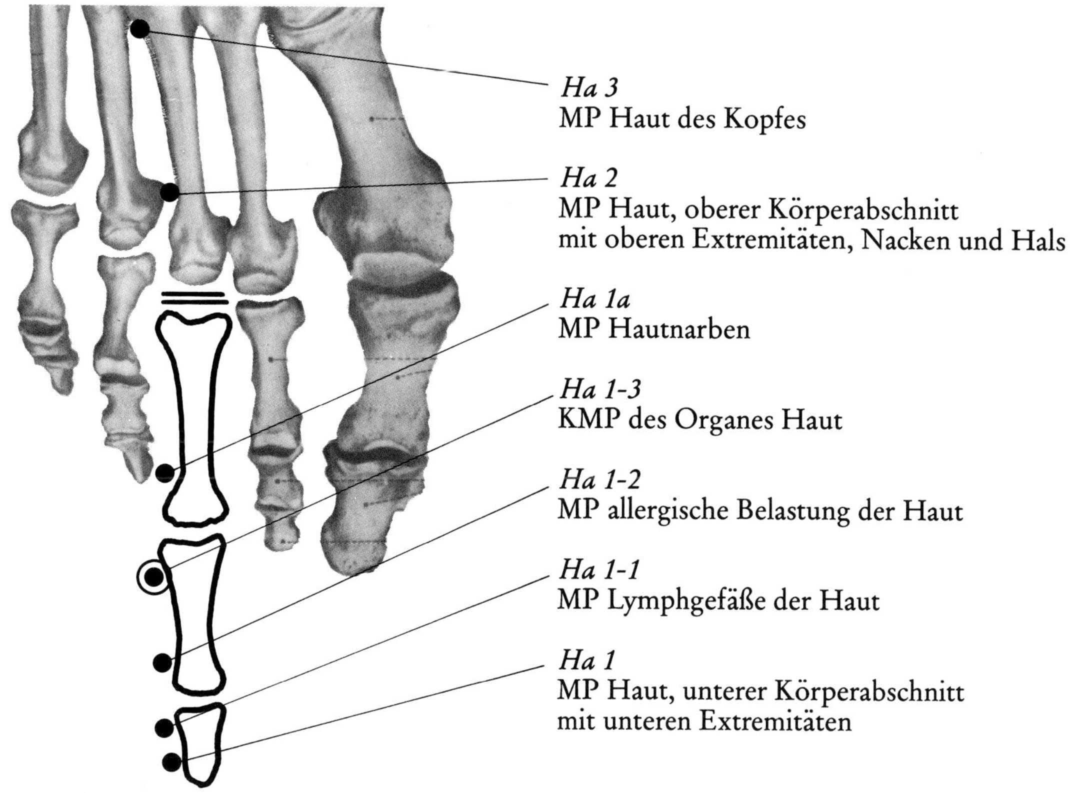

Bereich Haut – Narben

2

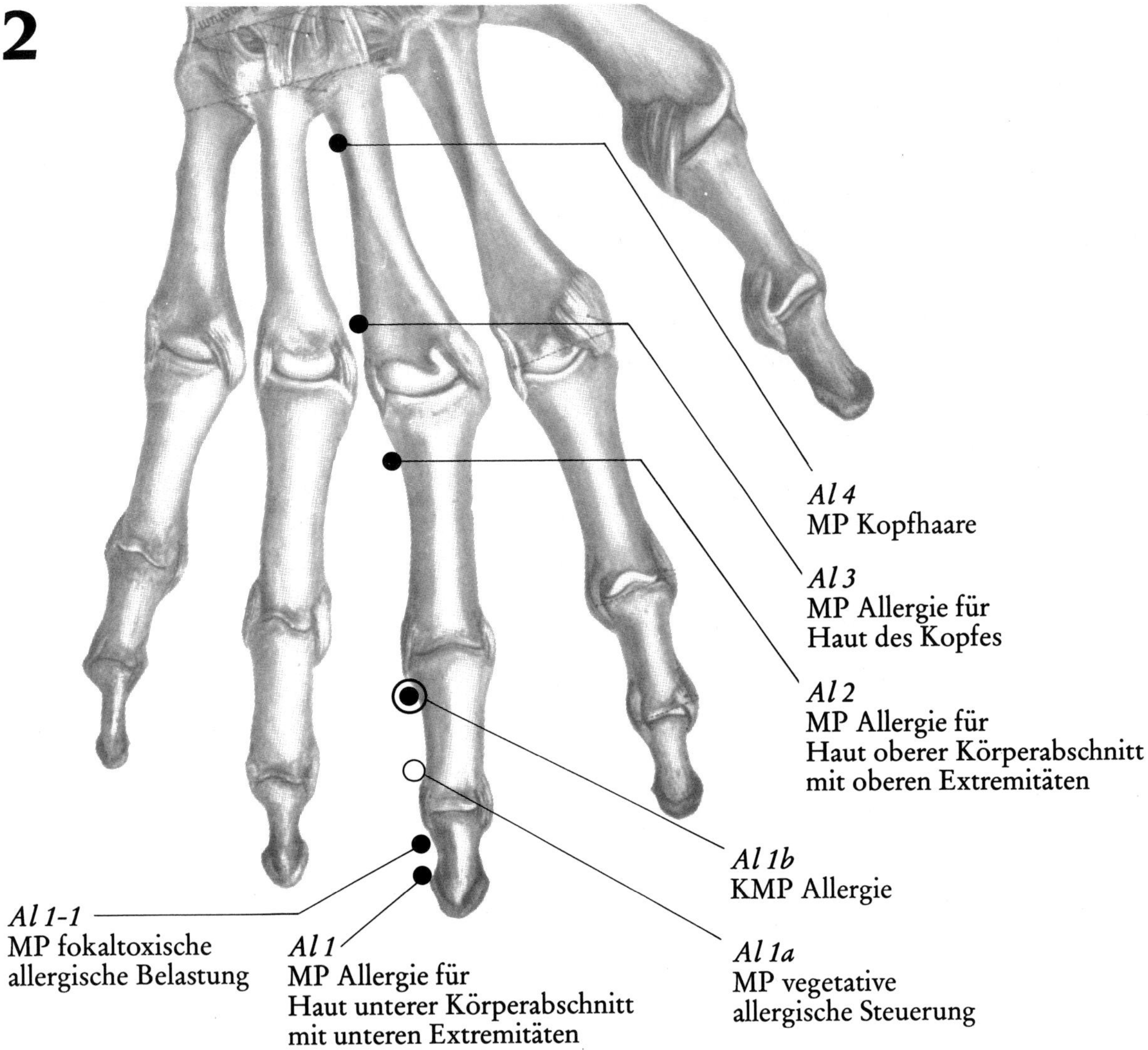

Bereich fettige Degeneration (FD)

	Punkt-Nr.	EAV-Meßpunkt für	Bild-Nr.
◉	FD 1b	KMP aller Organe und Gefäße	1
Organ	FD 1	Organe und Gefäße im Bauchraum und kleinen Becken	1
	FD 2	Organe und Gefäße im Brustraum	1
	FD 3	Organe und Gefäße in den Schädelgruben	1
	Pa 4	Fettstoffwechsel und Fettfermentbildung	1

wo Verfettungsbereitschaft:

FD 1 im Bauchraum
Le 1a = KMP Le: Fettleber
Ni 1-3 = KMP Ni: Lipoidnephrose, Diabetes
Pa 1a = KMP Pa: Lipomatose Pa

FD 2 im Brustraum
He 8c = KMP He: Fettherz
Kr 7 = KMP Koronarien: Koronarsklerose

FD 3 im Kopf
GG 23-1 = SMP Großhirn: Zerebralsklerose

FD 1+2+3 Kr 9 = SMP Arterien: Atheromatose

1

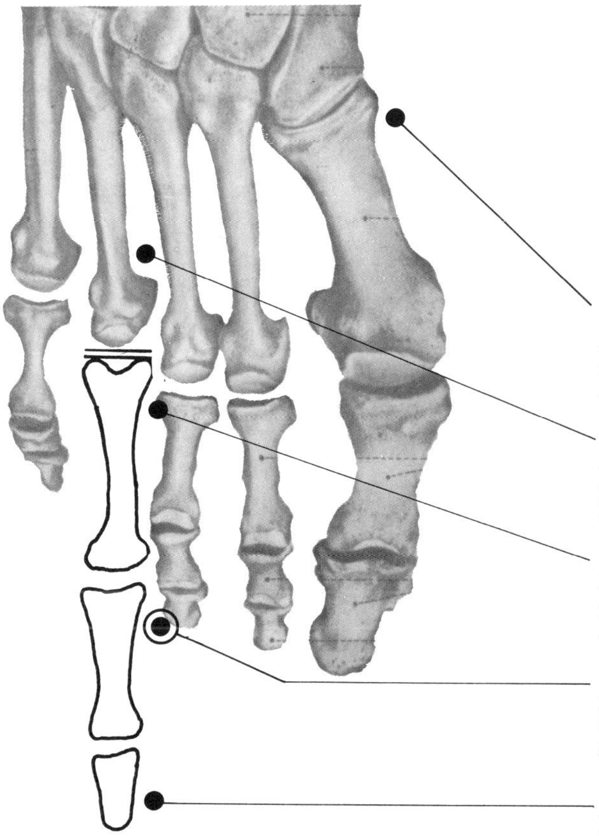

Bereich Galle

	Punkt-Nr.	EAV-Meßpunkt für	Bild-Nr.
◉	Gb 43b	KMP Gallenblasenmeridian	1
Organ	Gb 44 re/li	Ductus choledochus / hepaticus communis	1
	Gb 43 re/li	Ductus cysticus / hepaticus dexter	1
	Gb 42 re/li	Gallenblase / Ductus hepaticus sinister	1
	Gb 41 re/li	Ductuli biliferi re/li Leberlappen	1
	Le 2a	Ductuli biliferi interlobulares	1
	Dü 3a re	Papilla duodeni *(Vateri)*	7
Ly	Gb 43d	Lymphgefäße der Gallenblase und ableitenden Gallenwege	1
	Gb 43a-1	Lymphgefäße des Peritoneums der Gallenblase	1
	M/P 14 re	Lymphonodi für Gallenblase und Gallenwege	3
	Ly 11	SMP Lymphgefäßsystem (beeinflußt Galle)	4
	Ly 13	pSMP mesogastrische Lymphdrüsen (für Gallenblase und Gallenwege)	5
Serosa	Gb 43a	Peritoneum im Gallenblasengebiet	1
	Le 10 re	Bursa omentalis Hinterwand	8
Vasa	Gb 43-1 re	Vena cystica	1
○	Ma 44c	Plexus coeliacus	1
	Gb 43c re	Plexus hepaticus (Gallenblase und -wege und Leber)	1
□	Ma 21	Vagus, Bauchteil	2
	Ni 21	Rami hepatici des Vagus	2
	Ni 20	Rami coeliaci des Vagus	2
	Gb 23	Alarmpunkt Gallenblase	2
	Gb 24	Hauptalarmpunkt Gallenblase	2
	Bl 19	Zustimmungspunkt Gallenblase	6

Bereich Galle

1

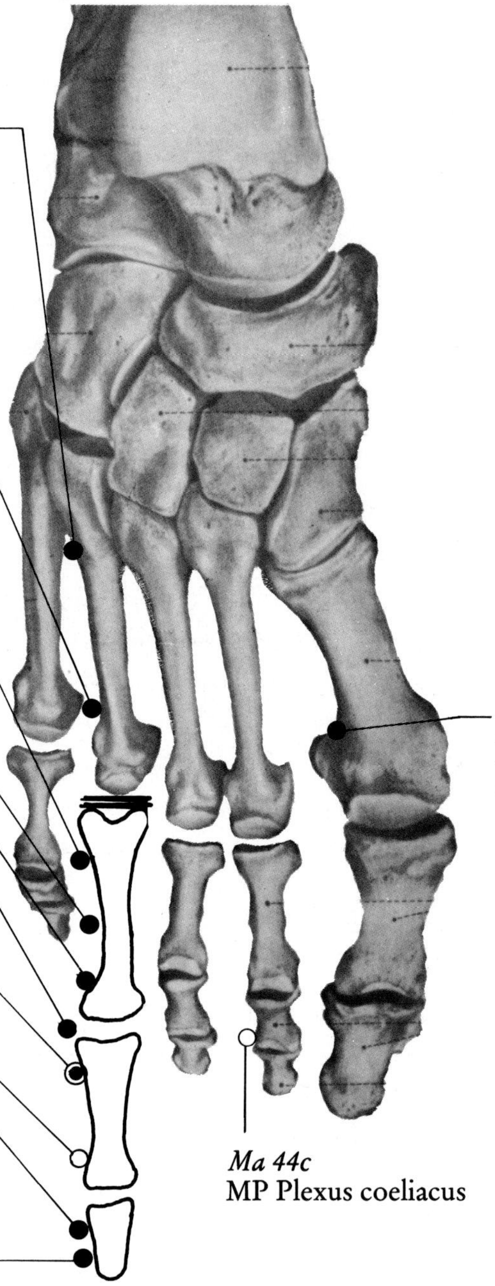

Bereich Galle

2

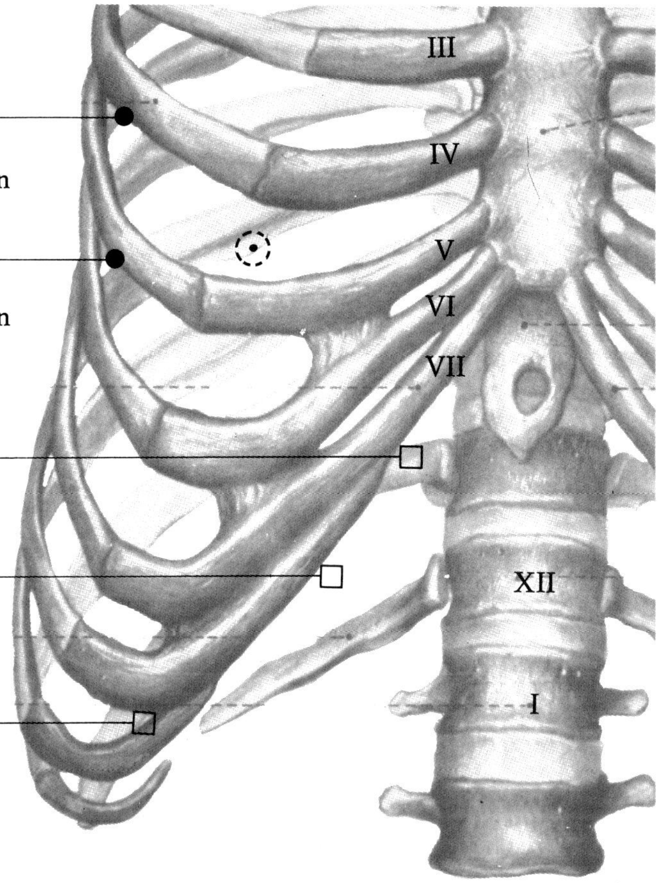

3

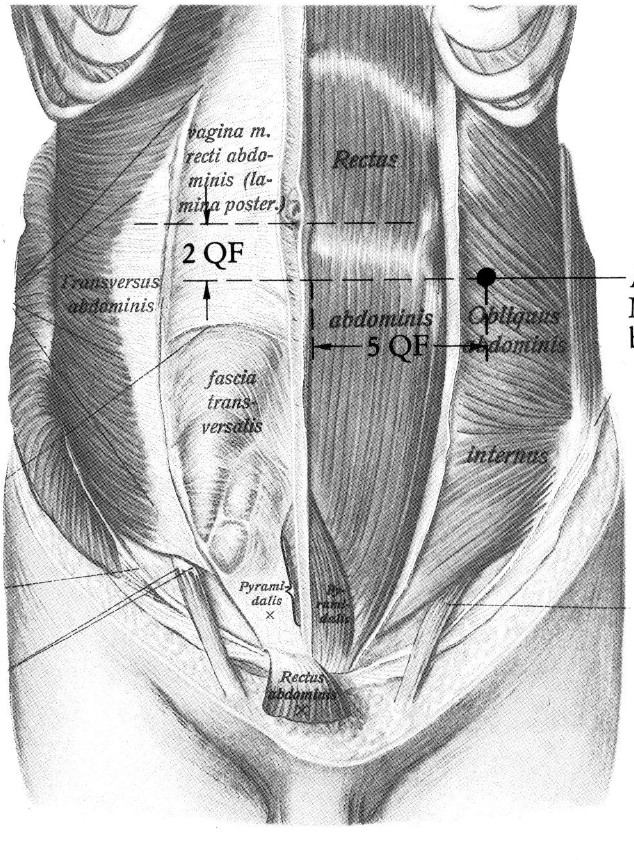

Bereich Galle

4

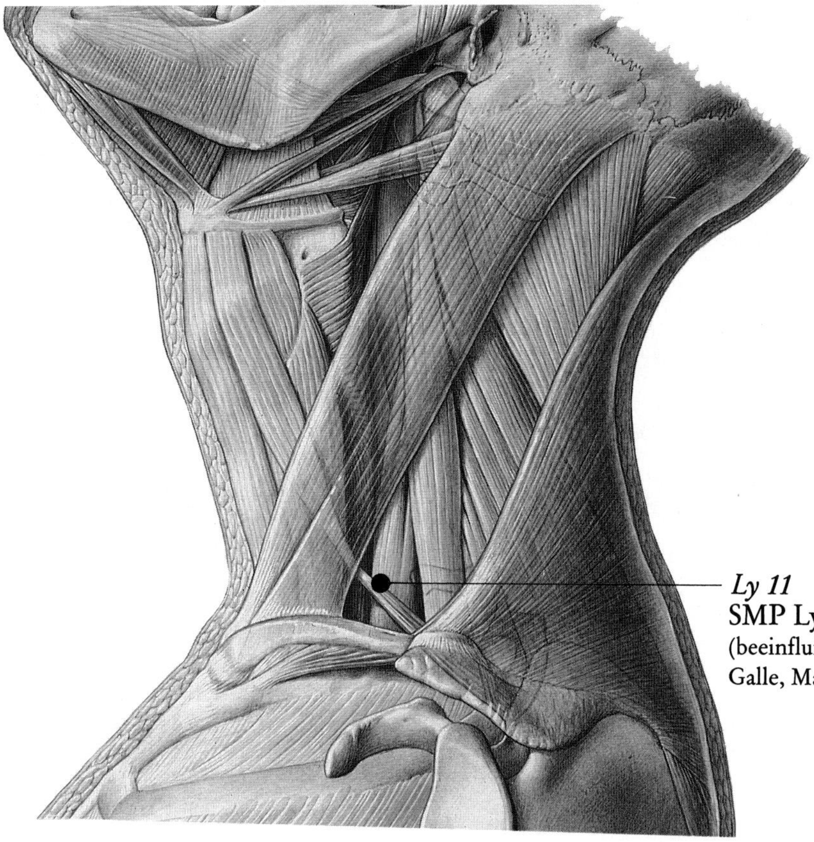

Ly 11
SMP Lymphgefäßsystem
(beeinflußt Organe: Leber, Galle, Magen)

5

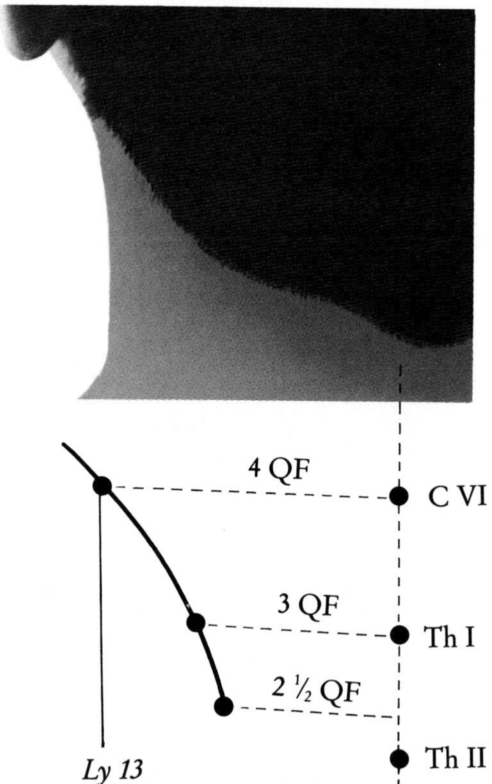

Ly 13
pSMP mesogastrische Lymphdrüsen für Gallenblase und Gallenwege

Bereich Galle

6

Bl 19
Zustimmungspunkt
Gallenblasenmeridian

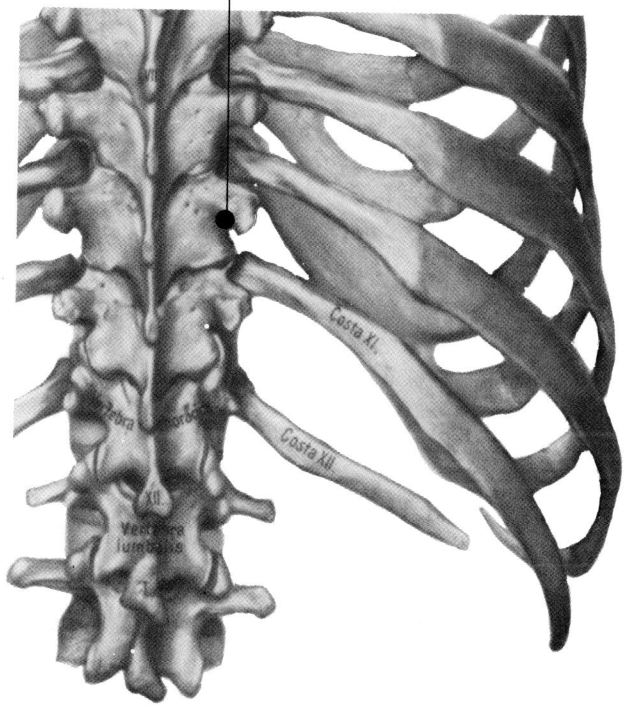

re Hand dorsal

7

Dü 3a re
MP Papilla duodeni

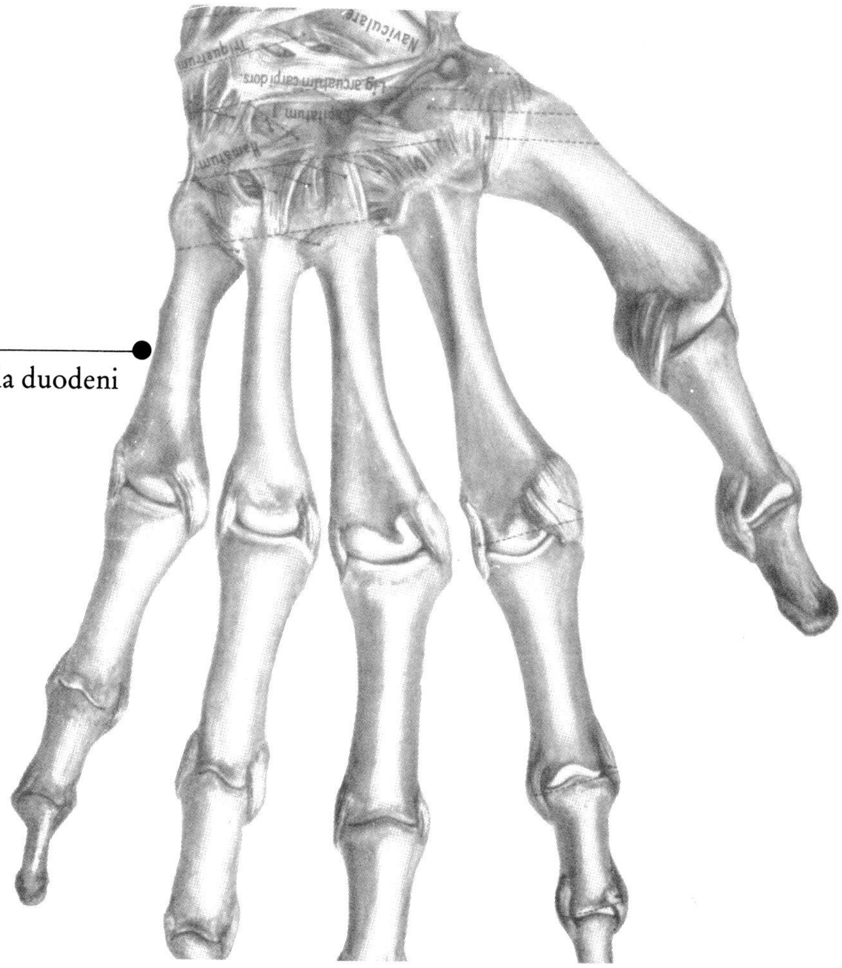

Bereich Galle

8

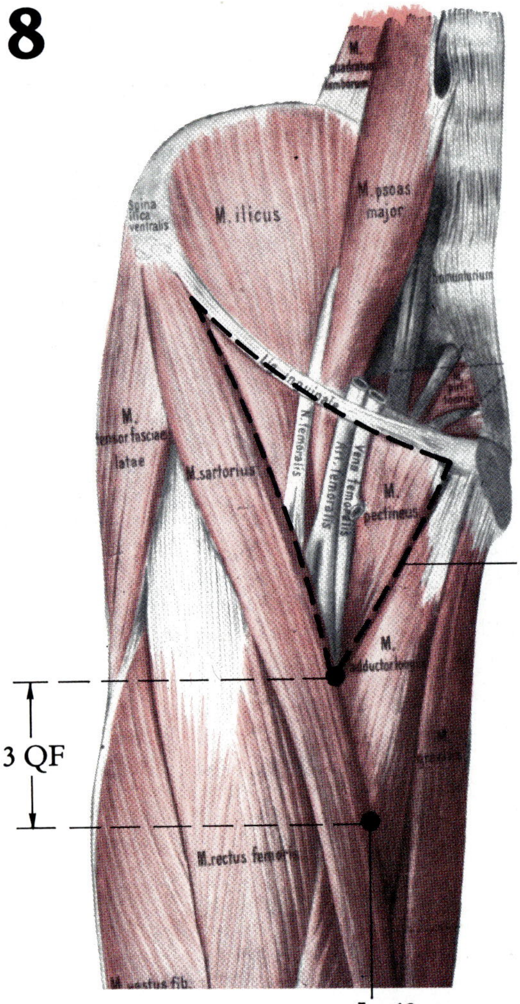

Odontone im Oberkiefer	1	2	(3)	4	5	6	7	8
Odontone im Unterkiefer	1	2	(3)	4	5	6	7	8

Bereich Niere

	Punkt-Nr.	EAV-Meßpunkt für	Bild-Nr.
◉	Ni 1-3	KMP Niere	1
Organ	Ni 1	Nierenbecken	1
	Ni 2	pyelorenales Grenzgebiet = Markzone mit Papillen und Kelchen	1+3
	Ni 2a	Nierenmark = Tubuli recti und Sammelröhrchen	1+3
	Ni 3	Nierenparenchym = Rinde, Glomeruli, Tubuli contorti	1+3
	Ni 1a	Harnleiter Bauchhöhlenteil	1
Ly	Ly 12	SMP epigastrische Lymphdrüsen (beeinflußt Niere)	4
	Ni 1-1	Lymphgefäße der Niere und Nebenniere	1
	Ni 1-3-1	Lymphgefäße des Peritoneums der Niere	1
Serosa	Ni 1-4	Peritoneum im Nierenbereich	1
Vasa	Bl 47	Arteria renalis (Dr. *Beisch*)	2
	Ni 1-2a	Arteria renalis	1
	Ni 1-5	Nierenvenen	1
○	Bl 16	SMP Sympathikus, Brustteil (N. splanchnicus minor)	2
	Bl 24	SMP Sympathikus, Bauchteil	6
	Ma 44c	Plexus coeliacus	1
	Ni 1-2	Plexus renalis (abdominaler Ureter)	1
	Bl 66c	Plexus vesicalis (pelviner Ureter)	1
	Ni 1b	Plexus suprarenalis (Harnleiter Bauchhöhlenteil und Nebenniere)	1
□	Ma 21	Vagus, Bauchteil	5
	Ni 19	Rami renales des Vagus (abdominaler Ureter)	5
	Ni 21	Rami hepatici des Vagus	5
	Gb 25	Alarmpunkt Niere	2
	Bl 23	Zustimmungspunkt Niere	6

Bereich Niere

1

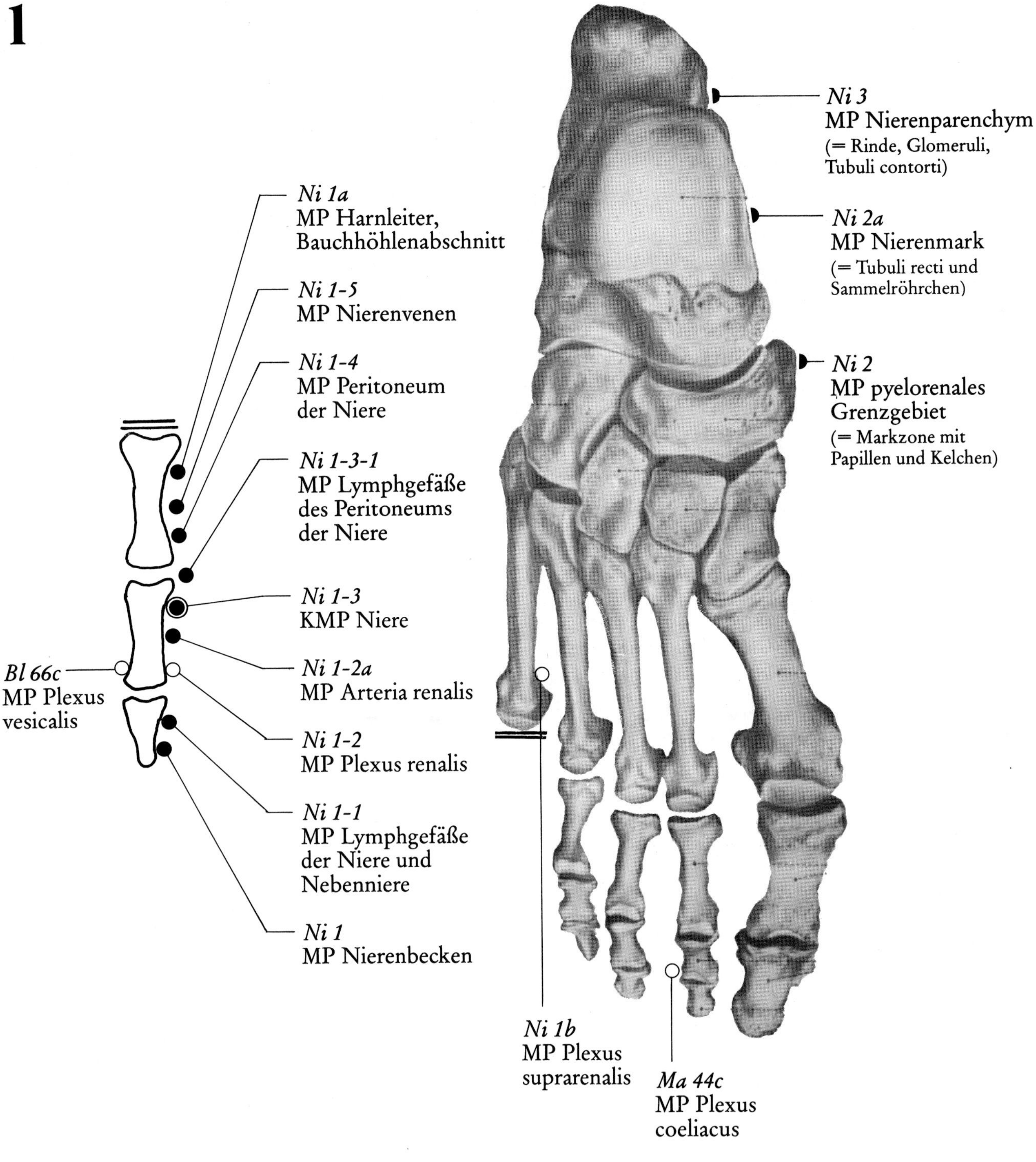

Bereich Niere

2

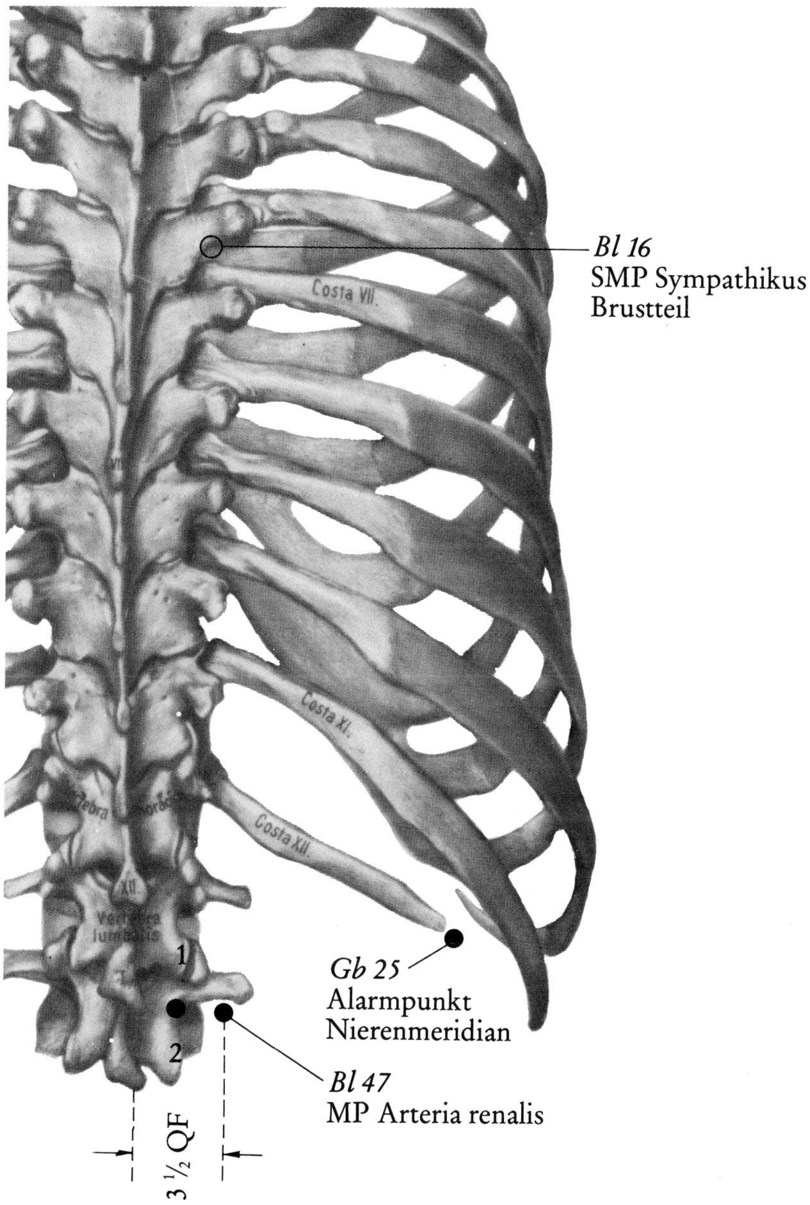

Bereich Niere

3

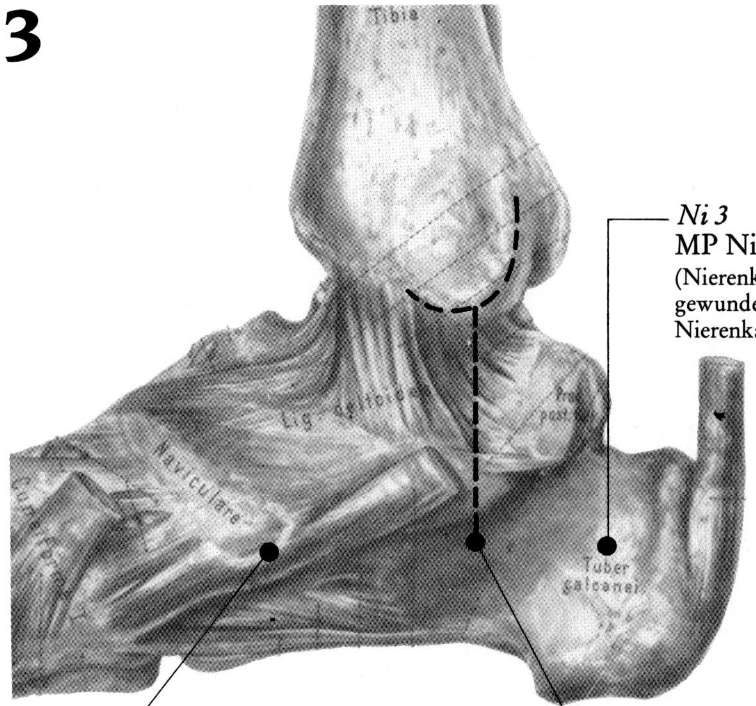

Ni 3
MP Nierenrinde
(Nierenkörperchen und gewundene Anteile der Nierenkanälchen)

Ni 2
MP pyelorenales Grenzgebiet
(umfaßt die papillennahe Region der Markzone, Haupt- und Nebenkelche mit Kelchnischen. Hier werden Urotuberkulose und Steinerkrankungen manifest)

Ni 2a
MP Nierenmark
(gerade Nierenkanälchen und Sammelröhrchen)

4

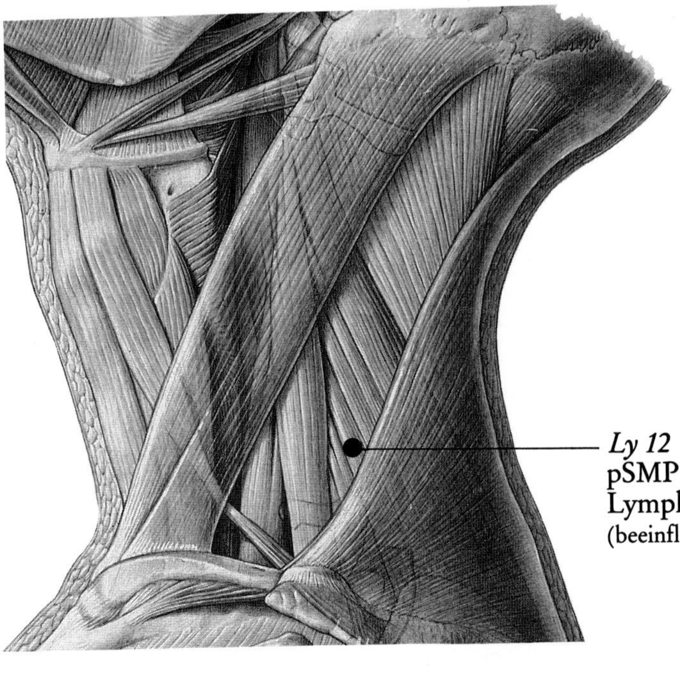

Ly 12
pSMP epigastrische Lymphdrüsen
(beeinflußt Niere)

Bereich Niere

5

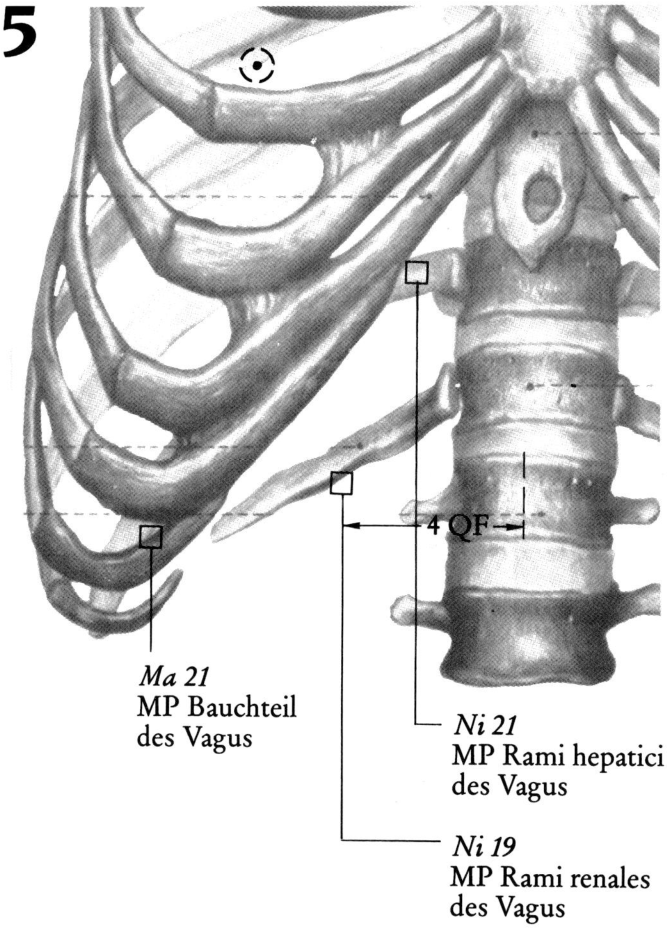

Bereich Niere

6

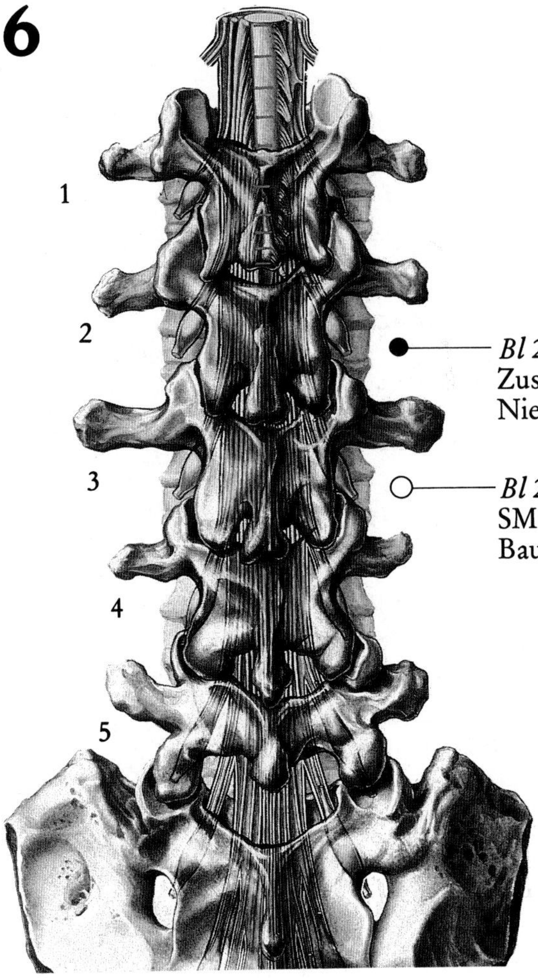

Odontone im Oberkiefer	①	②	3	4	5	6	7	⑧
Odontone im Unterkiefer	①	②	3	4	5	6	7	8
			(8 = Dr. *Beisch*)					

Bereich Blase

	Punkt-Nr.	EAV-Meßpunkt für	Bild-Nr.
◉	Bl 66b	KMP Blase und Urogenitale	1
Organ	Bl 66c	Harnleiter, Beckenanteil	1
	Bl 67	Blasenkörper und unterer Ureter	1
	Bl 66	Trigonum vesicae mit Blasenhals und Sphinkter	1
	Bl 65	pSMP Urethra und Anteile der Genitalien	1
	Bl 52	Urethra anterior	7
	Bl 51a	Urethra posterior	7
Ly	Ly 14	pSMP hypogastrische Lymphdrüsen (beeinflußt Blase)	8
	Ni 6b	Lymphgefäße des *Douglas*-Raumes	6
	Bl 66d	Lymphgefäßnetz der Blase	1
	Bl 66a-1	Lymphgefäße des Blasenperitoneums	1
	Bl 63b	Lymphonodi iliaci externi (Beckeneingeweide)	5
Serosa	Bl 66a	Peritoneum im Blasenbereich	1
	Ni 6c	Excavatio rectovesicalis	6
○	Bl 33	SMP Sympathikus, Beckenteil	3
	Bl 63	SMP Plexus hypogastrici inferiores (Ureter, pelviner Teil)	5
	Bl 66c	Plexus vesicalis (Ureter, pelviner Teil und Blase)	1
	Bl 50c	Plexus cavernosus penis / clitoridis (Urethra)	7
	Dü 1a re	Plexus mesentericus superior	4
	Bl 49d	Plexus uterovaginalis (Blase)	7
□	Bl 35	präganglionäre Fasern des sakralen Vagus	3
	Bl 32	Nervi splanchnici pelvini	3
	Bl 34	Nervus pelvinus	3
Muskel	Bl 66	Blasensphinkter	1
	Bl 30	Zustimmungspunkt Sphinktermuskulatur der Blase	3
	M/P 8	Diaphragma urogenitale	6
	KG 3	Alarmpunkt Blase	2
	Bl 28	Zustimmungspunkt Blase	3

1

Bl 63 b
MP Lymphonodi iliaci externi

Bl 66
MP Trigonum vesicae, Blasengrund, Blasenhals, Sphincter vesicae

Bl 66a
MP Peritoneum im Blasenbereich

Bl 66a-1
MP Lymphgefäße des Peritoneums der Blase

Bl 66b
KMP für Blase und urogenitale Organe

Bl 66c
MP Plexus vesicalis

Bl 66d
MP Lymphgefäßnetz der Blase

Bl 67
MP Blasenkörper

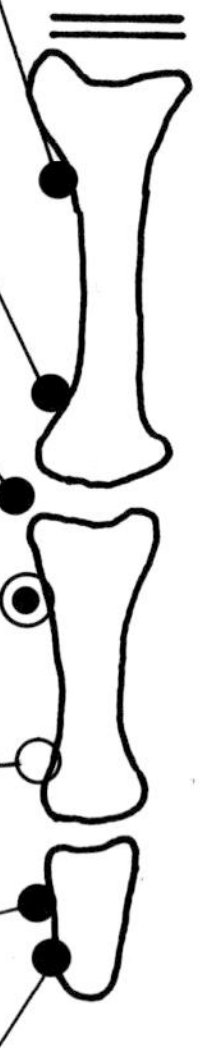

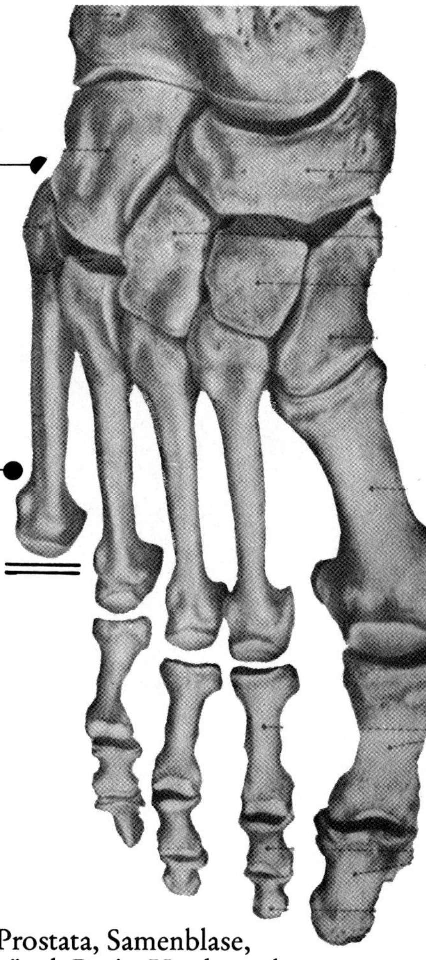

Bl 65
pSMP Prostata, Samenblase, Samenhügel, Penis, Urethra oder Vagina, Uterus, Ligamentum latum mit Parametrien, Urethra

2

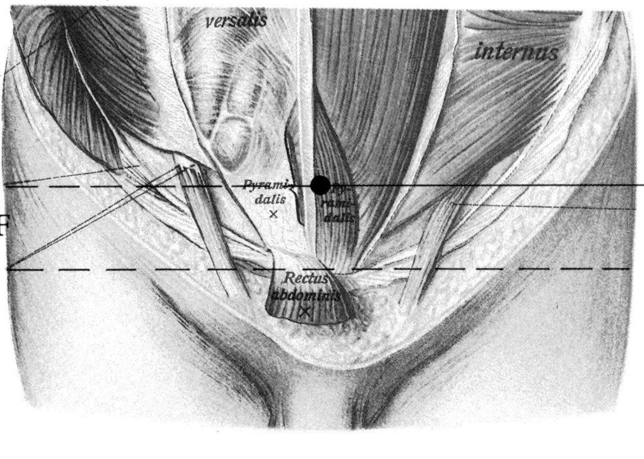

2 QF
Oberrand Symphyse

KG 3
Alarmpunkt Blasenmeridian

Bereich Blase

3

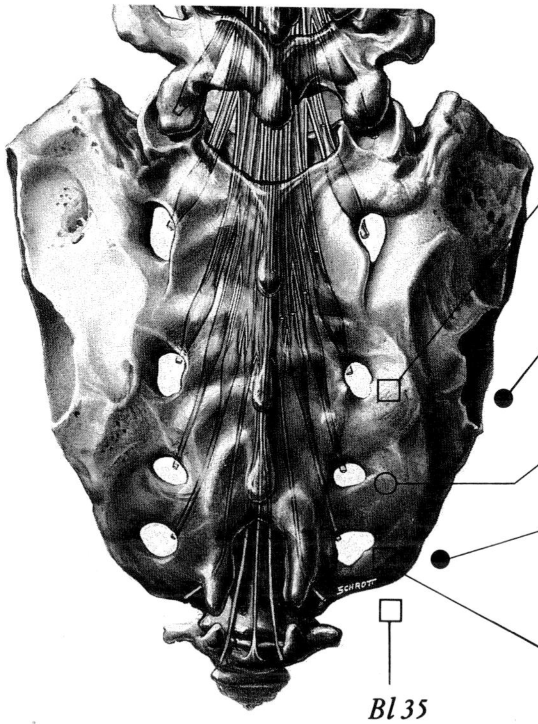

4

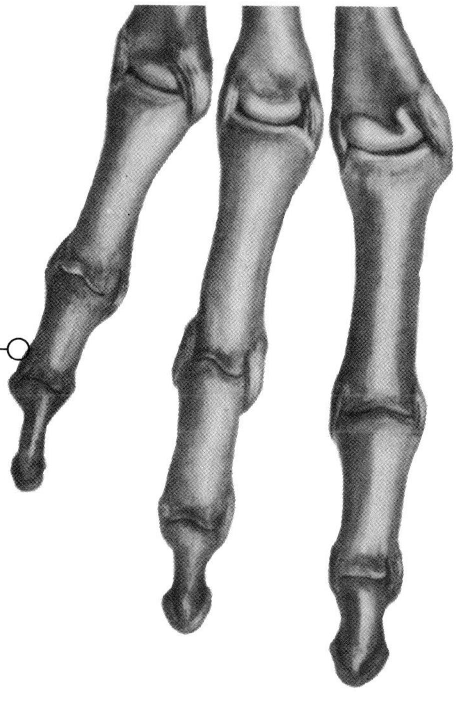

Bereich Blase

5 re Fuß außen

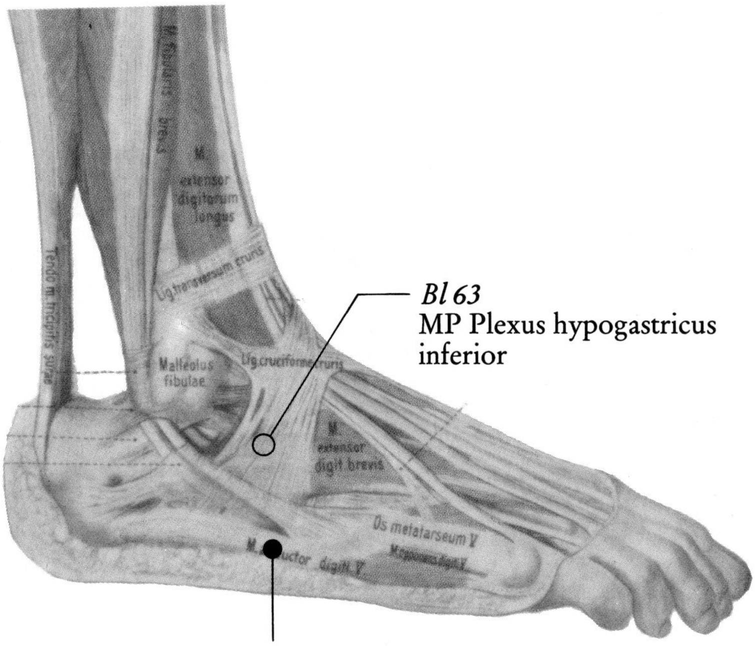

Bl 63
MP Plexus hypogastricus inferior

Bl 63b
MP Lymphonodi iliaci externi

re Unterschenkel

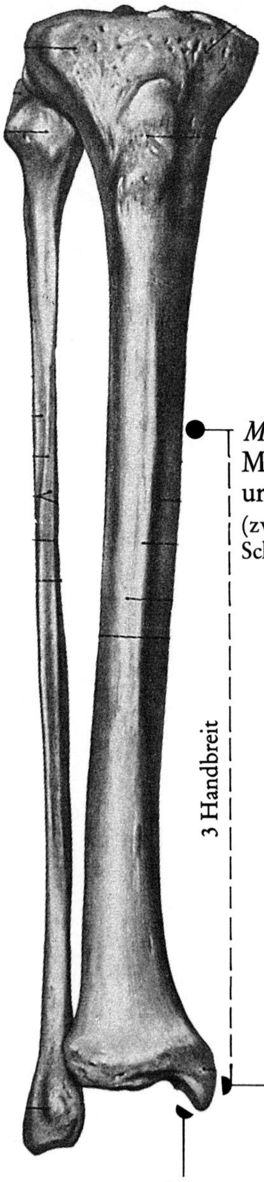

6

M/P 8
MP Diaphragma urogenitale
(zwischen den Schambeinästen)

3 Handbreit

Ni 6b
MP Lymphgefäße des *Douglas*-Raumes

Ni 6c
MP Excavatio rectovesicalis sive rectouterina *(Douglas)*

Bereich Blase

7

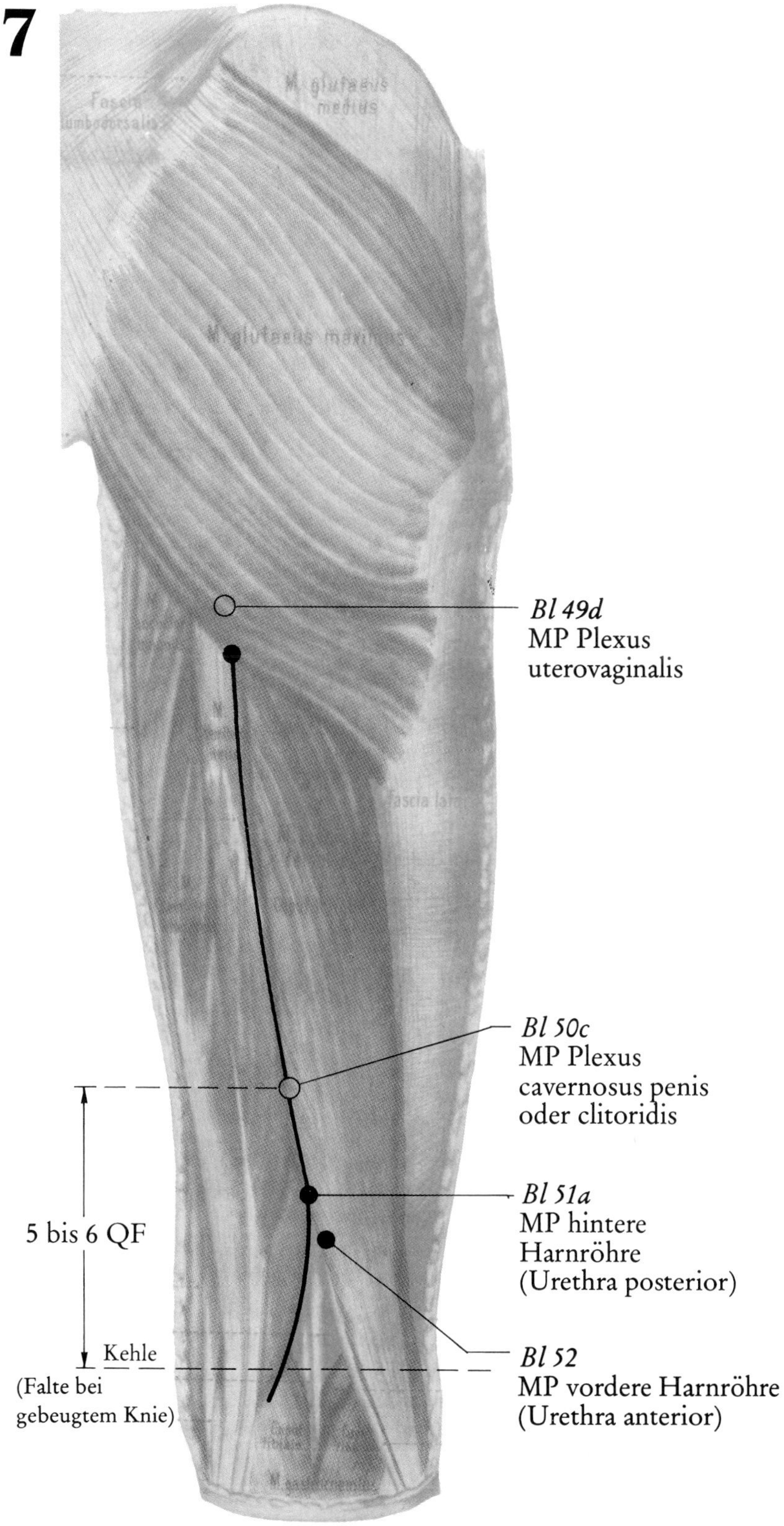

Bereich Blase

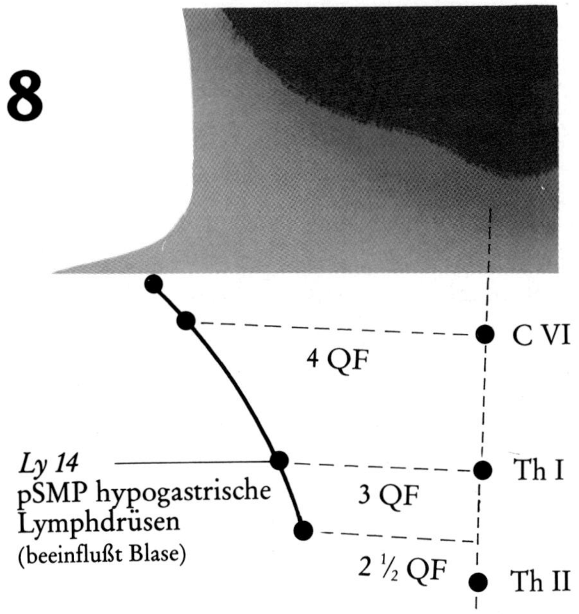

Odontone im Oberkiefer	①	②	3	4	5	6	7	8
Odontone im Unterkiefer	①	②	3	4	5	6	7	8

Bereich Genitale und vorderer Abschnitt kleines Becken

	Punkt-Nr.	EAV-Meßpunkt für	Bild-Nr.
◉	Bl 66b	KMP urogenitale Organe	2
Organ	Bl 65	pSMP Prostata, Samenblase, Samenhügel, Penis / Vagina, Uterus, Ligamentum latum mit Parametrien	2
	Bl 64	pSMP Nebenhoden, Samenstrang / Tuba uterina	2
	Bl 51	Penis / Vagina	1
	Bl 50b	*Cowper-/Bartholin*-Drüsen	1
	Bl 50a	Samenhügel / Ligamentum latum mit Parametrien	1
	Bl 50-2	Sinus prostaticus / Portio vaginalis uteri	1
	Bl 50-1	Prostatamittellappen / Cervix uteri	1
	Bl 50	Prostataseitenlappen / Uteruskörper	1
	Bl 49c	Samenblase / Pars interstitialis uteri	1
	Bl 49b	Samenstrang / Ampulla tubae	1
	Bl 49a	Nebenhoden / Ostium abdominale tubae	1
Serosa	Bl 66a	Peritoneum im Blasen- und Uterusbereich	2
	Ni 6c	*Douglas*-Raum	8
Lymphe	Ly 14	pSMP hypogastrische Lymphdrüsen, beeinflußt urogenitalen Raum (beinhaltet M/P 13a+b)	9
	Ly 9a	Plexus lymphaticus aorticus (Hoden, Nebenhoden, Ductus deferens / Uterus oberer Teil, Eileiter)	7
	Ly 10	Lymphonodi lumbales und Truncus lymphaticus lumbalis (Hoden, Nebenhoden, Ductus deferens / Vagina, Uterus oberer Teil, Eileiter)	7
	M/P 11-1	Plexus lymphaticus inguinalis (äußeres Genitale, Vagina, Tubenwinkel)	5
	M/P 12	Vasa lymphatica testis, Epididymitis, Ductus deferens / Tubae uteri et ovarii	4
	M/P 13	Vasa lymphatica von Prostata, Samenblase, Penis, Harnröhre / Uterus, Vagina, Harnröhre	4
	M/P 13a	Plexus lymphaticus iliacus (äußere Genitalien, Samenblase / Vagina, Uterus unterer Teil, Zervix)	4
	M/P 13b	Plexus lymphaticus hypogastricus (—— / Vagina, Uterus unterer Teil)	4
	Bl 63b	Lymphonodi iliaci externi	3
	Bl 60a	Lymphonodi sacrales (—— / Vagina, Uterus unterer Teil)	3
	Ni 6a	Lymphonodi anorectales (—— / Vagina, Uterus unterer Teil)	10
	Ni 6b	Lymphgefäße *Douglas*	8
Vasa	Bl 64a	venöser Plexus prostaticus / uterovaginalis	2
	Bl 63a	Vena iliaca communis	3

Bereich Genitale und vorderer Abschnitt kleines Becken

	Punkt-Nr.	EAV-Meßpunkt für	Bild-Nr.
○	Bl 33	Sympathikus, Beckenteil	6
	Bl 63	SMP Plexus hypogastricus inferior = Plexus pelvinus .... beeinflußt:	2+3
	Bl 50c	Plexus cavernosus penis / clitoridis und:	1
	Bl 49d	Plexus deferentialis, seminalis, prostaticus / uterovaginalis	1
□	Bl 35	Vagus, Beckenteil	6
	Bl 34	Plexus pelvinus	6
	Bl 32	Nervi splanchnici pelvini	6
Muskel	M/P 8	Diaphragma urogenitale	8
	M/P 7	Diaphragma pelvis	8

Mammadrüse: eigener Bereich

Bereich Genitale und vorderer Abschnitt kleines Becken

1

re Oberschenkel dorsal

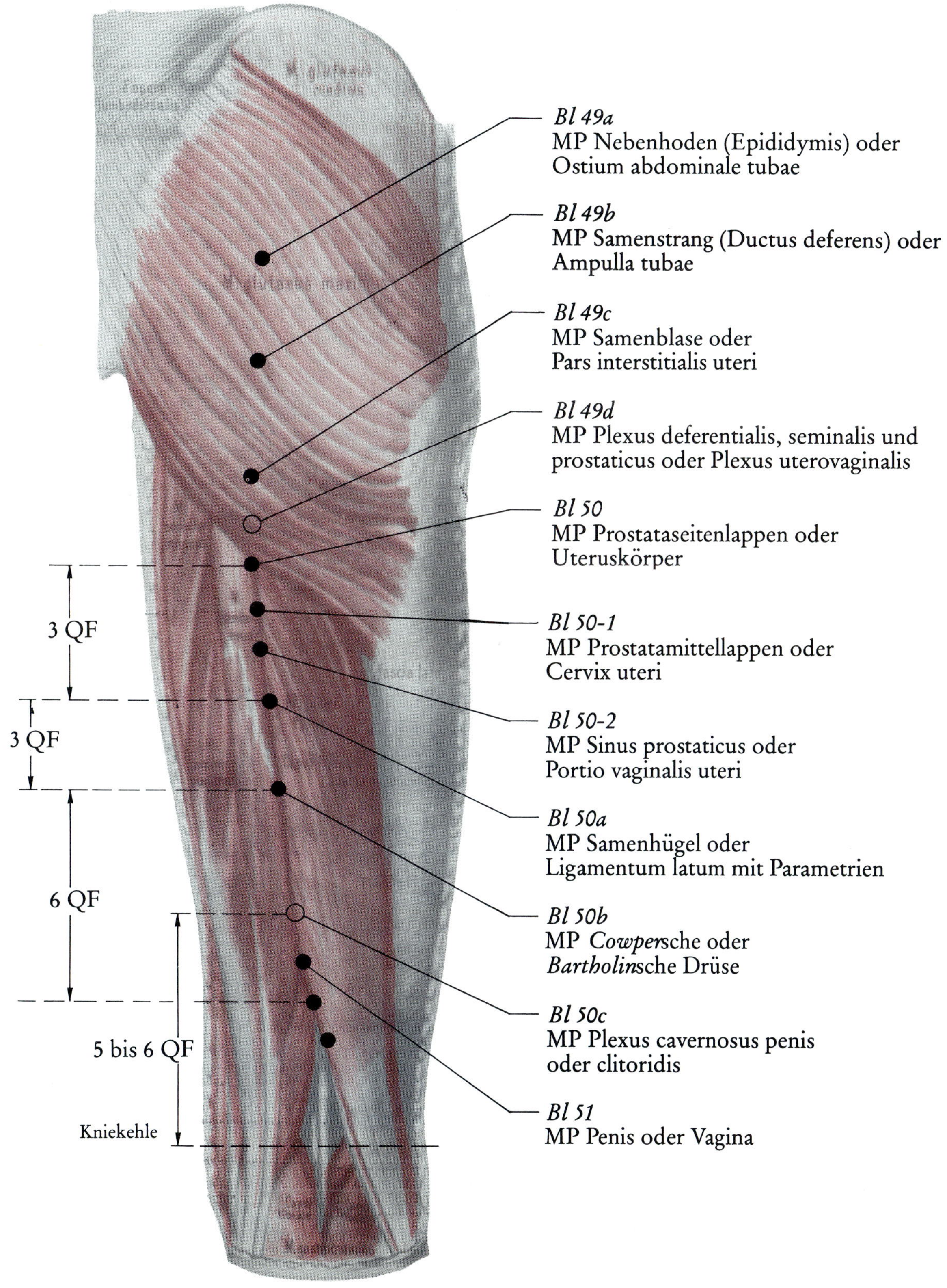

Bereich Genitale und vorderer Abschnitt kleines Becken

2

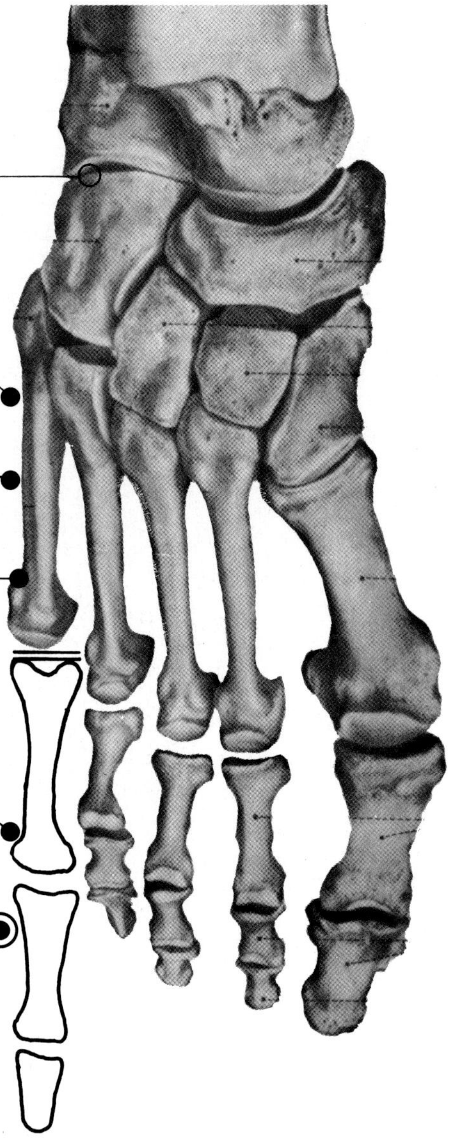

3

re Fuß außen

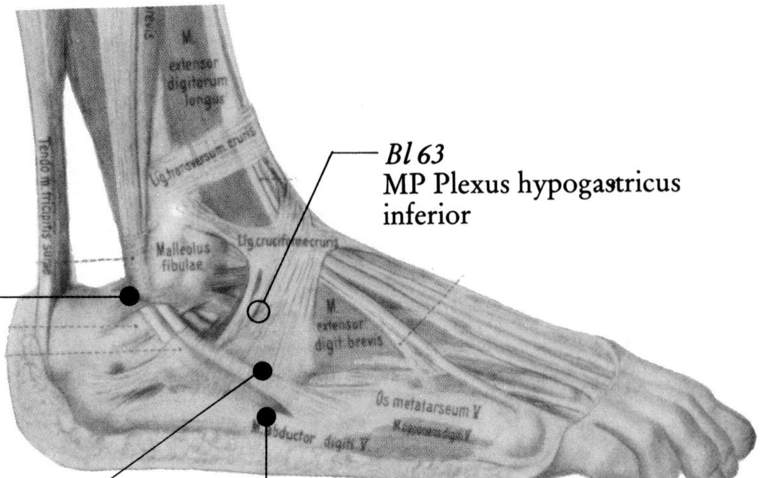

Bereich Genitale und vorderer Abschnitt kleines Becken

4

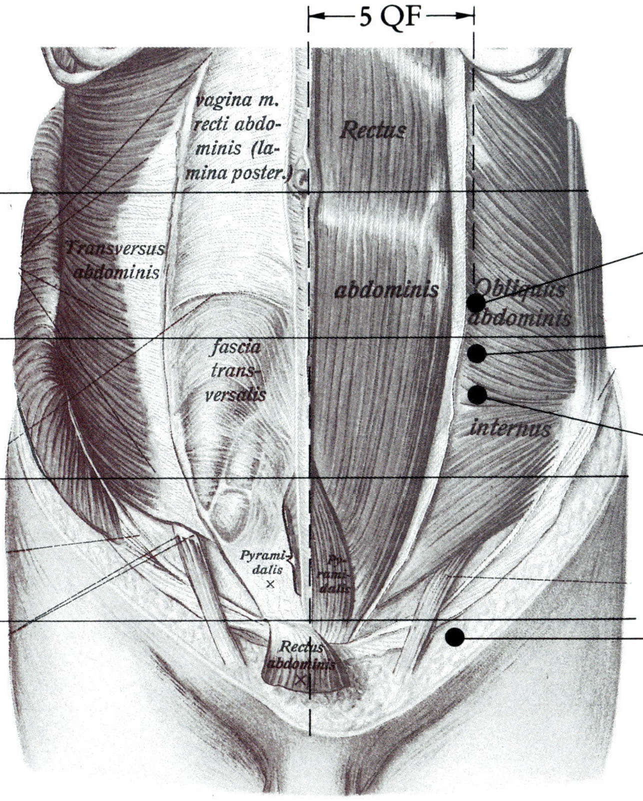

oberes Drittel

mittleres Drittel

unteres Drittel

Oberrand Symphyse

M/P 13b
MP Plexus lymphaticus hypogastricus

M/P 13a
MP Plexus lymphaticus iliacus

M/P 13
MP Vasa lymphatica von Prostata, Samenblase, Penis und Harnröhre bzw. von Uterus, Vagina und Harnröhre

M/P 12
MP Vasa lymphatica von Hoden, Nebenhoden, Samenstrang bzw. von Eierstock und Eileiter

5

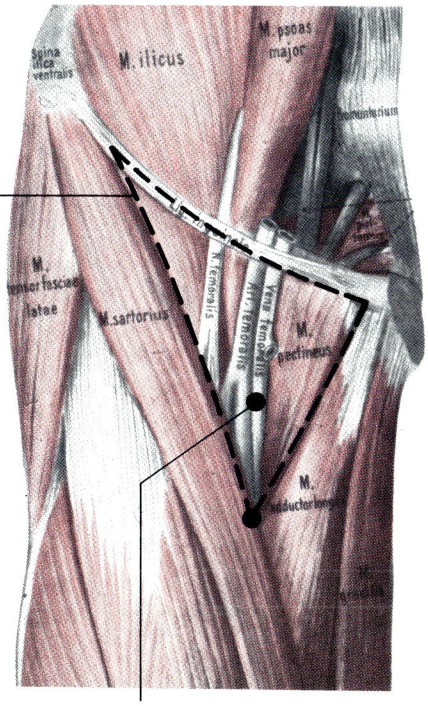

Scarpa-Dreieck

M/P 11-1
MP Plexus lymphaticus inguinalis (Lymphdrüsen der Leiste)

Bereich Genitale und vorderer Abschnitt kleines Becken

6

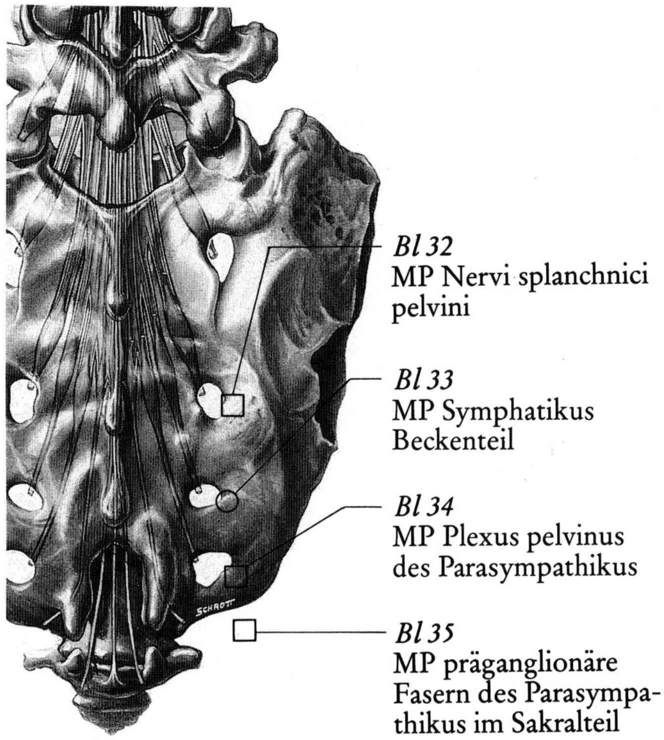

7

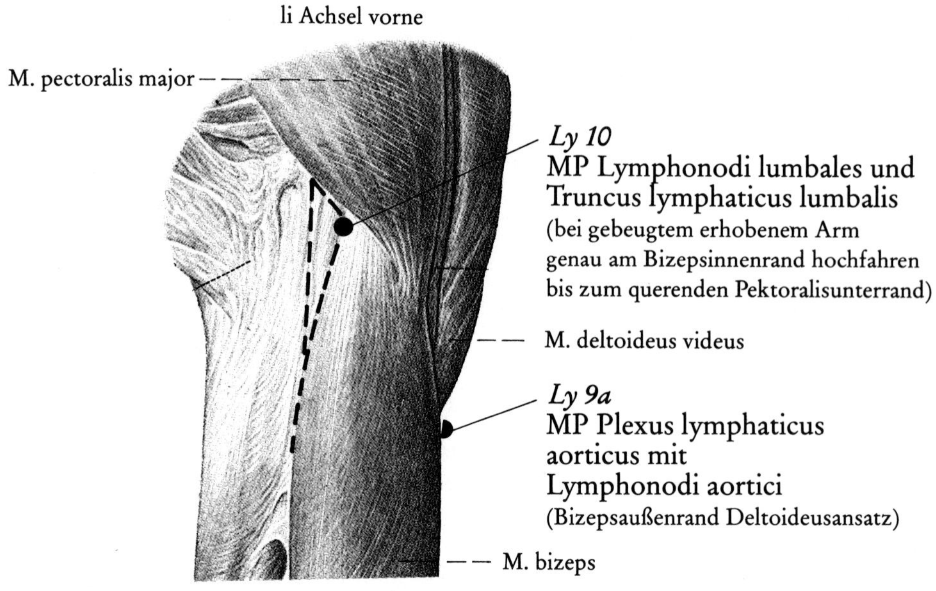

8

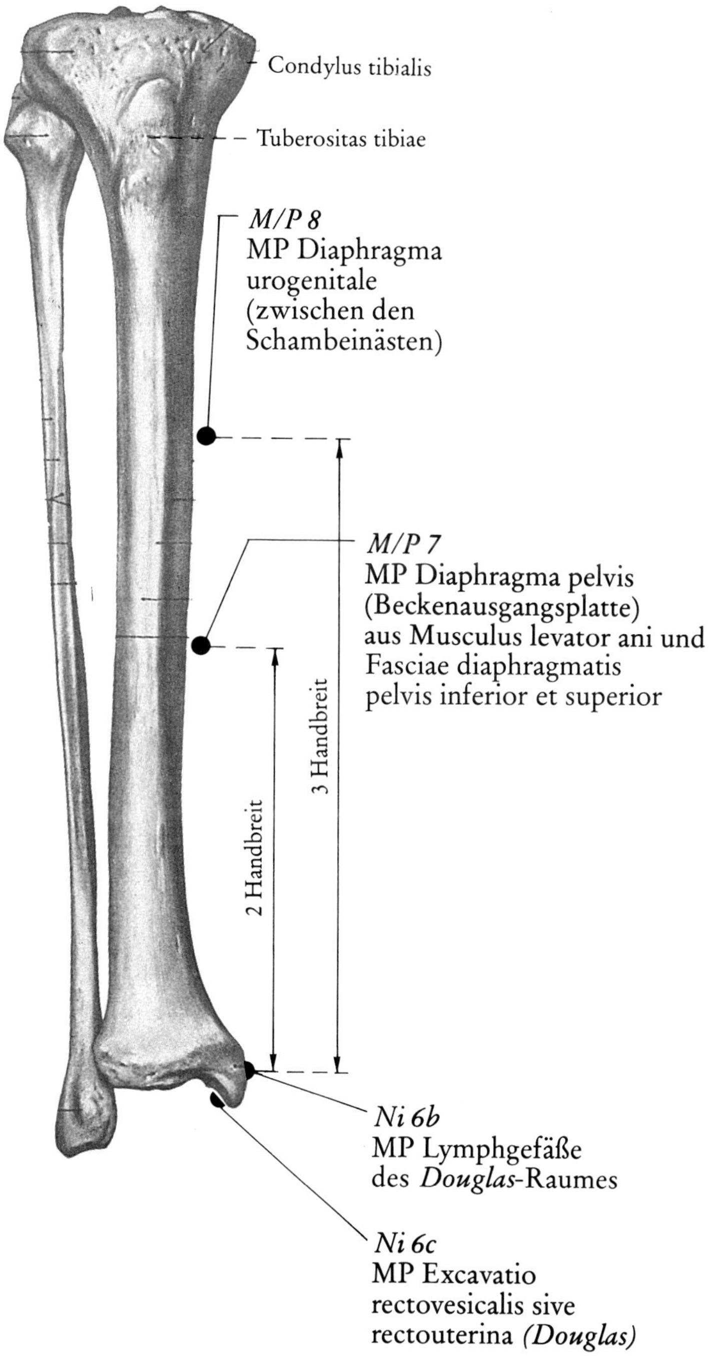
Condylus tibialis
Tuberositas tibiae
M/P 8
MP Diaphragma urogenitale (zwischen den Schambeinästen)
M/P 7
MP Diaphragma pelvis (Beckenausgangsplatte) aus Musculus levator ani und Fasciae diaphragmatis pelvis inferior et superior
3 Handbreit
2 Handbreit
Ni 6b
MP Lymphgefäße des *Douglas*-Raumes
Ni 6c
MP Excavatio rectovesicalis sive rectouterina *(Douglas)*

Bereich Genitale und vorderer Abschnitt kleines Becken

9

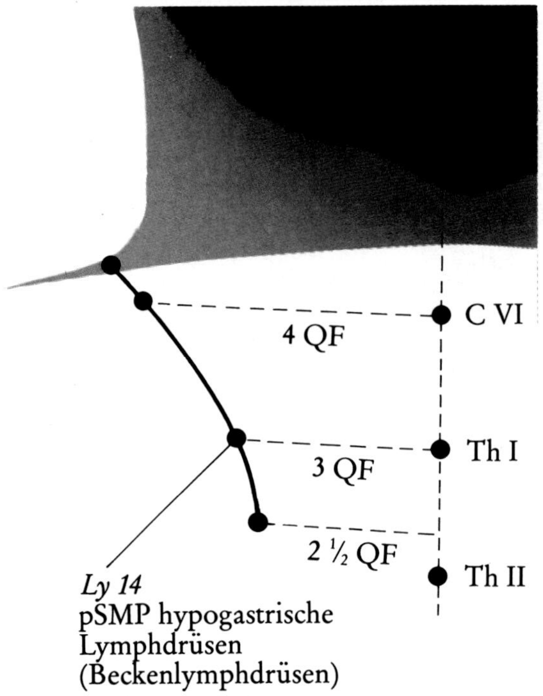

10

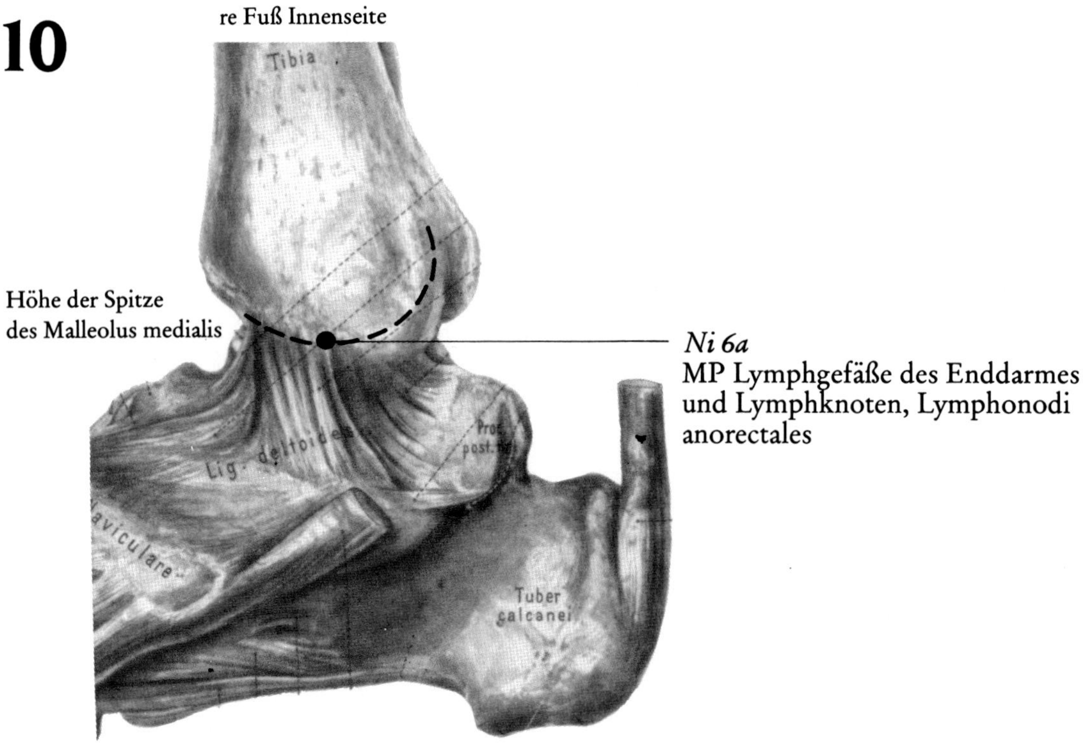

Odontone im Oberkiefer	①	②	3	4	5	6	7	8
Odontone im Unterkiefer	①	②	3	4	5	6	7	8

Index